健康教育与健康促进

（供预防医学专业用）

主　　编　顾　娟　江秀娟　杨少芬

副 主 编　刘　利　聂春莲　谢立璟　王丽萍

编　　者　（以姓氏笔画为序）

　　　　　王丽萍（盐城市疾病预防控制中心）

　　　　　吕冠薇（长春医学高等专科学校）

　　　　　刘　利（四川中医药高等专科学校）

　　　　　刘　毅（江苏护理职业学院）

　　　　　江秀娟（重庆三峡医药高等专科学校）

　　　　　李　姗（广州卫生职业技术学院）

　　　　　杨　艳（保山中医药高等专科学校）

　　　　　杨少芬（广州卫生职业技术学院）

　　　　　范明月（重庆三峡医药高等专科学校）

　　　　　聂春莲（广东江门中医药职业学院）

　　　　　顾　娟（江苏医药职业学院）

　　　　　郭宏霞（天津医学高等专科学校）

　　　　　黄桂玲（江苏医药职业学院）

　　　　　程珂娅（遵义医药高等专科学校）

　　　　　谢立璟（首都医科大学）

中国健康传媒集团

中国医药科技出版社

内 容 提 要

健康教育与健康促进是高职高专预防医学专业的核心课程，本教材以专科预防医学人才培养目标为依据，以岗位需求为导向，结合全国公共卫生执业助理医师考试大纲要求编写。本教材共 7 章，其中包含 4 个实习案例。主要内容包括健康教育与健康促进基本理论、基本技能以及实践应用。重点强调学生对理论基础、知识要点、实践技能的掌握。通过情景导入，激发学生思考，引导学生学以致用。同时，以知识链接形式，引入健康教育与健康促进的先进理念、实践经验和策略指导，拓宽学生的视野。本教材为书网融合教材，即纸质教材有机融合电子资源，教学配套资源，使教学资源更加多样化、立体化。

本教材供全国高等职业院校预防医学专业使用。

图书在版编目（CIP）数据

健康教育与健康促进／顾娟，江秀娟，杨少芬主编
. -- 北京：中国医药科技出版社，2024.12
全国高等职业院校预防医学专业规划教材
ISBN 978-7-5214-4320-2

Ⅰ. ①健… Ⅱ. ①顾… ②江… ③杨… Ⅲ. ①健康教育 - 高等职业教育 - 教材 Ⅳ. ①R193

中国国家版本馆 CIP 数据核字（2023）第 234723 号

美术编辑 陈君杞
版式设计 友全图文

出版　**中国健康传媒集团** ｜ 中国医药科技出版社
地址　北京市海淀区文慧园北路甲 22 号
邮编　100082
电话　发行：010 - 62227427　邮购：010 - 62236938
网址　www.cmstp.com
规格　889 × 1194mm $^1/_{16}$
印张　11 $^1/_2$
字数　348 千字
版次　2024 年 12 月第 1 版
印次　2024 年 12 月第 1 次印刷
印刷　北京金康利印刷有限公司
经销　全国各地新华书店
书号　ISBN 978 - 7 - 5214 - 4320 - 2
定价　42.00 元

获取新书信息、投稿、为图书纠错，请扫码联系我们。

出版说明

为了贯彻党的二十大精神，落实《国家职业教育改革实施方案》《关于推动现代职业教育高质量发展的意见》等文件精神，对标国家健康战略、服务健康产业转型升级，服务职业教育教学改革，对接职业岗位需求，强化职业能力培养，中国健康传媒集团中国医药科技出版社在教育部、国家药品监督管理局的领导下，组织相关院校和企业专家编写"全国高等职业院校预防医学专业规划教材"。本套教材具有以下特点。

1.强化课程思政，体现立德树人

坚决把立德树人贯穿、落实到教材建设全过程的各方面、各环节。教材编写将价值塑造、知识传授和能力培养三者融为一体。在教材专业内容中渗透我国医疗卫生事业人才培养需要的有温度、有情怀的职业素养要求，着重体现加强救死扶伤的道术、心中有爱的仁术、知识扎实的学术、本领过硬的技术、方法科学的艺术的教育。引导学生始终把人民群众生命安全和身体健康放在首位，尊重患者，善于沟通，提升综合素养和人文修养，提升依法应对重大突发公共卫生事件的能力，做医德高尚、医术精湛的健康守护者。

2.体现职教精神，突出必需够用

教材编写坚持"以就业为导向、以全面素质为基础、以能力为本位"的现代职业教育教学改革方向，根据《高等职业学校专业教学标准》《职业教育专业目录(2021)》要求，教材编写落实"必需、够用"原则，以培养满足岗位需求、教学需求和社会需求的高素质技能型人才，体现高职教育特点。同时做到与技能竞赛考核、职业技能等级证书考核的有机结合。

3.坚持工学结合，注重德技并修

围绕"教随产出，产教同行"，教材融入行业人员参与编写，强化以岗位需求为导向的理实教学，注重理论知识与岗位需求相结合，对接职业标准和岗位要求。设置"学习目标""情景导入""知识链接""重点小结""练习题"等模块，培养学生理论联系实践的综合分析能力；增强教材的可读性和实用性，培养学生学习的自觉性和主动性，强化培养学生创新思维能力和操作能力。

4.建设立体教材，丰富教学资源

依托"医药大学堂"在线学习平台搭建与教材配套的数字化资源(数字教材、教学课件、图片、视频、动画及练习题等),丰富多样化、立体化教学资源,并提升教学手段,促进师生互动,满足教学管理需要,为提高教育教学水平和质量提供支撑。

本套教材的出版得到了全国知名专家的精心指导和各有关院校领导与编者的大力支持,在此一并表示衷心感谢。希望广大师生在教学中积极使用本套教材并提出宝贵意见,以便修订完善,共同打造精品教材。

数字化教材编委会

主　　编　顾　娟　江秀娟　杨少芬
副 主 编　刘　利　聂春莲　谢立璟　王丽萍
编　　者　（以姓氏笔画为序）
　　　　　王丽萍（盐城市疾病预防控制中心）
　　　　　吕冠薇（长春医学高等专科学校）
　　　　　刘　利（四川中医药高等专科学校）
　　　　　刘　毅（江苏护理职业学院）
　　　　　江秀娟（重庆三峡医药高等专科学校）
　　　　　李　姗（广州卫生职业技术学院）
　　　　　杨　艳（保山中医药高等专科学校）
　　　　　杨少芬（广州卫生职业技术学院）
　　　　　范明月（重庆三峡医药高等专科学校）
　　　　　聂春莲（广东江门中医药职业学院）
　　　　　顾　娟（江苏医药职业学院）
　　　　　郭宏霞（天津医学高等专科学校）
　　　　　黄桂玲（江苏医药职业学院）
　　　　　程珂娅（遵义医药高等专科学校）
　　　　　谢立璟（首都医科大学）

PREFACE
前言 ▶

　　健康教育与健康促进是高等职业院校预防医学专业的核心课程，它是一门以健康相关行为为研究对象，研究健康教育和健康促进理论、方法和实践的科学。在国际上，健康教育与健康促进是五大公共卫生能力培养目标之一，是解决现代社会重要公共卫生问题的核心策略。健康教育与健康促进不仅具有自身的理论体系，而且也具有很强的实践性。

　　本教材编写根据《高等职业学校专业教学标准》《职业教育专业目录（2021）》等要求，以人才培养目标为依据，以预防医学专业岗位核心能力为导向，结合全国公共卫生执业助理医师考试大纲要求进行内容设计，强化理实教学，注重理论知识与岗位需求结合，以岗位情景为导入点，突出加强学生健康教育与健康促进的基本技能培养。

　　本教材共7章，其中包含4个实习案例。第一章和第二章是健康教育与健康促进基本理论；第三章和第四章是健康教育与健康促进基本技能与方法；第五章至第七章是健康教育与健康促进实践应用。教材通过情景导入，激发学生思考，引导学生学以致用，用理论知识解决实际问题。本教材的知识链接，引入健康教育与健康促进的先进理念、实践经验和策略指导，拓宽学生的视野，帮助学生更深入地了解健康教育与健康促进，对建设"健康中国"、提高全民健康水平有着十分重要和现实的意义。同时为体现教材的先进性，突出内涵培养，教材融入课程思政案例，体现思政育人全程化。

　　本教材为书网融合教材，即纸质教材有机融合数字资源，丰富多样化、立体化教学资源，为提升教学质量、促进师生互动、提高教学水平和提升人才培养质量提供支撑。

　　本教材的编委来自全国多所高职院校、行业一线专家，大家齐心协力，努力完成了本教材的编写。教材编写经过了多轮的互审与修订，在此感谢各位编委的辛勤付出。

　　受编者水平所限，缺误难免，恳请各院校师生、同行和读者提出宝贵意见，以便修订时完善。

编　者
2024 年 9 月

CONTENTS
◀ **目录**

第一章　绪　论

PPT

学习目标

知识目标

1. **掌握**　健康教育与健康促进的概念、特点和任务。
2. **熟悉**　影响健康的因素、健康的评价标准和健康促进的基本策略。
3. **了解**　国内外健康教育与健康促进的发展历程。

能力目标

具备分析健康影响因素的能力。

素质目标

树立以健康为中心的观念和预防为主的大健康观。

情景导入

情景： 2016 年，我国召开全国卫生与健康大会，并发布了《"健康中国 2030"规划纲要》，这是我国第一个关于国民健康发展的中长期战略规划，对于全面提升中华民族健康素质、实现人民健康与经济社会协调发展、积极参与全球健康治理、履行 2030 年可持续发展议程国际承诺有重要意义。

讨论： 健康中国建设给健康教育与健康促进带来了哪些发展机遇？

随着科技的不断进步、社会的日益发展，自 20 世纪 70 年代起，全球范围内健康教育和促进活动得到了迅速发展，并逐步构建起完整的学科体系。特别是近十年来，世界卫生组织（WHO）已将健康教育定位为卫生保健战略中的三大举措之一，推动了全球范围内的健康教育和健康促进活动。

2016 年，《"健康中国 2030"规划纲要》发布，提出了建设健康中国的具体目标和任务。在这一宏伟蓝图中，健康教育和健康促进工作是最基础的环节。健康教育与健康促进将在社会动员、普及健康知识、行为干预，制定和实施全民健康的政策，营造有益于健康的环境，提高人们的健康意识和自我保健能力，形成健康的行为和生活方式方面发挥积极的作用。

第一节　健康的概念与影响因素

了解健康及相关的基本概念，是做好健康教育与健康促进工作的前提，深入了解影响健康的诸多因素，有针对性地开展各个环节的工作。

一、健康及健康标准

健康是人类生存的第一前提和基本要素，是人类最宝贵的财富。WHO 指出："健康是基本人权，达到尽可能高的健康水平是世界范围内一项最重要的社会性目标。"健康是人们的共同目标，促进健康也就是促进经济发展。健康不仅代表一个人的体质、智能、发育和健康程度，也影响着一个国家的竞争力与创造力，同时还影响着社会的文明进步和经济发展。

1948 年 WHO 提出"三维健康观"的概念，明确指出"健康不仅仅是没有疾病或不虚弱，而是保持身体、心理的健康和良好的社会适应状态"。1989 年 WHO 又一次深化了健康的概念，认为健康包括躯体健康、心理健康、社会适应良好和道德健康，即"四维健康观"。只是其中的"道德健康"更属于社会范畴，所以大多学者仍习惯沿用"三维健康观"。

WHO 制订的身体健康的初测十项标准：精力充沛，生活工作不疲劳；乐观积极，承担责任不挑剔；善于休闲，睡眠良好；适应各种环境，应变能力强；能抵御一般的感冒和传染病；体重适中，体型比例协调；视力良好，反应灵敏，眼睑不发炎；牙齿清洁，齿龈正常不出血；毛发有光泽，无头屑；皮肤，肌肉有弹性，步履轻松有力。

1999 年 WHO 又提出了衡量个人健康的新标准，即"五快三良好"。"躯体五快"即吃得快，走得快，说得快，睡得快，便得快。"心理三良好"即良好的个性，良好的处世能力，良好的人际关系。良好的个性是指性格温和，意志坚定，感情丰富，胸怀坦荡，豁达乐观；良好的处事能力包括观察问题客观实在，能适应复杂的社会环境，具有较好的自控能力；良好的人际关系包括在人际交往和待人接物时，能助人为乐，与人为善，对人充满热情。

以上内容从不同角度阐述了健康的定义，表明健康涵盖了生理、心理和社会等诸多方面的内容，是大众化的健康标准。衡量一个人健康与否，除了一般标准以外还有一些特殊的标准。比如一般职员和运动员的健康标准就不相同。从医学上讲，人体健康方面的具体指标在不同年龄阶段、不同性别、不同地域之间也不尽相同。可见，健康是许多综合指标的体现，很难有绝对统一的要求和标准。

WHO 强调个人或群体必须能够识别和实现愿望，满足需求，改变或应对环境。因此，健康被视为日常生活的一种资源，而不是生活的目标。健康是一个积极的概念，强调社会和个人的资源，以及身体的能力。健康作为一种生活资源的理念扩大了健康的定义及其决定因素，其中包括考虑到健康或非健康的环境，而不仅仅强调通过调整个人生活方式的策略以达到健康。作为日常生活的一种资源，健康是一种应对生活挑战和照顾自己的动态能力。这种资源体现了可用、未开发和潜在的能力。作为日常生活资源的健康形象延伸到了社区、社会和世界范围内。

健康的定义是动态的，融合和探索健康新定义是无止境的。随着健康定义的变化，人们和社区有更多机会扩大其含义和意义，健康教育和健康促进工作也有了新的更广阔的前景。

二、影响健康的因素

根据 WHO "健康"的定义及生物—心理—社会医学模式，将影响健康的因素划分为 6 类，即行为和生活方式因素、心理因素、环境因素、生物学因素、卫生保健服务因素和伤害。

（一）行为和生活方式因素

影响人健康的危险因素中，不良生活方式因素占主要部分。生活方式和行为可概括为人们在衣、食、住、行、爱好、嗜好、业余活动、风俗习惯与信仰等各方面的活动行为方式。不健康的行为和生活方式是许多疾病尤其是慢性非传染性疾病（以下简称"慢性病"）发生的主要危险因素，行为和生活方式因素可以直接或间接给健康带来不同程度的损害，如属慢性病范围的糖尿病、高血压、冠心病、结肠癌、前列腺癌、乳腺癌、肺癌、肝癌、胃癌、食管癌、肥胖症、精神疾病、支气管炎、肺气肿、慢性阻塞性肺疾病、慢性胃炎、消化性胃溃疡、胰腺炎、胆石症、血脂紊乱、痛风、营养缺乏、骨关节病、骨质疏松、阿尔茨海默病等均与行为和生活方式有关。由微生物引起的各种传染病和大多数的寄生虫病也与人们的卫生习惯和行为密切相关。

慢性病已经成为威胁人们健康的主要原因，对人类发展构成极大的负面影响。据《中国疾病预防控制工作进展（2015 年）》发布的数据，中国因慢性病导致的死亡人数已占全国总死亡人数的 86.6%，导致的疾病负担约占总疾病负担的 70%。《中国卫生和计划生育统计年鉴 2017》数据显示，2016 年心脑血管病、癌症和慢性呼吸系统疾病是我国城乡居民健康的头号杀手。2019 年我国因慢性病导致的死亡占总死亡 88.5%，其中心脑血管病、癌症、慢性呼吸系统疾病死亡比例为 80.7%。同时，我国慢性病危险因素居高不下。据《中国居民营养与慢性病状况报告（2020 年）》，我国成年居民超重肥胖率超过50%，6 岁至 17 岁的儿童青少年超重肥胖率接近 20%，6 岁以下的儿童达到 10%。《2022 年我国卫生健康事业发展统计公报》调查显示，全国卫生总费用，约占 GDP 的 7.0%。以上情况表明，我国慢性病患者基数仍将不断扩大，防控工作仍面临巨大的挑战。

（二）心理因素

随着社会的发展与科技的进步，整个社会的运作速度也随之加快，与此同时给人们也带来了更大的竞争与生存压力，由此引发的各种心理问题或疾病日益严峻，对人类的健康构成了极大威胁。

心理状态对健康的影响早在《黄帝内经》中就有记载"喜则气缓，怒则气上，思则气结，悲则气消，恐则气下，惊则气乱。所谓喜伤心，怒伤肝，忧伤肺，思伤脾，恐伤肾"。根据《中国国民心理健康发展报告（2021～2022）》一书，2021～2022 年，我国国民抑郁风险检出率为 10.6%，焦虑风险检出率为 15.8%。青年群体、低收入群体心理健康风险较高，抑郁与焦虑风险检出高于其他群体；无业、失业人群的抑郁风险约为其他职业人群的 3 倍以上。抑郁风险呈现低龄化倾向。因此，心理健康教育及早期的心理服务就显得尤其重要。

心理健康是三维健康观的重要组成部分。心理因素与身体疾病的产生和防治密切相关，消极的心理因素能引起许多疾病，积极的心理状态是保持和增进健康的必要条件。医学临床实践和科学研究证明，消极情绪如焦虑、怨恨、悲伤、恐惧、愤怒等可使人体各系统功能失调，导致失眠、心动过速、血压升高、食欲减退、月经不调等，积极、乐观的心理能经得起各种应激的考验。总之，心理状态是社会环境与生活环境的反映，是影响健康的重要因素，健康管理工作者应予以高度重视，但也要防止出现心理问题"泛化"或"被心理问题""被精神病"现象。

（三）环境因素

环境因素是指以人为主体的外部世界。因为人类不仅生活在自然界，还生活在人与人之间关系总和的复杂社会中，所以人类既具有生物属性，又具有社会属性。因此，人类环境包括自然环境和社会环境两个部分。根据 WHO 的报告，环境造成的死亡人数占全球死亡总数的 23%。

自然环境是人类赖以生存和发展的物质基础，包括阳光、空气、水、气候、地理等。环境污染是指人类直接或间接地向环境排放超过其自净能力的物质或能量，并在环境中扩散、迁移、转化，使环境系统结构与功能发生变化，从而使环境的质量降低，对人类的生存与发展、生态系统和财产造成不利影响的现象。

由于自然环境中的有害因素的多样性及其有害作用机制的复杂性，对机体可能造成多种危害，包括急性危害和慢性危害。急性危害是指环境污染物在短时间内大量进入环境，使暴露人群在短时间内出现不良反应、急性中毒甚至死亡。如"英国伦敦煤烟型烟雾事件"，美国洛杉矶、纽约及日本大阪、东京发生的"光化学型烟雾事件"等。工业中由于各种原因导致的有害废气、废水或其他有毒有害物质大量进入环境，也会导致排放源附近及整个污染区的人发生急性中毒。慢性危害是指环境中有害因素低浓度、长时间反复作用于人体所产生的危害。这类危害除了会对人产生非特异性影响（如生理功能、免疫功能下降，对感染敏感性增加等），还有可能导致慢性疾病的发生，如慢性阻塞性肺疾病。同时，慢性危害还包括有毒物质在体内的蓄积，如各类重金属。有研究指出，环境污染还会导致肿瘤和畸形的发生，如放射性污染诱发胎儿小头畸形和导致智力低下率增加。

自然灾害是自然环境损害人群健康的另一种形式，也会对人群健康造成严重损害。自然灾害通常指自然事件（如地震、台风、洪水）及其带来的破坏效应。地震、台风、洪水等自然灾害会对人群生存环境造成巨大破坏，尤其对公共卫生工程系统、设施的损坏，直接威胁人类健康，造成安全饮用水短缺、垃圾粪便收集困难、污水任意排放。这些因素加上食品安全难以保障、居住条件恶化、灾民及病媒生物的接触机会增多、人群抵抗力降低、人口流动性大、公共卫生服务能力受损、卫生服务可及性差原因，极易发生传染病的大规模流行。

影响人类健康的社会环境因素更为复杂和广泛，包括社会制度、公共政策、经济状况、文化教育、法治建设、风俗习惯、人口增长、社会保障、食品安全、工作环境、家庭环境、人际关系等因素。它们对人类的健康均有着不同程度的影响，其中社会制度、个人收入、社会地位、社会保障、文化教育、就业和工作环境等对人类生存和健康起着极其重要的作用。已有不少国家和地区的实践证实，社会经济发展与健康的双向作用尤为明显。

（四）生物学因素

影响人类健康的生物学因素大致有 3 类，即生物性致病因素、遗传因素、个人的生物学特征等。

1. 生物性致病因素　生物性致病因素是指以病原微生物和寄生虫为主的病原体及有害动物。病原微生物包括细菌、病毒、真菌等。病原寄生虫主要是指原虫和蠕虫，也包括可传播疾病的媒介生物如蚊、蝇、蟑螂等，这些病原体曾是人类疾病与死亡的主要原因。此外，由于全球化的快速发展，近现代出现的传染病流行，已打破了洲际界限，出现了传染病"全球化"。人口拥挤、垃圾堆积、污水横溢等状况，也更有利于病菌的生成与存活。不良卫生习惯、滥用抗生素类药品、全球大规模人口流动，给病菌的防控和灭活带来挑战。食用驯化野生动物、大批量家禽饲养、宠物饲养使得动物与人类疾病传播的机会也越来越多。

2. 遗传因素　遗传病有近 3000 种之多，约占人类疾病总数的 20.0%。近十年，前 10 位出生缺陷病种主要是先天性心脏病、多指（趾）、马蹄内翻等结构畸形。除了明确的遗传疾病外，许多疾病的发生也包含有一定的遗传因素，如高血压、糖尿病等。寿命的长短，遗传是一个不可排除的重要因素。到目前为止遗传病尚无根治的办法，只能预防。随着我国社会经济的快速发展和医疗服务水平的提高，婴儿死亡率和 5 岁以下儿童死亡率持续下降，危害儿童健康的传染性疾病逐步得到有效控制，出生缺陷问题逐渐成为影响儿童健康和出生人口素质的重大公共卫生问题。国家近年鼓励地方政府推广免费婚检。专业人员应教育、引导准备结婚的男女双方，本着对对方负责、对未来家庭负责、对社会负责的态度，自觉到医疗保健机构进行婚前医学检查。

3. 个人的生物学特征　包括年龄、性别、形态、生长发育、衰老状况等。也就是说，一个人的健康状况与自己的生物学特征有关。

（五）卫生保健服务因素

卫生保健服务又称健康服务，微观指卫生系统应用卫生资源和医疗防疫手段，向个体、群体和社会提供的服务活动。WHO 把卫生保健服务分为初级、二级和三级。初级（基本）卫生保健（primary health care）主要指社区卫生服务中心和乡镇卫生院等基层卫生服务机构提供给人群的卫生服务，以预防工作和基本医疗为主，是人群的最基本的卫生服务，实现初级卫生保健是世界各国的共同目标。第二级和第三级卫生保健主要是指医院和医疗网提供给人群的卫生服务，以疑难复杂病种及专科医疗为主。由于卫生保健服务关系到人的生、老、病、死全部过程，因此，卫生保健服务质量的优劣，以及医疗卫生机构、人员、资源（经费与设施）是否科学、合理地分配，对个体和群体的健康影响重大。三级卫生服务包括预防服务、医疗服务和康复服务，在卫生服务工作中的医疗水平、医疗机构管理、医源性疾病、工作人员责任心、卫生技术人员数量、初级卫生保健、卫生经费、卫生资源分配、治疗与预防、卫生保健服务利用率等都是影响健康的因素。近几年来，我国不断强化基本公共卫生服务，截至 2023 年人均投入达到 89 元。在此基础上，政府通过完善医疗卫生服务体系，创新医疗卫生服务供给模式，不断提升医疗服务水平和质量，例如，鼓励社会办医，通过松散型、紧密型"医联体"建设、推进家庭医生签约服务覆盖率等，提供立体、多样化的医疗服务。

（六）伤害

伤害（damage）是指由运动、热量、化学、电或放射线的能量交换超过机体组织的耐受水平而造成的组织损伤和由于窒息而引起的缺氧，以及由此引起的心理损伤等。它对人类健康造成的损害已越来越引起人们的关注。其种类主要有车祸、飞机失事、沉船、火灾、火器伤、煤气中毒、电击伤、矿难、坠落伤、烧烫伤、溺水、动物伤害、中毒、气管异物等。国际疾病分类（ICD－10）将伤害单独列为一类疾病。我国伤害死亡率由高到低顺序：①交通事故；②中毒；③跌伤；④烧伤；⑤溺水；⑥其他意外损伤。

伤害是一个全球性公共卫生问题，也是威胁人类健康的主要问题之一。据 WHO 估计，每年全球伤害造成的死亡约 500 万人，1500 万人遗留不同程度的功能障碍，800 万人终身残疾。与此同时，伤害因医疗、康复以及残疾或功能丧失而消耗着巨额费用，给社会经济、家庭和个人造成损失。

上述 6 类影响健康的因素往往有所交叉，互相作用。分类是为了帮助专业人员和大众全面认识各类因素的作用。一个人的健康、疾病往往同时受上述两种或多种因素的影响。专业人员就是要正确把握影响人类健康的因素，并以此教育引导人群认识并尽量避免有害因素的影响，维护自身健康。

第二节　健康教育、健康素养与健康促进的概述 🅔微课

一、健康教育的概述

（一）健康教育的概念

WHO 把健康教育（health education）、计划免疫、疾病监测定为预防和控制疾病的三大措施。健康教育是卫生与健康服务工作的基础和先导，是普及健康生活、提高公民健康素养的主要工作和手段，同时也是健康管理的适宜技术。

健康教育是以传播、教育、行为干预为手段，为学习者提供获取健康知识、树立健康观念、掌握健康技能的机会，帮助他们做出有益于健康的决定并养成健康行为的系列活动及其过程。

从医学的角度看，健康教育是对人们进行健康知识、技能和行为教育，从而解决健康问题，保护和促进健康。从教育的角度来看，健康教育是人类教育的一部分，其实质是把人类有关医学或健康科学的知识和技术转化为人们的健康素养和有益于健康的行为，也是医学和健康科学通过教育活动进行社会化的过程。从狭义上看，健康教育的主要手段包括讲授、培训、训练、咨询、指导等；从广义上看一切有目的、有计划的健康知识传播、健康技能传授或健康相关行为干预活动都属于健康教育范畴。健康教育不仅帮助人们掌握健康知识，更让人们能学会相应的技能、强化保健观念，树立自信心，通过获取、理解、评价和应用健康信息做出解决健康问题的正确行为选择，从而维护和促进健康。也就是说，每个人都是自己健康的第一责任人。

（二）健康教育的特点

1. 健康教育以帮助人群行为改善为目标　行为与生活方式是健康的重要决定因素之一，健康教育的核心是养成健康行为。一切健康教育活动，最终都要落实到目标人群的行为改善上。值得注意的是，

目标人群的行为改变应以知情和自愿为原则，健康教育工作者要始终保持中立，我们只讲科学道理，不强加于人，助人自助，实施行为干预应以遵循伦理学为准则。换言之，就是"提供值得信赖的健康信息，赋权受众，帮助他们做出明智的选择"。

2. 具有方法学与应用学科的双重性 健康教育既是一门学科，也是一项工作。作为方法学，健康教育有自己的理论体系、技术和方法，所有卫生体系专业人员都应掌握。同时，健康教育本身又是一项工作。

3. 具有多学科性 健康教育在充分吸收和运用医学、传播学、教育学、心理学、行为科学等多学科理论的基础上，形成自身独特的理论体系，具有交叉学科的特点，它不仅有自然科学的特征，更具有社会学科的特征。

4. 其效果评价具有不确定性和长期性 目标人群获得健康知识较容易，由知识转化为行为却比较难，常常是一个反复的、循序渐进的过程。行为改变引起健康状况的改善，需要相当长时间才能观察到，不一定就是某项、某次教育的直接作用。健康教育的近期效应通常需要3~6个月，远期效应则可能需要几年，甚至几十年。这也是健康教育不被理解和重视的一个原因。

5. 其评价具有连续性，评价方法、评价指标具有多样性 健康教育工作需要评价才能证明是否有效果。健康教育的评价包括形成评价、过程评价、效果评价和总体评价。评价的核心指标是行为改善状况。

6. 源于卫生宣教，高于卫生宣教 我国当前的健康教育是在过去卫生宣教的基础上发展起来的，现在健康教育的一部分措施仍可称为卫生宣教。区别：一是比起卫生宣教，健康教育明确了自己特定的工作目标，即促使人们改善健康相关行为，而不仅作为一种辅助方法，为某一时间的卫生工作中心任务服务；二是健康教育不是简单的、单向的信息传播，而是既有调查研究又有干预的，有计划、有组织、有评价的，涉及多层次多方面对象和内容的系统活动。卫生宣教也可以看作是健康传播的一部分，但健康传播更强调信息的双向流动，强调需求评估、科学设计和效果评价。

（三）健康教育的原则

1. 思想性 健康教育可能涉及政治、管理问题，因此，一定要注意环境与场所，需谨慎用词并掌握尺度，不能出现不利于团结的观点。特别是当心理健康教育涉及人生观、价值观和世界观时，要恰当地与思想政治教育相结合，互相渗透。

2. 科学性 健康教育的生命力在于科学性，背离科学性就会误导公众。所以需要筛选、甄别健康传播的内容，保证信息科学真实且查有出处，切忌道听途说，不准确、不确定、没把握的知识不讲。

3. 针对性 有针对性的健康教育是效果的保证。不同年龄、性别、学历、职业、成长环境、收入、健康状况的群体或个体对健康教育内容、形式方面的需求各不相同。另外，在开展健康教育时，还应考虑政策、民族、文化、地域、经济等社会因素的差异性。对于一些具有时效性的热点健康问题，应注意及时更新其知识与技能。

4. 通俗性 健康教育的内容一定要经过加工，达到通俗易懂的水平，否则，目标人群听不懂、看不懂，就谈不上教育效果。医学深入难，浅出更难，根据教育对象的特点把信息加工到他们能听懂、看懂的水平不是一件容易事，需要借助科普创作文字功底和社会人文知识底蕴来实现。

5. 实用性 健康教育最终是让目标人群学有所用，所以，教育时要考虑所选内容对目标人群是否有用，且核心实用信息应占教育时间的一半以上，同时要考虑到目标人群的可操作性。

6. 趣味性 如果要让目标人群愿意听、愿意看且乐于接受，就在趣味性、艺术性上多下功夫，力争做到形式丰富多样，寓教于乐，以取得最佳效果。

（四）健康教育的任务和作用

健康教育的总体目标是通过开展健康教育活动，帮助人们养成有益于健康的行为和生活方式，维持、促进和改善个人和人群的健康。

健康教育的主要任务：一是增权，提高人们自我保护和促进健康的能力；二是激发人们的健康意识、态度和动机，改善人们的行为；三是开展有效的健康传播，提高民众的健康素养；四是实施商定的行为干预，帮助消除行为危险因素；五是组织指导和适宜技术推广；六是开展健康相关行为的科学研究。

健康教育的社会作用有以下几个方面：

1. 实现初级卫生保健的先导　《阿拉木图宣言》把健康教育列为初级卫生保健各项任务之首，并指出健康教育在所有卫生问题、预防方法及控制措施中最为重要，是能否实现初级卫生保健任务的关键。多年的实践证明，健康教育在实现所有健康目标、社会目标和经济目标中具有重要的地位和价值。

2. 卫生事业发展的战略举措　这一点已经得到全世界的公认，疾病谱、死亡谱发生根本性变化，其主要死因已不再是传染病和营养不良，而被慢性病所取代。这些疾病多与不良的生活方式和行为（约占60%）、职业和环境因素有关。通过健康教育促使人们自愿地采纳健康的生活方式与行为，降低致病的危险因素，预防疾病，促进健康。有实践证明，健康教育能有效地防治心血管疾病、恶性肿瘤、艾滋病等。

3. 健康教育是一项低投入、高效益的保健措施　健康教育可以改变人们不良的生活方式和行为，减少自身制造的危险性。我国有专家研究得出结论，社区预防心血管病花1元钱，医疗费能节省8.59元，而相应的终末抢救费，据测算能省约100元。

4. 健康教育是提高国民健康素养的重要渠道　自我保健是保健模式从"依赖型"向"自助型"发展的体现，它以具备一定的健康素养而发挥个人的主观能动作用为表现。纵观全球，多国政府发展提高国民健康素养的策略和行动，着眼于动员民众的自我保健意识、参与态度和实践，激发人们对自己的健康负责。自我保健意识和能力不能自发产生和拥有，只有通过系统的健康教育才能掌握和提高，增强其自觉性和主动性，促使人们实行躯体上的自我保护、心理上的自我调节、行为与生活方式上的自我控制和人际关系上的自我调整，以维护并促进健康。

二、健康素养的概述

健康素养是《"健康中国2030"规划纲要》的预期指标之一，也是全球健康教育与健康促进领域的一个热点。国内外的理论和实践显示其不仅可以作为健康教育的目标，也可以评价健康教育工作的效果，还可以反过来促进健康教育朝着更广的范围发展。

（一）健康素养的概念

健康素养这一概念最早是指人们在各类医学服务过程中的听、说、算、写、读技能，反映的是个人在其中所发挥的作用。

我国学者对健康素养有明确的定义：健康素养是指在卫生服务过程中，个人获取和理解基本健康信息和服务，并运用这些信息和服务作出正确决策，以维护和促进自身健康的能力。健康素养是一种可由后天学习、训练而获得的能力，它可以随着个体生命进程而不断增加，贯穿生命全过程，但不等同于文化程度。

健康教育是提高健康素养的主要手段。健康教育不仅在于增加人们的健康知识，更在于让人们能学会相应的技能和树立自信心，通过获取、理解、评价和应用健康信息作出合理的健康决策，从而维持和提升健康。健康素养之所以重要，是因为它是可以作为衡量个体或者群体是否有能力保持健康的指标，同时它也是健康教育干预效果的评价指标。健康素养被认为是公众在医疗服务、疾病预防和健康促进环境中的一种健康的资产。它不仅关乎个人自身，同样关乎整个社会。

（二）健康素养的研究和应用

健康素养的研究可分为临床视角和公共卫生视角。临床视角下的健康素养，最初是为了让医生能够更好地开处方，帮助患者理解和执行治疗方案。临床视角的健康素养倾向于把健康素养放在医疗环境下，把健康素养作为影响疾病结局的一个因素，认为健康素养水平是应该被识别的"风险因素"。公共卫生视角倾向于把健康素养视为健康教育和专业信息交流的产物。从这个角度讲健康素养是知识、理念、认知、技能的综合反映，它不仅包括个体的读写听说能力、健康知识和健康态度，还包括理解能力、交流能力、获取健康信息能力、获取健康服务能力、批判性接受的能力。

我国以简要、可行、有效为原则，对健康素养的研究是以公共卫生视角为切入点，重点强调预防，主要考察个体对基础保健知识、保健技能的掌握和健康行为的养成。

> **知识链接**
>
> #### 健康素养
>
> 我国健康素养的研究与促进行动是以政府为主导，业务机构研究推进，基层机构实施。《中国公民健康素养——基本知识与技能（试行）》于 2008 年发布，后经运用、实践与修订。为进一步提升全民健康素养水平，助力健康中国建设，《中国公民健康素养——基本知识与技能（2024 年版）》于 2024 年发布，包含基本知识和理念 25 条，健康生活方式与行为 29 条和基本技能 12 条，共 66 条。

三、健康促进的概述

（一）健康促进的概念

健康促进（health promotion）是在健康教育的基础上发展起来的，但后者的范围更大，也远超了前者的范畴。

健康促进这个词语最早出现在 20 世纪初的公共卫生文献中，于 20 世纪 80 年代得到较大发展。围绕这个词产生了"卫生工作、社会工作、政府职能、环境建设、小区增权、个人责任"等内容。在近 40 多年，健康促进理念在争鸣中有了很大的发展，特别在全球公共健康领域产生了广泛的影响，这是人类在促进健康实践中不断探索与总结的结果。

WHO 对健康促进的定义是"健康促进是促使人们维护和提高自身健康的全过程，是协调人类与环境的战略，它规定了个人与社会对健康各自所负的责任"。根据这一定义，健康促进无疑对人类健康和医学卫生工作具有战略意义。有健康教育学家认为"健康促进指一切能促使行为和生活条件向有益于健康改变的教育和环境支持的综合体"。将健康促进表述为一个指向行为和生活条件的"综合体"，即"健康教育＋环境支持"。1995 年 WHO 提出：健康促进指个人与其家庭、社区和国家一起采取措施，鼓励健康的行为，增强人们改进和处理自身健康问题的能力。在这个定义中，健康促进是指改进健康相关行为的活动。

由此可知，健康促进存在着广义和狭义的理解。从社会发展层面（经济、生产力、文化等）和社会医学的高度将健康促进视为改变影响健康的社会决定因素、增进健康的总体战略，这就是广义的健康促进，它主要由国家主导，调动、协调各方各类资源，统筹规划，全面推进。狭义的健康促进是把健康促进本身看作公共健康领域的一项具体工作策略和思维模式，主要由卫生与健康体系人员理解与操作。现行多种专业书籍所表述的"健康促进"实际上就是这个层面的含义。它是社会、研究者介绍给卫生体系人员维护公众健康的工作策略及思维模式。强调在做维护公众健康的具体工作中要争取政策、环境的支持，动员人群参与。不管是广义健康促进还是狭义健康促进，它们的根本目标都是维护公众健康，都能在不同的层面发挥各自的重要作用。

（二）健康促进的特点及应用

在广义健康促进中，国家是主导，卫生人员为主要技术力量。"爱国卫生运动"就是基于我国实际情况、非常成功的健康促进实践典范。民众的健康水平及期望寿命大幅度提高。近年我国"艾滋病防控""健康城市""健康中国 2020"战略、"健康中国 2030"规划纲要、"健康中国行动"等均是广义健康促进的实践探索。

狭义健康促进也可以描述为"小健康促进"，此类健康促进活动主要有"亿万农民健康促进行动""健康教育社区行""中国公民健康素养 66 条""全民健身计划""全民健康生活方式行动""慢性病防控""健康促进学校""健康促进医院"等。这一类型的健康促进活动是由政府某一部门发起，或某一部门主导，或由学术团体或民间组织策划实施。

（三）健康促进的任务

《渥太华宣言》列出的健康促进工作五大领域被公认为是卫生与健康体系工作的指南，可以认为它就是健康促进的任务。

1. 建立促进健康的公共政策 公共政策是指由政府部门负责制定且影响公众利益的政策。健康促进强调了政府决策对健康问题的影响。具体是指各相关研究者、卫生与健康体系的管理者和工作者通过倡导促使政府及各级各部门将健康问题提到议事日程，使之了解其决策对健康的影响并需承担的健康责任，促使决策层面将健康融入所有政策。

2. 创造健康支持和有利于维护健康的环境 支持性环境从宏观讲是指有利于促进人群健康的物质、社会经济和政治环境。从微观讲是为人们创造安全、满意、愉悦的环境，包括人们的家庭、工作和休闲地、社区，还包括人们获取健康资源的途径。

3. 强化社区行动 确定健康问题和需求是社区行动的出发点，开展以社区为基础的健康促进活动，社区群众自下而上的参与是社区行动的核心。这要求增权于社区群众，使他们能够集体决策并行动，靠社会和群体的力量使社区人群连续、充分地获得卫生信息、学习机会以及资金支持。

4. 发展个人技能 通过提供健康信息和教育来帮助人们提高做出健康选择的能力，并支持个人和社会的发展。由此可使人们更有效地维护自身健康和生存环境。学校、家庭和工作场所均有责任在发展个人技能方面提供帮助。

5. 调整卫生服务方向 卫生与健康部门不应仅仅提供临床医疗服务，而应该将预防、健康促进、健康管理也作为服务的一部分，提供全生命周期的健康服务，以实现全民健康覆盖体系中的健康改善和公平性优化。卫生与健康研究和专业教育培训也应转变，要把完整的人的需求作为服务对象。卫生服务责任应由个人、卫生专业人员、社区组织、卫生机构、商业部门和政府共同承担。

（四）健康促进的基本策略

实现健康促进的方法和路径多种多样，在不同国家、不同地区、不同经济发展阶段，会有不同的选择和不同的重点，但客观上都要遵循健康促进的基本原则，即《渥太华宣言》提出的健康促进三项基本策略。

1. 倡导 倡导是健康教育、健康管理工作者开发政策、社会资源的积极行动。为了创造有利于健康的社会、经济、文化和环境条件，要倡导政策支持，开发领导，争取获得政治承诺；倡导社会对各项健康举措的认同，激发社会对健康的关注以及群众的参与意识；倡导卫生及相关部门提供全方位的支持，最大限度地满足公众对健康的愿望和需求。

2. 增权　帮助公众具备正确的观念、科学的知识、可行的技能，激发其保健的潜力；使公众获得控制那些影响自身健康的决策和行动的能力，从而有助于保障人人享有卫生保健及资源的平等机会；赋予社区组织更多的权限，使社区行动能更大程度地影响和控制与社区健康和生活质量相关的因素；赋予专业人员更多的科普权限，调动积极性，做好医学科普。

3. 协调　开展各类健康促进、健康教育活动。卫生与健康体系工作人员积极协调，使政府、社会职责及利益的各方组成强大的联盟，各负其责，共同努力，建设健康环境，实现健康目标。社会协调是卫生与健康体系工作人员的责任。

（五）健康促进的核心策略

健康促进的核心策略是社会动员。要想调动社会各方力量共同维护和促进健康，这就要求在健康教育与健康促进工作中充分发挥社会动员的优势，动员广大人民群众积极参与到健康教育与健康促进工作中去。

1990 年 9 月，联合国儿童基金会将社会动员引入卫生领域，这是一种广泛激发各种社会力量的参与，形成互相联系、互相补充的努力，以有效推进变革，实现既定目标的运动。作为一种有计划地促进变化和发展的综合性策略，社会动员由于能激发决策者、领导层支持健康促进规划的意愿，有促成众多社会部门和力量的有效合作、激发健康需求、调动社区和公众的主动参与等重要作用。这既顺应了健康促进的客观需求，又与健康促进的宗旨相吻合，因此近年来在健康促进领域得到越来越广泛的重视。

（六）健康促进的意义

1. 健康促进是实现初级卫生保健的先导　初级卫生保健是依靠切实可行，学术上可靠又受社会欢迎的方法和技术，通过社区的个人和家庭的积极参与普遍能享受的，并在本着自力更生及自觉精神在发展的各个时期群众及国家能够负担得起的一种基本的卫生保健。实施初级卫生保健是实现人人享有卫生保健目标的基本途径和基本策略。健康促进在实现初级卫生保健的社会目标、健康目标、经济目标中发挥了无可取代的作用，是实现初级卫生保健的先导。若在初级卫生保健工作中没有开展健康教育与健康促进活动，首先，会缺乏有益于健康的政策、法律等支持性环境。其次，缺乏健康教育，人们很难全面地掌握健康相关知识，对于危害健康的因素不得而知，此时一些片面、错误的健康观点很容易让人们采取不正确的健康决策。这就给人们接受和利用初级卫生保健带来了困难，进而使人们的健康水平难以提高，甚至对健康造成危害。相反，在有健康促进的初级卫生保健中，通过政策的支持、不同部门的相互协调、健康教育的宣传，让人们更加容易地了解初级卫生保健的目标、相关知识及服务机构，认识到初级卫生保健的优势与便捷性，激发人们利用初级卫生保健的热情，让全民通过健康促进参与到初级卫生保健中来，推动初级卫生保健目标的实现，提高全民的健康素养和健康水平。

2. 健康促进是卫生保健事业发展的必然趋势　《中国卫生统计年鉴》显示，当今及未来，影响中国人健康，导致居民过早死亡和残疾的首因是慢性病。在慢性病的危险因素中，不良的行为和生活方式是首要危险因素。因此，改变有害健康的行为和生活方式是预防慢性病的最有效措施，其效果远胜于医药的治疗。健康促进关注的恰恰是健康相关行为的改变。通过健康促进，使人们改变不良行为，规避有害健康的因素，预防各种疾病。在以慢性病为主要死因的今天，健康教育与健康促进的重要性不言而喻，也是卫生保健事业发展的必然趋势。

3. 健康促进是提高大众自我保健意识的重要渠道　自我保健是人们为维护和增进健康，自发的群众性保健活动，包括自我采取的与健康相关的行为与决定，其目的是预防疾病，促进身心健康。WHO

将自我保健定义为"由个人、家庭、邻里、亲友和同事自发的卫生活动，并做出与卫生有关的决定，包括维护健康、健康促进、自我预防、自我观察、自我诊断、自我治疗、自我护理和自我康复"，实现自我保健，有助于实现"人人享有卫生保健"和"健康为人人，人人为健康"的目标。

自我保健不能自发产生，只有通过健康促进提高大众的自我保健意识。健康促进通过政策的鼓励与环境的支持，向大众强调健康的重要性与实现健康的有效途径，并在潜移默化地增强他们的自觉性和主动性，提高对自我健康的责任感，从而有意识地关注自我健康并进行维护，最终实现躯体上的自我保护，心理上的自我调节，行为上的自我控制和人际关系的自我平衡。同时，通过健康教育实现了健康相关知识向大众的传播，并以此增强了大众对疾病风险的防范意识，促使大众自觉选择利于健康的行为与生活方式，从而提升大众的自我保健意识。

第三节　健康教育与健康促进的发展历程

自健康教育与健康促进概念提出以来，各国健康教育与健康促进事业蓬勃发展，极大地促进了各国人民的健康和生命质量。随着"健康中国"的建设，健康教育与健康促进工作正发挥着重大作用。

一、国外健康教育与健康促进发展概况

（一）国际健康教育与健康促进组织

世界各国健康教育的发展离不开国际组织的指导与协调。

1. 健康教育和健康促进局　WHO 成立之初就成立了健康教育组，1978 年，WHO 组织召开了国际初级卫生保健大会旨在保障并增进世界所有人民的健康，9 月 12 日发表了《阿拉木图宣言》，是健康促进发展的雏形。1989 年 WHO 成立了一个新的机构"健康教育和健康促进局"，该局的功能是告诉和激励人民为了健康采取个人的和集体的行动，动员社会力量，吸收社区组织和社会各部门的参与；促进制定有益于健康的公共政策。

2. 国际健康教育联盟　是非政府的国际教育组织，1951 年在巴黎成立，宗旨是通过教育来促进健康，强调健康教育为健康生活所必不可少。联盟在世界各地设有办事处，与 WHO、联合国教科文组织、联合国儿童基金会以及许多国家的政府和非政府组织有密切联系和广泛合作，通过每三年举行一次的健康教育国际会议开展活动，联盟拥有四类成员：联盟立法成员、国家立法成员、团体成员和个人成员，中国健康教育协会于 1991 年 6 月表示申请联盟立法成员。

3. 世界健康基金会　1958 年创建于美国，总部设在弗吉尼亚州，是一个非营利性的国际组织，其宗旨是帮助人们长期有效地自助，拯救人类生命，减轻患者痛苦，帮助社区改进健康护理。

（二）不同国家健康教育与健康促进发展情况

全球健康教育与健康促进发展情况总体良好，但各个国家发展存在差异。美国是健康教育与健康促进实施最早的国家之一，随着环境的改善和疾病谱的改变，美国在 20 世纪 40 年代至 80 年代进行了两次公共卫生革命，健康教育与健康促进获得了长足的发展。1980 年开始提出的"健康人民"战略都是该领域的有益探索，美国的健康教育与健康促进事业取得了一定的成绩并保持良好的势头继续发展。

英国健康战略的制定始终以国家卫生服务体系的改革与发展为中心，20 世纪 90 年代为响应 WHO "人人享有健康"策略，提出了"国家健康"规划，英国的健康教育与健康促进取得了一定成绩。

二、国内健康教育与健康促进发展概况

20 世纪 20 年代至 30 年代，我国健康教育处于发展期，我国卫生和教育界认识到健康教育的重要

性，提出"健康教育从学校抓起"等口号。20世纪30年代至40年代，我国健康教育兴起，先后成立了中国卫生教育社和中华健康教育学会。我国高度重视健康教育与健康促进事业的发展，20世纪50年代至60年代的卫生宣教与爱国卫生运动时期，80年代的健康教育学科的建立与网络初步形成时期，90年代以来的健康教育与健康促进时期。

1950年，国家召开了第一届全国卫生工作会议，提出了卫生工作的四大方针，指出卫生工作与群众运动相结合，具备健康促进的雏形。1951年中央卫生部设立卫生宣传处，领导全国健康教育和宣传工作，在全民普及卫生知识。1977年卫生部重新设立卫生宣传办公室，开展健康教育工作。提出行为危险因素的观点，拓宽了健康教育的领域，极大地提高了全民健康水平，被WHO评价为"用最低廉的成本保护了世界上最多人的健康"。

随着经济的发展和生活方式的转变，慢性病等非传染性疾病日益严重，伴随着健康教育与健康促进理论和实践的日趋成熟，我国健康教育与健康促进事业逐步从卫生宣教迈向健康教育与健康促进。1986年中国健康教育研究所正式成立，标志着一个比较完整的健康教育组织体系的形成。20世纪80年代，我国颁布了有关健康教育的法律、法规，如1989年4月7日颁布的《卫生部关于加强健康教育工作的几点意见》等。这期间我国的健康教育研究机构开展了一系列课题研究，开始重视包括设计、实施、干预、管理和效果评价在内的健康教育的全过程。同时开展了健康教育专业队伍建设，开办了健康教育专科，招收培养了一批人才，促进了我国健康教育与健康促进学科建设、学术水平提高和国际影响力提升。

20世纪90年代，我国健康教育与健康促进工作得到进一步加强。1990年4月，在全国健康教育工作会议暨中国健康教育协会第二届理事会扩大会议上，将"卫生宣传教育"改为"健康教育"。随后，原卫生部等7部委联合下发了《中国城市实现"2000年人人享有卫生保健"规划目标》和《中国城市实现"2000年人人享有卫生保健"评价指标体系》，以提高在一级、二级、三级城市中小学学生和居民健康教育的普及率。2002年预防医学和公共卫生机构改革，从中央到地方的健康教育专业机构与同级其他预防医学/公共卫生机构组成疾病预防控制中心，使健康教育与疾病预防和健康促进其他方面的工作机构整合为一体，促进了健康教育事业的发展。2002年全国城市社区健康教育调研显示：一类、二类城市分别有95.7%～96.3%、70.8%～79.2%的社区卫生服务中心能够开展不同程度的卫生宣传与健康教育，健康教育已被纳入社区卫生服务的业务职能，成为"六位一体"的重要内容。1997年调查全国共有健康教育机构2654家，健康教育专职人员近2万名。2005年《全国健康教育与健康促进工作规划纲要（2005—2010年）》出台，提出了健康教育和健康促进的总目标：建立和完善适应社会发展需要的健康教育与健康促进工作体系，提高专业队伍素质；围绕重大卫生问题针对重点场所、重点人群，倡导健康的公共策略和支持性环境，以社区为基础，开展多种形式的健康教育与健康促进活动，普及健康知识，增强人们的健康意识和自我保健能力，促进全民健康素质提高。2006年"全国亿万农民健康促进行动规划（2006-2010）"的第2个5年规划，旨在推动建立健全各级政府领导、多部门合作、全社会参与工作的长效机制，提高农村居民的健康素质与生活质量。

三、展望健康教育与健康促进在建设"健康中国"中的作用

2016年8月，全国卫生与健康大会在北京召开，会议提出把"健康融入所有政策""共享共建"写入新时期卫生与健康工作方针。同年10月，中共中央、国务院印发《"健康中国2030"规划纲要》首次在国家层面提出健康领域的中长期规划，健康教育与健康促进迎来了新的发展机遇。

"将健康融入所有政策"

"将健康融入所有政策"是 WHO 第八届全球健康促进大会的主题。WHO 把"将健康融入所有政策"定义为"一种以改善人群健康和健康公平为目标的公共政策制定方法，它系统地考虑这些公共政策可能带来的健康后果，寻求部门间协作，避免政策对健康造成不利影响"。它强调公共政策对健康和健康的社会决定因素的影响和后果，旨在加强不同层级的政策制定者的健康责任。

"将健康融入所有政策"就是要将健康问题、健康视角融入其他部门的政策中去。因此，跨部门合作是"融入"的主要手段，也成为实施"将健康融入所有政策"的主要手段。

（一）提高全民健康素养

"健康中国"建设要求推进全民健康生活方式行动，强化家庭和高危个体健康生活方式指导及干预，建立健康知识和技能核心信息发布制度，通过建立健全健康促进与教育体系，提高健康教育服务能力，从小抓起，普及健康科学知识。加强精神文明建设，发展健康文化，移风易俗，培育良好的生活习惯。各级各类媒体加大健康科学知识宣传力度，积极建设和规范各类广播电视等健康栏目，利用新媒体拓展健康教育，可以通过健康教育与健康促进实现。

（二）加大学校健康教育力度

将健康教育纳入教育体系，把健康教育作为所有教育阶段素质教育的重要内容。以中小学为重点，建立学校健康教育推进机制。构建相关学科教学与教育活动相结合、课堂教育与课外实践相结合、经常性宣传教育与集中式宣传教育相结合的健康教育模式。培养健康教育师资，将健康教育纳入体育教师职前教育和职后培训内容。

（三）塑造自主自律的健康行为

引导居民形成科学的膳食习惯，推进健康饮食文化建设，实施临床营养干预。加强对学校、幼儿园、养老机构等营养健康工作的指导，开展示范健康食堂和健康餐厅建设。开展控烟限酒。深入开展控烟宣传教育。积极推进无烟环境建设，强化公共场所控烟监督执法。促进心理健康，加大全民心理健康科普宣传力度，提升心理健康素养。

（四）减少不安全性行为和毒品危害

强化社会综合治理，以青少年、育龄妇女及流动人群为重点，开展性道德、性健康和性安全宣传教育和干预，加强对性传播高危行为人群的综合干预，减少意外妊娠和性相关疾病传播。大力普及有关毒品危害、应对措施和治疗途径等知识。

（五）提高全民身体素质

普及科学健身知识和健身方法，推动全民健身生活化。组织社会体育指导员广泛开展全民健身指导服务。

（六）建设健康环境

健康中国要求建设健康环境，深入开展爱国卫生运动、加强城乡环境卫生综合整治、建设健康城市和健康村镇，广泛开展健康学校、健康社区、健康村镇、健康单位、健康家庭等建设，提高社会参与度。

✎ 练习题

答案解析

一、A 型题

1. WHO 关于健康的定义是（　　）

　　A. 健康是指人的生命活动正常

　　B. 健康是指身体的结构完好和功能正常，社会适应方面正常

　　C. 健康是指身体的结构完好和功能正常，心理处于完好状态

　　D. 健康不仅是没有疾病和虚弱的现象，而且是一种身体上、心理上和社会适应方面的完好状态

2. 影响健康的因素分为六大类，下列哪一项不在这六大类之列（　　）

　　A. 生物学因素　　　　　　　　　　　B. 环境因素

　　C. 生态因素　　　　　　　　　　　　D. 生活行为因素和生活方式因素

3. 健康教育要提供人们行为改变所必须的（　　）

　　A. 医疗技术　　　　　　　　　　　　B. 诊断技术

　　C. 救护技术　　　　　　　　　　　　D. 知识、技术与服务

4. 健康教育的核心问题是改变个体和群体的（　　）

　　A. 知识　　　　　　　　　　　　　　B. 态度

　　C. 行为　　　　　　　　　　　　　　D. 价值观

5. 以下不属于国际健康教育与健康促进组织的是（　　）

　　A. 国际健康教育联盟　　　　　　　　B. 世界健康基金会

　　C. WHO 公共卫生信息与健康教育司　　D. 联合国儿童基金会

6. 新时期我国卫生与健康工作方针为（　　）

　　A. 以基层为重点，预防为主，中西医并重，将健康融入所有政策，人民共建共享

　　B. 以农村为重点，以改革创新为动力，预防为主，中西医并重，将健康融入所有政策

　　C. 以农村为重点，以改革创新为动力，预防为主，中西医并重，将健康融入所有政策，人民共
建共享

　　D. 以基层为重点，以改革创新为动力，预防为主，中西医并重，将健康融入所有政策，人民共
建共享

二、简答题

健康素养与健康教育是什么关系？

（顾　娟　刘　毅）

书网融合……

本章小结　　　　　　　微课　　　　　　　题库

第二章　健康相关行为及行为改变理论

PPT

◈ 学习目标

知识目标

1. 掌握　健康相关行为的概念、分类、特点和内容，以及知—信—行模式、行为改变阶段理论。

2. 了解　健康信念模式。

能力目标

1. 能运用健康相关行为的特点及内容来分析和识别个人或群体特定的健康行为模式。
2. 具备评估个体或群体健康行为对身心健康影响的能力。

素质目标

1. 通过本章的学习，帮助树立健康意识和积极的生活态度。
2. 培养社会责任感，认识到个人行为对公共健康的影响。
3. 增强决策能力，在面对健康相关选择时能够做出科学合理的决策。

情景导入

情景：《中国青少年健康教育核心信息及释义（2018 版）》中将网络成瘾定义为在无成瘾物质作用下对互联网使用冲动的失控行为，表现为过度使用互联网后导致明显的学业、职业和社会功能的损伤。网络成瘾严重危害青少年身心健康，且对家庭和社会造成危害。因此，正确引导和解决青少年网络成瘾问题已成为学校教育工作者及社会相关部门关注的问题之一。

讨论：如何根据健康相关行为理论设计针对青少年网络成瘾的干预方案。

健康长寿是人类存活的正常状态，也是人类最朴素的愿望和追求。健康是幸福生活最重要的指标，健康是 1，其他是后面的 0，没有 1，再多的 0 也没有意义。在多种影响人类健康的因素中，最为显著的即为个人行为和生活方式。而人类对于同一事物的看法，表现出的行为以及所选择的生活方式却千变万化。随着医疗卫生的快速发展，人类的生产生活方式和疾病谱都在不断地发生着改变。以我国为例，《国务院关于实施健康中国行动的意见》中提到：心脑血管疾病、癌症、慢性呼吸系统疾病、糖尿病等慢性非传染性疾病导致的死亡人数占总死亡人数的 88%，导致的疾病负担占疾病总负担的 70% 以上。诱发并加剧这些疾病的原因，多与危害健康的行为即不健康生活方式密切相关，比如吸烟、酗酒、久坐以及不合理膳食等。由此可见，不良的行为生活方式会对人类健康造成极大威胁。人的行为是可塑的，因此通过健康教育来普及健康知识，提高人们的健康素养；引导群众树立正确的健康意识，建立正确的健康观；使其自主采纳有益于健康的行为生活方式，自觉自律地健康生活，是实现人类健康的重要措施。为此，专业人员有必要了解行为科学的基本内容、健康相关行为的特点和分类以及个体健康行为模式，以便选择合理有效的健康教育方法，更好地预判人类的行为，早期干预并控制影响健康的不良行为，从而预防疾病的发生和发展，提高生活质量并促进健康水平。

第一节 行为与人类行为概述

健康教育的目标是纠正不利于健康的行为，减弱和消除危害健康的风险因素，从而起到预防疾病发生发展，促进健康的效果。因此，健康教育的实施必须以行为科学为基础，应用适宜的方法，改变人们的不良行为。在行为研究的过程中，会涉及人类学、心理学、语言学、社会学等多门科学的内容。

一、行为的基本概念

（一）行为

行为是有机体在内外环境的刺激作用下，为适应环境所作出的能力反应，根据此定义，发展出了有机体行为的一般模式即 S—O—R 模式：S（stimulation）刺激，包括内部和外部环境因素的刺激；O（organization）有机体；R（reaction）行为反应，既包括内在的心理和生理变化，也包含了其完整的外显活动和表现。举例来说，比如狗在看到食物时（外部环境刺激），会产生内在的生理变化（分泌唾液和胃液），同时出现摇尾巴、流口水、转圈等外部表现。

（二）人类行为

人的行为是人类为了种族延续并维持个体存活，不断适应变化莫测的内外环境因素刺激所作出的能动反应，包括内隐行为和外显行为。内隐行为是指，难以被外界直接观察到并发现的行为反应，如思维活动、意识等，也就是通常所说的心理活动；外显行为是能够被外界直接观察到的行为反应，如表情、动作、言谈举止等各种外部活动。一般情况下，可以借助仪器或通过观察外显行为，来了解其内在的真实观点并进一步推测其内在行为。举例来说，比如可以通过捕捉个体的微表情，来了解其真实的心理活动。

二、人类行为及特点

（一）人类行为的基本要素

人类行为是由五个基本要素共同组成的，即行为主体、行为客体、行为环境、行为手段和行为结果。

1. **行为主体** 人，具体来讲是指具有认知、思维能力、情感情绪、意志等心理活动的人。
2. **行为客体** 人的行为的指向目标和对象。
3. **行为环境** 行为主体与行为客体发生联系的客观环境。
4. **行为手段** 行为主体作用于行为客体时所应用的工具和/或使用的方法。
5. **行为结果** 行为主体预期的行为与实际完成的行为之间相符合的程度。

人类行为的表现千差万别，体现在同一个人在不同的环境中可能表现出不同的行为，而不同的人在相同的环境下也会表现出不同的行为，即便是同一个人在同样的环境里，由于其心理、生理状态的影响，亦会有不同的行为表现。

（二）人类行为的分类

对行为的分类，可以从多种不同的角度进行，如根据行为是否符合常模，可将其分为正常行为和异常行为；根据行为是否需要训练，可将其分为反应行为和习得行为等。对于人类行为的分类，应用最为广泛的是根据行为的生物和社会双重属性来进行的，可将其分为本能行为和社会行为。

人的生物属性，决定了人的本能行为，其表现在以下几个方面。

1. 人类一切行为反应的基础和前提都是生理形态和功能 人类行为受到人体生理功能的限制和调控。比如内隐行为是以人体脑部结构和功能以及神经系统为基础得以表现的；而外显行为是通过人体运动系统的结构和功能来实现的。

2. 人类行为的表现特征是由生物遗传作用的结果 比如当排除其他干扰因素的影响后，亲代与子代、孪生子之间表现出较高的行为相似性，即证实了行为表现与遗传有关。

3. 人的本能行为是人类与生俱来的 主要体现在人类天生对于环境的适应，而非后天学习和训练所得到的。本能行为包括生存本能、种族保存本能、探究和追求刺激本能以及攻击和自我防御本能行为。

（1）生存本能行为 维持基本生存状态的本能行为，如昼夜节律、睡眠行为和摄食行为等。

（2）种族保存本能行为 与种族延续和群体交往有关的本能行为，如性行为、母性行为和共情等。

（3）探究和追求刺激本能行为 表现为好奇，以及冒险行为。

（4）攻击和自我防御本能行为 是个体对外界刺激趋利避害的反应，如反抗与攻击、妥协与回避、安慰与奖赏等。

本能行为广泛存在于人和动物中，但实际上人的本能行为和动物的本能行为是有着本质上的区别的，这主要是因为人类的本能行为会受到文化背景、地理环境、心理状态、社会情况等诸多因素的影响和控制，比如人类的性行为会受到伦理道德和法律法规的制约。

人类除了受到本能行为的支配外，其社会性决定了人类的社会行为，人类社会行为的形成与发展均会受到社会生活的支配和制约，这也是人与其他动物最为本质的差别。人类不仅能够被动地适应环境维持生存，亦能够维护和改造环境谋求发展。在人类进行物质生产的过程中，逐渐产生了各种关系，形成了相应的文化形态，在这种情况下，人类个体通过与他人进行交往、学习、模仿、工作等形成了获得社会认可与承认、符合社会道德准则、行为规范和价值观念的人类社会行为。这些社会行为造就了家庭、学校、大众媒介、单位与社会团体及非正式群体，因此，人类的行为并不是孤立的，而是社会行为的反映。

人类是生物性和社会性的统一体，健康教育旨在通过社会化，使每位社会成员获得社会生活技能、形成正确的世界观、采纳有益于自身和他人的社会行为规范和生活方式。

（三）人类行为的特点

1. 目的性 人类行为有着明显的目的性，这也是人类与动物之间的区别。动物的行为多是受到本能的驱使，被动地去适应自然环境，如觅食、交配、战斗等；人类的行为绝大多数是有目的性和计划性的，因此人类能够并且必须适应环境并对此做出反应，而且人类也能够按照自己的意愿，通过劳动来维护和改造环境，包括自然环境和社会环境，以适应人类的生存发展。

2. 可塑性 人类行为不是一成不变、千篇一律的，不同个体、不同时期的同一个体，其行为都是在不断发展变化的，这与其生活的环境、所受的教育都有着很大的关系，亦会受到思想道德、法律法规等的影响。人类行为的可塑性特点是实施培养的前提，一般来讲，年纪小者其可塑性较大，健康教育应当抓住人们社会化形成的关键期来开展进行，更好地帮助人们树立正确的健康生活观念，培养文明健康的行为，预防疾病的发生。

3. 差异性 人类行为的表现千差万别，存在较大的差异性。人类行为的差异性决定了健康教育在实施的过程中必须因人而异，因势利导。导致差异性特点的三个因素如下。

（1）个体遗传素质 个体遗传素质不同，使得不同个体在面对环境刺激的时候会做出不同的应答，表现出差异性。比如有的个体对疼痛的耐受力强，而有的个体则对疼痛异常敏感。

（2）个性心理特征　个体的行为受到个性心理的支配，即便是同一个体，在不同的环境下面对相同刺激的时候，亦会产生不同的反应。

（3）外部环境条件　受到外部环境条件，如地理环境、风俗习惯、时代特点、文化背景、意识形态等的影响，个体行为会产生较大差异。

4. 多样性　人类行为有许多不同的侧面，如内隐与外显的、遗传与习得的、生理与社会的、攻击与利他的等。因此，在开展健康教育工作中，要全面洞察，综合地采取措施。

5. 发展性　人类行为不是一成不变的，而是在不断发展，逐渐完善。健康教育在帮助人们改变不良行为的时候，要动态地制订计划、调整策略。

（四）人类行为的影响因素

人类行为由内因和外因共同决定，受自身因素和环境因素交互作用而发展成为个体所独特的行为模式。

1. 自身因素　人类自身有多方面因素会影响其行为表现，如遗传因素、心理因素等。

（1）遗传因素　研究证实，人类的行为是有遗传基础的。遗传是指父母的性状通过基因传递给子代的生物学过程。亲代的长相、肤色、身材等形态特征，内脏生理状态、大脑神经类型等生理特征，气质、性格、潜能等心理特征，A 型行为、C 型行为、变态行为等行为特征均可遗传给后代，并等待合适的时机表达出来。由此可见，后代的生长发育、生活习惯、行为特点等均会受到亲代遗传因素的影响。基因既能影响行为，还能决定人类一系列行为的表现与趋势。行为的遗传机制主要体现在：基因的稳定传递，使人类的行为能够代代延续，在长期进化中人类的优点得以继承；而基因又是在不断突变、选择和整合的，这就使得人类的行为能够不断地发展和延伸。

（2）心理因素　人类行为是心理活动的外在表现，个体在选择行为目标时，其心理特征会起到很大作用。心理因素可以从如下几方面不同程度地影响人类行为。

1）需要、动机与行为　人的一生中，需要和动机往往会在个体选择采纳某种行为时起到至关重要的作用。在此，先对以下两个概念进行区分，即需求和需要。需求是不以人意志而转移的，是客观存在的，而被意识到的、感知到的需求即为需要，因此需要是客观需求的主观反映。比如，当个体长时间未进食时，空虚的消化道和下降的血糖浓度产生了摄食的需求，这是客观存在的情况，是不以人的意志为转移的，当这种客观的需求通过感受器反馈到大脑皮质时，个体感知并意识到此需求之后，便随之产生了生理需要，其极需要通过食物来充饥。再比如，健康是人生存发展的客观需求，但现实中，由于种种原因，个体并未感知到自身对于健康的需求，于是导致各种疾病的发生。而健康教育正是要扫除这些障碍，使教育对象意识到健康的客观需求，激发其主观的健康需要，充分发挥自身的主观能动性，这便是健康教育活动中的重要内容。

当个体意识到了需要而未得到满足时，需要停留在某种紧张不安的状态，当有了能够满足需要的目标出现时，这种紧张不安的心理状态便会转化为动机，推动个体去采取行动，以满足需要。因此，动机的产生是以需要为基础的，是为满足一定的需要而服务的。需要得到满足（无论是心理上还是生理上）后，紧张的心理状态便会消除，与此同时，新的需求不断产生并被意识到成为新的需要，激发出新的动机，指向新的目标，采取新的行动，从而形成了一个连续不断的循环过程。

当人类健康的需要被唤起，追求健康的动机便成了推动人们采纳健康行为的内部动力。一般来讲，一种与健康有关的行为可能是由多种动机所引起的，而一种动机也可能会导致不同的行为的表现。比如，青少年在校园内吸烟，是一种危害健康的行为，分析其产生的动机，可能是出于好奇，或者是感到无聊想打发时间，也可能是模仿成人吸烟者、抑或是社交上的需要等。反过来，一种动机，比如青年人想要保持较好身材，可导致多种行为的形成，如控制饮食、运动锻炼等。在健康教育活动开展过程中，任何干预不良行为的工作，如果没有充分分析和考虑目标个体的需求和需要，注定不会取得成功。值得注意的是，个体在同一时间内，经常会同时存在多种需要，这就有可能导致产生出相互矛盾的不同动机，形成动机冲突，最终会产生出最为强烈的优势动机从而决定了其所对应的行为发生。因此在健康教育活动中，要充分分析各种主客观因素的影响，使对健康有利的动机成为优势动机，引导目标个体采取有益于健康的行动。

2）认知　认知是指人们获得知识、利用知识或信息加工的过程，它是人类最基本的心理过程，由感觉、知觉、记忆、思维、想象和语言等要素组成。人类接收到刺激信号后，将其转化为某种信息，并做出相应解释，随后对此信息做出反应，采取适当的行为，即为认知的过程。实际上机体所接收到的内外部刺激信号很多，而大脑往往会过滤掉无关的信号，选择性地将个体感兴趣的刺激保留下来，加工成有特殊意义的信息。比如，一个人在咖啡厅读书，展卷欲览，则他人的交谈、杯子的叮当声、咖啡制作的哗哗声，都属于无关的听觉刺激信号，大脑会将其过滤掉，而放大视觉上对于书本内容的信号，以便其更专注于手中的图书。不难理解，认知过程其实是对具体刺激信号选择性地注意，然后对其赋予意义，成为信息，产生或修改行为。同理，人们在接收有关健康的信息时，也是在不断进行选择的过程。因此开展健康教育时，应提供清晰鲜明、适合对象与环境的实用性信息，从而成功地引起注意。这种对刺激信号的选择可以由兴趣决定，人们通常会选择接收自己感兴趣的内容，比如，如果人们关心自己的某一健康问题，则会更为关注这方面的知识；反之，这种对刺激信号的选择也可以被恐惧所左右，人们通常会有意回避让自己感到害怕的内容，比如，有些人对某种严重疾病闻之色变，而会排斥与此有关的信息。

值得注意的是，由于"认知失调"（cognitive dissonance）的存在，很有可能会出现认知与行为不一致的情况，比如，尽管很多人都知道熬夜会危害健康这一健康知识，但他们仍然会出现熬夜的行为。认知失调是不愉快的心理感觉，其会驱使个体调整认知以设法减轻或消除这种失调的紧张状态。导致其发生的原因可能有如下几个：其一，在同一时间内，存在多种需要以及相对应的动机，彼此之间存在冲突，而最终人们选择了自认为比较重要或比较急迫的需要和动机，来发生行为，从而导致其他的需要及动机认知失调，比如，人们尽管有"吸烟有害健康"的知识，但可能因为疲劳或紧张而选择抽烟。其二，当不具备行为发生的条件时，可能会出现认知失调，比如提倡"饭前便后要洗手"，但在水资源极度匮乏的地区，尽管知道这句口号，但也无法做出相应的行为。其三，从众心理会导致认知失调，比如，小群体中的大部分人如果都抽烟，个别成员明知道"吸烟危害健康"，但当别人递烟时依然会接过并吸食，以获取认同。其四，人们在获得正确知识前，某种危害健康的行为已经形成了，尽管后来有了正确的知识，但人们觉得行为改变的代价太大，故不愿意纠正错误的行为或一时还不能改正行为，比如，某些人已经养成了"重口味"的饮食习惯，尽管后来知道过量摄入食盐可能会对血压有不利影响，但还是很难采纳清淡饮食的行为。

总之，认知是行为能够发生改变的前提，人们越关注健康，就越容易做出正确的健康选择，采纳健康行为和生活方式。

3）态度　态度是个体对特定对象（包括人、事物、观念、情感等）所持有的较稳定的心理倾向，是一种内部的准备状态。一般认为，态度的结构包括三个维度：认知、情感和行为意向成分。认知成分是指个体对态度对象具有评价意义的描述，反映出个体对对象的认识、理解、赞同与否、相信与否等；情感成分是指个体对态度对象的情感体验，反映出个体对对象的同情或冷漠、喜欢或厌恶等；行为意向成分是指个体对态度对象的行为准备状态或反应倾向，也就是个体对对象的行动意图。

态度在引导个人行为和决策过程中扮演着关键角色。它不仅为人们的行为提供方向，还能激发动力。在不同的环境和情境下，人们会形成各式各样的态度，而这些态度又反过来塑造了他们的行为模式和生活选择。一般而言，积极态度可以预期引起赞同行为，反之，消极态度则会引起不赞同行为。比如，家长按时带孩子去接种疫苗，展现了他们对儿童健康保护和预防疾病传播的积极态度；反之，如果一个人对健康饮食持有消极态度，而且不相信自己能够从中获得明显的好处，这种态度可能导致他经常选择不健康的饮食习惯，久而久之可能带来体重增加、营养不良、慢性病风险增加等后果。因此，通过健康教育和积极的激励措施来改变消极态度，是促进公共健康的关键策略之一。

通常而言，态度的转变需经历三个阶段：首先是服从，即在外部压力或要求下暂时接受某种观点或行为，但内心并不真正认同；其次是同化，个体开始自愿地接受和模仿他人的行为或信念，这一过程不再仅仅出于压力，而是出于一种认同感，但并没有完全整合到其个人的价值观中；最后是内化，个体将新的行为或信念完全融入自己的价值体系，成为其内在的一部分，指导其日后的行为和决策。举例来说，比如某同学最开始勉强参与每天的早操，但做操时并不投入（"服从"）；一段时间后他开始享受每天的早操，并主动参与，因为他感觉到这是有益健康的（"同化"）；再后来，这名同学越来越觉得做好早操可以让他一天都精力充沛，促进健康，同时他也真心地享受这项活动，并将其视为生活中的一部分，即便是放假在家也会做早操（"内化"）。

值得注意的是，态度和行为之间存在着复杂的相互作用，一方面，态度和行为是可以相互塑造的，举例来说，社会规范和法律可以改变人们的行为，而随着时间的推移，这些行为的改变也可能反过来影响人们的态度，比如当一项禁止在公共场所吸烟的法律被广泛接受并遵守时，公众对吸烟的态度也可能逐渐转变，变得更加支持无烟环境；另一方面，态度和行为有时候也是不完全一致的，即人们在特定情境下的行为可能与他们对某一对象的总体态度不相符，比如，尽管人们在问卷调查中可能表示愿意参与支持某种疾病患者的活动，但实际上他们可能由于各种原因并未参与。

态度理论在健康教育与健康促进领域中有着广泛的应用，通过理解态度与行为之间的复杂关系，教育者可以设计出更有效的策略来促进积极的健康行为，同时解决态度与行为不一致的情况。

4）情绪和情感 在人们理解世界的过程中，可能会经历各种情感体验，这些体验是对外界事物是否满足其需求的一种反应，通常被称为情绪和情感。情绪和情感构成了一种独特的心理活动，与认知不同的是，它们通常伴随着个人的主观感受、生理上的变化以及外在的表情。情绪通常是短暂且强烈的，与特定情境紧密相关，例如愤怒、害怕或极度快乐；而情感则更加持久和深刻，它涉及更深层次的内心体验，如个人的自尊、责任感、激情以及家人之间的爱等。情感可视为情绪的内在化，情绪则是情感的外在显现。情感和情绪与认知和行为之间存在复杂的相互作用。它们可以成为认知发展的催化剂，激发个体去探索和行动；同时，它们也能显著地影响认知过程和行为的展现。例如，痛苦、愤怒或紧张的情绪可能会导致认知活动变得局限，减少感知和思考的范围，干扰信息的处理和反应。情感和情绪在特定环境下形成和发展，对个体的健康行为有着显著的影响。积极的情绪有助于身心健康，而消极的情绪则可能对健康产生不利影响。为了维持积极稳定的情绪状态，个体需要提升道德素养，保持健康的心理状态，并学会适应外部环境的变化。通过积极情绪的培养和消极情绪的管理，可以有效地促进个人的整体健康。

5）意志 是指个体有意识地规划、指导和控制自身行为的心理活动。它基于内在的动机，这种动机通常源自个体的需求。当一个人在动机的推动下，有目的地制订计划并采取行动以达成目标，同时努力克服所遇到的障碍，这一连贯的心理活动即为意志。意志行为是一种高度自觉的、目标导向的心理过程，它与本能行为或无意识的反应不同，是人类生活中学习、工作和日常活动的重要组成部分。

意志品质通常体现在以下几个方面：其一是自主性，指个体能够独立设定行为目标，有意识地选择达成这些目标的方法，并积极地执行计划，与无目的的行为形成对比；其二是决策力，指在面对问题时，能够经过深思熟虑做出明确决策，并坚定地执行，与犹豫不决和不稳定的态度相对；其三是持久性，指为了实现目标，能够持续不断地努力，即使面对困难和挫折也不放弃；其四是自控力，指个体有能力管理自己的情感和行为，确保它们符合既定目标的实现，这是自我管理的重要体现。

在改善健康相关行为的过程中，意志同样发挥着关键作用。以戒烟为例，个体在设定戒烟目标、制订计划并执行过程中可能会遇到内在的动机冲突和外部的实际障碍，成功戒烟需要坚强的意志力。

人的心理是认知、情感和意志的统一体，它们相互作用、相互促进、相互影响。意志建立在认知的基础之上，并随着认知能力的提升而增强。只有深入理解事物的规律，个体才能有意识地设定目标并采取行动。此外，意志过程常常与情感紧密相连，积极的情感可以激励意志，而消极的情感则可能成为阻碍。

2. 环境因素 个体的行为不仅受其自身因素的影响，而且也与其所处的环境密切相关。正如S—O—R模型所阐释的，所有行为都是由特定的环境刺激所触发的；同时，这些行为也发生在特定的环境之中，并对环境产生影响。因此，环境既是行为的触发因素，也是行为的承受者。在相同的环境中，不同的个体可能会表现出不同的行为；同样，同一个体在不同的环境中也可能展现出不同的行为模式。个体的行为环境是围绕在其周围的所有客观环境，既包括自然环境，也包括社会环境。

（1）自然环境对行为的影响 自然环境包括与人类生活紧密相连的各种自然条件，它为人类的生存提供了基础，是所有人类活动的舞台，并且是人类获取生活资源的重要来源，包括人们居住的地理条件、生物多样性以及地下自然资源等。

不同的自然环境对人类的日常生活和行为模式产生着特定的影响。在健康行为方面，同一自然环境中通常既包含有益健康的因素，也包含可能对健康造成威胁的因素。人类的行为是适应环境的结果，尤其是对自然环境的适应。在我国，由于北方与南方、东部与西部、山区与平原、沿海地区与内陆等地区在气候、降水、地形、生物多样性和地下资源等方面的差异，以及社会经济状况的多样性，人们的行为习惯和特征也随之呈现出地域性的差异。这些差异首先反映在各地的传统习俗上，比如在气候寒冷的地区，人们可能会发展出用饮用烈酒的习惯来御寒，而这种习惯在温暖地区则不那么普遍。其次，自然环境中可获取的资源也与人类行为紧密相关，比如在山区，由于地形崎岖，农业耕作困难，居民可能更多地依赖畜牧业或以采集野生植物为生。再者，不同的自然环境孕育了不同的经济活动，进而塑造了居民不同的性格特征，这些性格特征又反过来影响人们的行为选择，比如在平原地区，居民可能因为广阔的视野和较少的自然障碍而形成开放和直接的性格特点。

因此，健康教育人员在分析特定地区人群的目标行为时，需要考虑自然环境中的地理和气象等因素对行为的影响。

（2）社会环境对行为的影响 社会环境是指人们所处的社会条件，由政治、经济、文化、风俗习惯、生活方式等多个方面构成。社会环境可以深刻地塑造和影响着个体的行为，尤其是在与健康相关的行为方面。健康教育作为社会发展的一部分，其效果势必会受到社会环境的广泛影响。

1）经济发展对行为的影响 经济发展是人类社会发展进步的主要形式，是社会生活的基础，是人群健康水平得以保障和发展的决定力量。其对人类行为的影响具有两方面作用。

一方面是积极作用，经济进步为社会提供了丰富的物质资源，这为维护和提升健康行为奠定了物质基础。历史上，经济水平与居民健康水平之间存在正相关关系。在经济较为发达的地区，居民能够享受到更优质的食品、清洁的水源、安全的居住和工作环境，以及更完善的教育和卫生服务。经济发展还提升了生产和生活条件，增加了教育机会，从而增强了人们的健康意识和知识水平。我国随着经济的快速增长，人民的生活水平显著提升，传染病和地方病的发病率大幅下降，人均寿命也得到了显著提高。另一方面是消极作用，尽管经济发展带来了生活水平的提高，但它也可能导致一些不利于健康的行为模式。比如，高热量、高脂肪的饮食可能导致肥胖和心脑血管疾病的风险增加；体力活动的减少和久坐生活方式的普及可能引起生理功能退化。此外，经济的快速发展也可能促使一些人追求不健康的刺激，如吸烟、酗酒等危害健康行为，从而都对社会和个人的健康发展构成了威胁。

经济活动的变化导致了人们健康相关行为的变化，这也对健康教育工作提出了新的要求。比如，教育水平较低、健康意识不足、缺乏医疗资源和社会支持等问题，而这就使得健康更容易受到威胁。因此，应通过健康教育来提升人们的健康意识和行为水平，维护健康，延长寿命，并减少由健康问题所引起的经济损失，提升社会和个人的福祉。同时，良好的健康状况也能反过来促进经济的发展。

2）社会制度对行为的影响　社会制度是在特定历史背景下，由一定组织在特定活动领域内制订的行为规范体系，用以引导和规范成员的行为，以维护集体的利益。在社会形态方面，社会制度反映了社会的基本组织形式，定义了社会成员的角色和行为，从而对健康行为产生了根本性的影响；在特定领域中，社会制度涵盖了政治、经济、教育、法律和文化等不同领域的具体规则，这些规则塑造了个体的行为模式，并间接或直接影响了健康行为，比如教育制度决定了个体接受健康教育的机会，影响其健康认知和行为；此外，还有针对特定社会活动的制度，如作息、学习、安全、卫生和服务等方面的规定，它们直接限制和指导了个体的日常生活和行为习惯，比如学校的作息和清洁制度直接影响学生的健康习惯。

社会制度对健康的影响具有以下特点：双向性，即社会制度既能促进健康行为，也可能限制健康行为的发展；普遍性，即社会制度的影响普遍存在于社会各个层面和个体生活中；稳定性，即社会制度一旦建立，往往会在一段时间内保持稳定，对健康行为产生持续的影响；变异性，即随着社会的发展和变迁，社会制度也会发生变化，从而影响健康行为的模式；强制性，即社会制度通过规范和约束个体行为，具有一定的强制性。

3）社会人口对行为的影响　社会人口是指在特定区域内居住的所有居民的集合。社会人口可通过人口分布、人口构成和人口流动等方面，间接或直接影响人们的健康相关行为。

其一是人口分布。人口分布指的是居民在地理空间上的密集程度。在人口密集的地区，居民面临的居住、交通、资源获取、教育和医疗等方面的压力通常较大。从积极影响方面看，人口高密度区域可能激发更强的竞争意识和积极效应，社会组织和媒介传播效率较高，有助于健康教育的推广；反之人口过多也会带来消极的影响，导致社会资源分配紧张，影响居民获取健康服务和生活质量，如医疗服务的短缺、居住条件的拥挤、教育资源的不足，以及心理压力的增加，这些因素都可能促使人们采取不利于健康的行为。其二是人口构成。人口构成涵盖了居民的年龄、性别、文化水平和职业等社会属性。不同的人口构成对健康行为的接受度和实践有着不同的影响。比如在年龄与性别方面，如果青少年比例较高的社区可能更易于引入新的健康行为模式，但也可能对社会稳定构成挑战；而在文化与职业方面，文化水平较高的社区成员可能对健康知识有更深的理解和更高的健康行为实践。其三是人口流动。人口流动是社会常见的现象，涉及居民在地理位置和职业阶层上的变迁。举例来说，人口流动对经济社会的发展可以起到积极的作用，但也可能给个人健康和疾病管理带来挑战；此外，流动人口可能面临医疗保健服务的不连续性，健康意识可能较弱，出现不利于健康的行为。

4）社会文化对行为的影响　文化是社会成员共同遵循的思维和行为模式，它包括物质和精神两个层面。广义的文化囊括了社会的财富总和，而狭义的文化则专指精神文化，涵盖思想、艺术、道德、习俗、教育和科技等方面。文化以隐性、根源性、非强制性和持久性的方式对个体行为和健康产生影响。社会文化对人的行为和健康的具体影响主要体现在以下几个方面：思想意识，是个体对世界的认知体现，核心在于世界观，它通过认知过程塑造个体的意识倾向，影响需求、动机和行为，对健康行为的形成起着基础性作用；法规，是国家通过强制力执行的行为规范，规定了行为的模式和后果，它通过教育、威慑和惩罚来规范行为，是控制行为的强有力工具；道德舆论，是通过善恶评价来调节社会行为，并通过社会舆论的评价功能来引导和约束个体行为，对健康行为的促进具有重要作用；风俗，是地域性的行为模式，是社会传统和历史的产物，对个体行为有潜移默化但强大的影响，风俗习惯中既有有益健康的成分，也有因时代局限而不利于健康的行为；教育，是知识、技能和思想意识的传递过程，是个体社会化的手段，教育水平影响个体获取健康信息的能力和对生活方式的选择，对健康行为的采纳有直接影响。

5）社会关系对行为的影响　社会关系涵盖了个体在社会群体中与他人之间的相互作用，这些群体包括家庭、邻里、朋友和工作集体等，它们共同构成了个体的社会网络。个体在这一网络中的位置和关系对行为模式有着直接或间接的影响，具体表现在社会网络与社会支持、家庭和现代生活对行为的作用方面。

其一是社会网络与社会支持。社会支持指的是个体从其社会网络中获得的情感、物质和生活上的援助，是建立在人际的关心、信任和尊重之上，是人的基本社会需求。社会支持通过加强人际关系、社会网络和社会凝聚力，帮助个体应对压力，维护心理健康，并促进行为适应。比如，孕妇在妊娠期间获得的社会支持能够减少孕期并发症，而艾滋病患者获得的良好社会支持有助于他们平和地面对生活，避免极端行为。其二是家庭对行为的作用。家庭作为基本的社会单元，与成员的成长、兴趣、健康和生活事件紧密相关。家庭内部的行为模式，如吸烟、饮食习惯和体育活动，往往呈现聚集现象，反映出家庭对健康行为的深远影响。家庭成员间的模仿行为，以及对行为的正向或负向反馈，均能显著影响家庭成员的行为选择。其三是现代生活对行为的影响。随着工业化和都市化的发展，生活节奏的加快、生活质量的变化、城市噪声和交通事故等因素，都在悄然塑造着人们的行为。在知识经济时代，信息资源的爆炸性增长在为人们的健康发展提供支持的同时，也带来了信息污染综合征等现代问题，这些问题对个体的心理健康构成了挑战。

人类行为是个体内在心理特质与外部环境因素相互作用的结果，理解这些影响因素对于预测、解释和引导个体行为具有重要意义。

三、人类行为发展与社会化

（一）行为的发展

行为的发展是指个体行为在其生命周期中，随着生理上的发育、心理上的成熟、学习的不断深入以及社会交往的逐渐扩大，个体行为不断变化的过程。在此过程中，个体行为从非系统性的、偶然的行为逐渐发展为系统性且连续的行为，行为内容也更加丰富。一般认为，在行为主体与行为客体相互作用的过程中，社会和实践向行为主体提出的要求所引起的新的需要与其已有的心理水平之间的矛盾是行为发展的内因与动力。

人类行为的发展由量的积累到质的变化，主要表现为以下五个方面特点。

1. 个体认识活动的深刻化和复杂化　个体通过实践活动，由具体的、浅表的、零碎的感性认识不断上升为理性认识并向高度概括发展。

2. 个体行为日益完善　随着生长发育和社会化的过程，个体的内在心理活动与外在的行为表现均日趋成熟；同时，个体也在积极适应周围环境，协调自身行为与环境的关系，并参与环境维护和改造的活动。

3. 个体行为发展的连续性　人类行为的发展是个体在其一生中行为不间断变化的过程，每一个行为的形成都是逐渐发展变化的，由简单到复杂，而不是跳跃式的，比如，婴儿的运动行为发展过程是连续的，从眼球运动→颈部运动→躯干运动→坐→爬→站→走。因此，现在的行为是过去行为发展的继续，是以渐变为基础的，而将来的行为又必将成为现在行为的延续。但是由于不同个体自身素质与所处的环境不同，其行为发展的速度也会各不相同。

4. 个体行为发展的阶段性　人类行为发展的阶段性意味着，在行为发展这一连续的过程中，旧的行为不断被推翻，行为的性质发生改变，从而建立起新的行为反应，进入行为发展的下一阶段。

5. 个体行为发展的不平衡性　尽管人类行为的发展是按照一定模式在进行的，但个体的行为在不断发展的过程中仍然存在着个体的差异与发展的不平衡性。

（二）行为发展的四个阶段

由于个体在不同的年龄阶段，其行为特征和规律有着不同的表现，因此，可将整个生命周期内人类行为发展分成四个阶段：

1. 被动发展阶段（0～3岁）　这一阶段中，大部分的行为都是被动发展出来的，由于遗传和本能力量的驱使，以及无意识的模仿，促成了行为的发展，如多种动作、基本情绪、简单言语以及部分社会行为初步形成。此阶段是人类社会化最基本的准备时期，一些基本的行为很容易被训练。

2. 主动发展阶段（3～12岁）　这一阶段中，行为的发展带有了明显的主动性和目的性，克制本能冲动的能力迅速提高，婴幼儿时期所形成的行为得到进一步发展。个体社会性开始加强，其兴趣逐渐离开游戏与幻想，开始主动探究和实践。儿童的依赖重心从家庭逐渐向学校、青少年组织等社会机构转移。此阶段对本能冲动行为的克制能力迅速提高，但由于主动发展受环境影响很大，因此个体之间的克制能力差异很大。

3. 自主发展阶段（12至成年）　这一阶段中，个体通过对自己、他人、环境、社会进行综合认识，开始调整自己的行为发展。随着生理的成熟、自我意识的增强、自我移情体验的发展，个体易表现出强烈和不稳定的情绪，产生情绪障碍并导致行为表现不稳定。

4. 巩固完善阶段（成年以后）　这一阶段中，个体行为已成定式，且与所处环境相适应，行为的发展主要体现在巩固和完善等方面。但由于个人状况（如年龄、身体健康状况、家庭角色、社会地位等）、环境和时代的不断变化，个体行为仍要不断充实和提高。对于曾经建立起来的不正确行为要加以纠正，对原来没有过的正确行为则要新建，通过不断地调整行为发展，来实现与环境的最佳适应。综上所述，行为发展是一个连续且复杂的过程，它不仅受到个体内在因素的影响，还受到外部环境和社会需求的驱动。每个阶段都有其特定的发展任务和挑战，而个体如何应对这些挑战，将决定其行为发展的方向和质量。

📎 知识链接

探索行为心理学

行为心理学是一门科学领域，它专注于研究个体和群体的行为以及这些行为背后的心理机制。行为心理学认为，心理学不应该研究意识，主张心理学应该是一种客观的、可观察的行为研究。

行为心理学的核心概念包括经典条件反射、操作性条件反射以及认知行为的概念发展。经典条件反射描述了如何通过关联学习形成特定反应，而操作性条件反射则侧重于行为后果（奖励或惩罚）对行为频率的影响。随着时间的推移，行为心理学逐渐融入了认知元素，形成了认知行为疗法等应用广泛的心理治疗方法。

在实际应用中，行为心理学为各种干预措施提供了理论基础，尤其在健康教育、心理治疗、组织管理以及教育等领域发挥了重要作用。例如，在健康教育中，利用行为心理学原理设计干预策略，可以有效地促进健康行为的养成和不良习惯的改变。随着研究的深入，行为心理学继续扩展其边界，与其他领域如神经科学、社会学等交织，以更全面地理解人类行为。

（三）人生三阶段

WHO 将人的生命过程分为 3 个阶段（人生准备阶段、人生保护阶段和晚年生活质量阶段），并提出应根据各阶段的健康需求来确定健康目标和策略。

1. 人生准备阶段 自妊娠、出生到 18～20 岁。在这一阶段，人的机体发育、心理发展和社会化过程都很迅速，但生理和心理却比较稚嫩且脆弱，是健康教育的关键时期。此阶段可细分为围生期、婴幼儿期、儿童期和青少年期。

在围生期，健康教育的目标人群应该是新生儿的父母。通过向准父母提供健康教育，以实现优生优育，减少孕期和分娩过程中的风险，降低婴儿病发与死亡的风险，并确保正确的母乳喂养等。

当孩子进入婴幼儿阶段，健康教育的目标人群不仅限于孩子的父母，还应包括托幼机构的负责人及工作人员。此阶段的教育目的是确保家长和相关人员了解如何正确进行母乳喂养、适时添加适合的辅食；促进婴儿在感觉、语言和动作上的健康发展，同时建立起初步的信任感；了解免疫接种的重要性，以及预防常见疾病和传染病的方法；并向孩子传授基础的生理卫生知识，培养其个人的卫生习惯。

进入儿童期，健康教育的目标人群进一步扩展，除了儿童和他们的家长，还涵盖了学校的领导和教育工作者等。这一阶段的教育重点在于增强孩子们的健康知识，巩固良好的卫生习惯，引导他们形成有益于身心健康的行为和生活方式，预防和纠正常见的健康问题，并避免意外伤害。同时，也强调培养孩子的道德观念，促进其抽象和逻辑思维的发展。

到了青少年期，健康教育成为整个教育体系中的关键部分，其目标人群包括青少年、他们的家长、学校领导和教师，以及社区的相关领导和成员等。这一时期的教育旨在帮助青少年全面掌握关于生理和心理健康的基础知识（特别是性健康方面的基础知识），以及预防疾病和意外伤害的技能。此外，健康教育还旨在引导青少年形成健康的行为和生活习惯，防止不良行为的产生，使其远离烟草、酒精和毒品，并协助他们理解和实践社会的道德原则，培养他们的理想、信念、意志和团队精神，以促进其人格的全面发展。

2. 人生保护阶段 自成年开始至老年之前，主要指中年时期（35～60 岁）。在这一阶段，个体通常在心理和生理上达到较高的稳定性和成熟度。中年人是社会的中坚力量，也是经济增长的关键贡献者。他们常常肩负着沉重的工作和家庭责任，面对众多的压力和紧张情绪，这增加了他们接触疾病风险的机会。很多老年阶段出现的慢性病，其实在中年时期就已经开始萌芽。因此，中年时期的保健对于维护生命健康显得尤为关键。

在这个阶段，健康教育的焦点主要是中年人常见的、多发的健康问题，与老年慢性病相关的行为危险因素，与职业有关的健康风险，以及中年人的常见心理问题。通过多层次、全方位、多渠道的宣教活动，可保护劳动力资源，提升人们的健康水平，并改善生活品质。与此同时，还应特别重视对妇女的健康教育，因为女性在承担社会职责的同时，也在生育和养育下一代的方面担负了更多的责任。

在人生保护阶段，健康教育的目标人群不仅仅是中年个体本身，还应包括社会领导者、企业管理层、社区领袖、社会服务人员、非政府组织成员，以及家庭和社区其他成员。为了更有效地推广健康教育，应该将各种策略、措施和方法在社区层面上进行整合，以实现最佳效果。

3. 晚年生活质量阶段 指 65 岁以上老年人的生活阶段。此阶段健康教育的目标人群包括老年人，以及社会各界的有关人员。在此阶段，老年人身体和心理上的挑战往往会随着多种慢性健康问题的涌现而加剧。为适应老年人群体的特殊需求，这一阶段的健康教育应包含老年人日常生活的保健知识、心理调节和适应的技巧、体育与休闲活动，以及提供终末阶段的关怀服务。通过这些教育活动，旨在提升老年人的生活品质，帮助他们更好地应对老年期可能遇到的各种挑战。

（四）人类行为的适应

行为的适应是指个体与环境之间保持动态平衡的过程。为了适应环境，人类个体需要认识环境、与其他个体交流，并发展了语言、感知觉、思维与智力。这些发展反过来又提高了人类适应环境的能力。

人类行为的适应行为包括以下几种。

1. 反射　人体通过反射弧对外界刺激做出反应，最基本的反射与本能行为相联系，许多适应性较强的行为方式被作为种族生存与繁衍的基础传承下来，为人类适应社会奠定了基础。比如，当手指触碰到烫的物体时，会立即产生缩回手指以避免被烫伤。

2. 自我控制　当某种行为反应可能带来正反两方面结果时，个体会对自己的部分行为进行控制，以增加奖励性后果发生的概率和频率，降低惩罚性后果发生的概率和频率，从而实现社会适应。比如，在面对诱人的甜点时，糖尿病患者会抑制自己的食欲，以维持血糖水平的稳定。

3. 调适　在人际交往过程中，人与人之间相互配合、相互适应、协调矛盾、解决冲突，以达到社会适应。比如，在与他人进行交流时，根据对方的反应和情绪调整自己的言行，以达到更好的沟通效果。

4. 顺应　个体不断接受新的经验，改变自己的行为以适应客观环境的变化。比如，在新的工作环境中，员工需要不断学习新的技能和知识，以适应工作要求的变化。

5. 应对　为了使行为适合目前或长远的需要，个体决定是否做或如何做某件事情。比如，在面临考试压力时，学生会制订合理的复习计划，以提高考试成绩。

6. 应激　个体对紧张刺激的一种非特异性反应。适度的应激是有益的，可以提高人们的警戒水平，动员机体的内部潜能，以应对各种变化；但过分强烈的应激状态可导致机体功能失调，反而有害于身心健康。比如，在遇到紧急情况时，人体会迅速释放肾上腺素等激素，提高警觉性和应变能力。

第二节　健康行为及其健康相关行为

一、健康行为与健康相关行为的概念

（一）健康行为

健康行为是指人们为了增强体魄和保持心理健康而采取的一系列活动。这些活动的目标能不断增强体质，维持心理和生理的健康状况，预防由行为和心理因素所引发的疾病，还能帮助人们形成健康的生活习惯。众所周知，许多多发病和常见病的发生，与其行为和心理因素密切相关，而且几乎所有疾病的出现和发展都可以追溯到与行为和心理因素的关系。通过改变不健康的行为模式和习惯，培养健康的生活习惯，可以有效地防止疾病的发生。因此，保持健康行为对于保障身心健康和预防疾病至关重要。

（二）健康相关行为

健康相关行为是指人类个体或群体的与其自身的健康或疾病有直接或间接关联的行为，可分为促进健康行为和危害健康行为两大类。

二、健康相关行为的主要特点和内容

（一）促进健康行为

促进健康行为是指，个体或群体在客观上有益于自身和他人健康的行为。

1. 促进健康行为的主要特点

（1）有利性　行为表现是利益导向的，即行为结果对个体、他人以及社会整体的健康可产生积极影响。比如定期进行体育锻炼，不仅提高个人的体力和活力，也减少了医疗保健系统的压力，对家人和社会都有积极影响。

（2）和谐性　行为表现是环境适应的，即个体的行为不仅能体现个性，又能灵活适应周围环境，实现与环境的和谐共存。比如在公共场合降低手机音量，既展现了对个人空间的尊重，也营造了一个安静和谐的环境。

（3）规律性　行为表现是规律的，即行为模式呈现出一定的规律性，而非随机或偶然行为。比如每天固定时间就寝和起床，形成稳定的睡眠模式，有利于身体生理节律的调节。

（4）适宜性　行为表现是适度的，即行为强度能得到理性控制，避免过度或不足。比如在饮食方面，大多数时候人们可适量摄入食物而非暴饮暴食，从而维持健康的体重和营养平衡。

（5）一致性　行为表现是内外一致的，即个体的外显行为与其内心的情感状态相吻合。比如言行一致地戒烟。个体决心戒烟，并公开承诺这一决定；在各种诱惑面前，其始终如一地拒绝吸烟，即确保了行为的一致性。

2. 促进健康行为的内容

（1）日常健康行为　指日常生活中对健康有益的基础活动和生活习惯，包括平衡膳食、充分休息、适量运动等。

（2）预警行为　指预防事故的发生和在事故发生后正确处置的行为，包括使用安全带、佩戴头盔，地震、火灾、车祸、溺水等意外事故发生后的自救与他救行为。

（3）合理利用卫生服务行为　指恰当且有效地使用卫生保健资源，执行三级预防措施，维护自身健康的行为。包括定期体检、预防接种、患病后及时就医治疗、积极配合康复、保持积极乐观心态等。

（4）避免环境危害行为　指避免可能对健康有害的自然和社会环境危险因素，如脱离被污染的环境、积极应对各种造成压力的紧张生活事件等。

（5）戒除不良嗜好行为　指停止从事对健康有害的行为习惯，如吸烟、酗酒、违规使用药品、赌博等。那么戒烟、戒酒、戒毒、戒赌等就属于戒除不良嗜好行为。

（二）危害健康行为

危害健康行为是指，个体或群体不利于自身、他人乃至整个社会健康的行为。

1. 危害健康行为的主要特点

（1）危害性　行为对个人、他人或社会的健康产生直接或间接的有害影响。这些影响既可以是显而易见的，也可以是潜在的。比如吸烟，这是一种广泛认可的危害健康行为，它不仅对吸烟者自身健康造成直接伤害，如增加罹患冠心病、中风和多种癌症的风险，还可能对周围非吸烟者的健康产生间接影响，如二手烟暴露等。

（2）习得性　危害健康行为通常不是先天的，而是个体在后天的成长过程中受到环境影响，在生活经历中学会的。比如不良饮食行为，许多不健康的饮食习惯是在儿童和青少年时期形成的，如偏爱高糖、高脂肪食物，这些习惯往往是在环境的影响下学到的。

（3）稳定性和明显性　这些行为不是偶然出现的，而是有一定的持续时间并具有一定的强度和影响力。比如缺乏体育锻炼，久而久之许多人便养成了久坐不动的习惯，而这种不健康的生活方式一旦形成就很难改变，并且会对个体健康造成长期的负面影响，如增加慢性疾病发生的风险。

2. 危害健康行为的内容

（1）不良生活方式　生活方式通常指的是个体在日常生活和工作中所展现的行为模式。不良生活方式是指一系列习惯性的、对健康产生负面影响的行为习惯，包括吸烟、过量饮酒、不合理饮食、缺乏体育运动等。这些习惯与多种慢性疾病，如肥胖、心脑血管疾病、早衰和癌症等，都有密切的联系。

（2）致病性行为模式　是指导致特异性疾病发生的特定行为模式。国内外研究较多的是 A 型和 C 型行为模式。A 型行为模式又叫"冠心病易发性行为"，是一种与冠心病的发生有关的行为模式。表现为急躁、竞争性强、充满敌意。行为表现为做事动作快，有时间紧迫感（想在尽可能短的时间内完成尽可能多的工作），大声讲话，喜欢竞争，对人怀有戒心。其核心行为表现为不耐烦和充满敌意。在 A 型行为者中，冠心病的发病率、复发率和病死率均较非 A 型行为者高。C 型行为模式又叫"肿瘤易发性行为"，是一种与肿瘤的发生密切相关的行为模式。行为表现为过分的自我克制，隐藏情绪不外露，即便非常生气或不满，但也只是在内心中强压怒火，表面上仍然谦和隐忍、处处依顺、回避矛盾。其核心行为表现为情感压抑，爱生闷气。在 C 型行为者中，食管癌、胃癌、宫颈癌、结肠癌和恶性黑色素瘤的发生率比非 C 型行为者高，且更易发生转移。

（3）不良疾病行为　是指个体从感知到自身可能患病至疾病恢复期间所表现出的一切妨害健康的行为。包括过度担忧、隐瞒病情、讳疾忌医、延误治疗、不遵医嘱、封建迷信、自暴自弃等。

（4）违规行为　指违反法律法规和道德准则，同时对健康构成威胁的行为，包括不安全性行为、吸毒等。违规行为既直接损害行为者自身的健康，又严重扰乱了正常的社会秩序并危害社会健康。如酒后驾驶，不仅违反了交通法规，而且会导致反应迟钝、判断力下降，从而大大增加了交通事故的风险，对驾驶员自身和他人的生命安全均构成了极大威胁。

第三节　个体健康相关行为理论 微课

WHO 和其他国际卫生机构，都强调"理论指导下的健康教育"。这是因为在过去半个多世纪的健康教育实践中已经积累了相当丰富的关于健康相关行为的经验和知识，并且在行为科学的基础上形成了一系列理论和理论模式。将这些来自于实践并经过检验的理论和理论模式应用于今后的健康教育实践将是有益的。

目前关于健康相关行为的理论和理论模式根据其应用层次和知识基础可以分为三类：应用于个体水平的理论、应用于人际水平的理论、应用于群体和社区水平的理论。应用于个体水平的健康行为理论主要是针对个体知识、态度、信念、动机、技巧和经历等方面进行健康行为研究的理论；其主要包括的理论模式有：知信行模式（knowledge attitude belief practice，KABP 或 KAP）、健康信念模式（the health belief model，HBM）、行为改变阶段模式（stages of change model，SCM）、理性与计划行为理论（the theory of reasoned action and the theory of planned behavior，TRA&TPB）等。

一、知信行模式

（一）基本内容

知信行模式（KABP 或 KAP）多年来广泛应用于我国基层健康教育工作，其基础是认知理论和动机理论等。该模式很直观地将人们行为的改变分为获取知识、产生信念及形成行为三个连续过程，此过程可进一步作如下分解（图 2-1）。

"知"是知识和学习，"信"是正确的信念和积极的态度，"行"是指行动。知信行理论认为，知识是基础，信念是动力，行为改变过程是目标。"知"，掌握和理解新的信息、客观的证据等，动摇或消除错误的或不正确的观念，树立新的目标，培养新的技能。"信"，在学习和知识基础上逐步形成新的信念并转为相应态度，随之影响其行动（信念是人们对自己生活中应遵循的原则的信仰，通常与感情、意志一起支配人的行动）。"行"，将已经掌握并且相信的知识付诸行动，促成有利健康的行为形成。

该理论模式认为行为的改变有两个关键步骤：确立信念和改变态度。以预防艾滋病为例，健康教育工作者通过多种方法和途径帮助人们了解艾滋病在全球流行的趋势及其严重性、传播途径和预防方法等。人们接受了这些知识，通过思考加强了对保护自己和他人健康的责任感，确信只要杜绝与艾滋病传播途径相关的危险行为，就一定能预防艾滋病。在这样的信念支配下，人们通过对行为结果的评价等心理活动，形成愿意采纳预防艾滋病行为的态度，最终可能摒弃艾滋病相关危险行为。

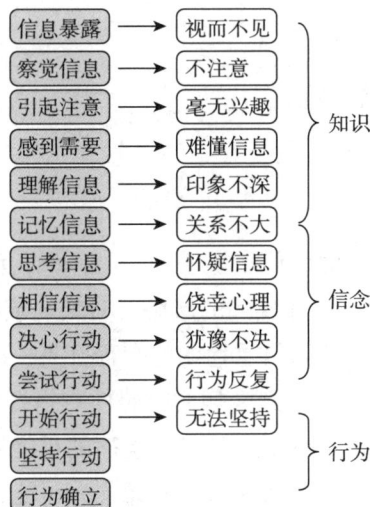

图 2-1　接收信息和改变行为的过程

（二）该模式的局限性

人们从接受知识到改变行为是一个非常复杂的过程，知、信、行三者间的联系并不一定导致必然的行为反应。人们掌握了某种知识，有可能不按照它去行动。常见知识与行为不一致的情况，即"认知不协调"。这种情况可能因为一个人在某一时刻存在相互冲突的需要和动机而发生，也可能因认知"元素"（知识、信念、态度、价值观等）间存在矛盾而发生，还可能因某些情景因素而发生。例如，许多人明知吸烟有害且明确表示不希望自己的孩子吸烟，但自己仍坚持吸烟。

知信行模式直观明了，应用广泛。它隐含这样的假定：传播健康信息给对象，可以改变其信念和态度，并进而改变其行为。但在知信行模式的假定中缺少对对象需求/需要、行为条件和行为场景的考虑。此外，在实际工作中知信行模式也难以对对象的行为及其影响因素进行深入的分析，所以知信行理论模式指导健康教育实际工作的作用比较有限。

二、健康信念模式

（一）基本内容

健康信念模式（HBM）在 20 世纪 50 年代由社会心理学家提出来，用于解释人们的预防保健行为，特别是分析影响人们遵从医学建议行为的因素，是指导健康教育工作的主要理论模式之一。该理论强调感知在决策中的重要性，认为信念是人们采纳有利于健康的行为的基础，人们如果具有与疾病、健康相关的信念，他们就会采纳健康行为，改变危险行为（图 2-2）。

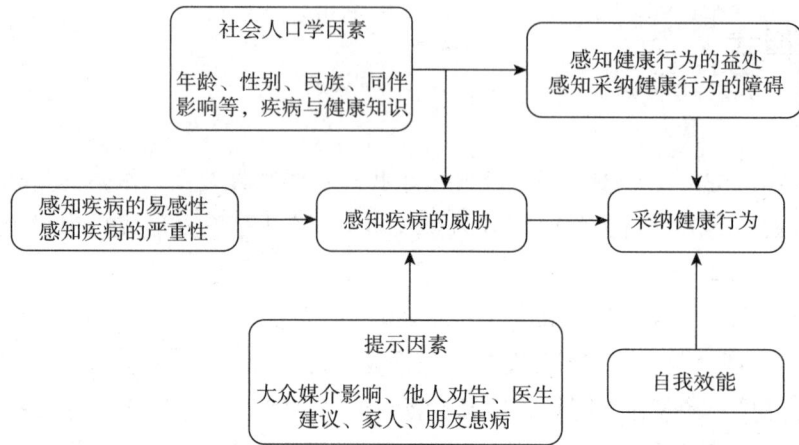

图 2-2 健康信念模式

在健康信念模式中,是否采纳有利于健康的行为与下列因素有关。

1. 感知疾病的威胁 对疾病威胁的感知由对疾病易感性的感知和对疾病严重性的感知构成。对疾病易感性和严重性的感知程度高,即对疾病威胁的感知程度高,是促使人们产生行为动机的直接原因。

(1)感知疾病的易感性 指行为者对自己罹患某种疾病或陷入某种疾病状态的可能性的判断。行为者越是感到自己患某疾病的可能性大,越有可能采取行动避免疾病的发生。虽然行为者知道该疾病严重,但如果认为自己绝无罹患可能,他不会采取相应预防保护措施。在艾滋病防治工作中,经常出现这样的情况:某些高风险行为者,已经知道艾滋病是一种严重疾病,但不知道艾滋病毒传播的隐匿性,因而认为"我周围没有艾滋患者,我根本没有可能患艾滋病",故对相应预防保护措施嗤之以鼻。

(2)感知疾病的严重性 指行为者对罹患某疾病、暴露于某种健康危险因素,或对已患疾病不进行治疗的严重性的看法。首先是对疾病的生物学后果的判断,如死亡、伤残、疼痛等;其次是对疾病引起的社会后果的判断,如经济负担、工作问题、家庭矛盾、社会关系受影响等。

行为者对所面临的疾病、健康危险因素等的严重性的估计不足或过度都是不好的。如果估计不足,可能拒绝采纳医学建议;如果估计过度,可能采取某些过激行为。例如面对艾滋病,如果行为者认为"艾滋病不可怕"——只是一般疾病,患上了也如同伤风感冒,那么他可能不会采取针对性保护措施。如果行为者对艾滋病过度恐惧,则可能出现对艾滋病毒感染者和艾滋患者的疏远甚至排斥(但这不是歧视),或者某种不良生理反应。

2. 感知健康行为的益处和障碍

(1)感知健康行为的益处 指行为者对于实施或放弃某种行为后,能否有效降低患病的危险性或减轻疾病后果的判断,包括能有效预防该疾病,或减缓病痛及减少疾病产生的社会影响等。只有当人们认识到自己所决定采纳的行为有益有效时,人们才会自觉地采取行动。

为了防止艾滋病的性传播,医学工作者建议相应高风险行为者使用避孕套。但如果行为者不相信使用避孕套的益处和有效性,他不会积极主动使用避孕套。避孕套阻断艾滋病毒性传播的效率在95%以上,因此是一种极为有效的方便而经济的预防措施,但如果公共卫生医师告诉高风险行为者"避孕套也不是100%有效",那么会极大地动摇行为者使用避孕套的决心。

(2)感知采纳健康行为的障碍 指行为者对健康行为的困难的认知,包括有形成本和心理成本。如有些预防行为可能花费较大,可能带来副作用、不愉悦感,与日常生活的时间安排有冲突、不方便等。对这些困难有足够认识,并且相信克服这些困难采纳健康行为是值得的时,才有可能改变行为并巩固持久。否则,行为者则可能依旧维持原有的危害健康行为。这是一种相对的价值判断,在实际生活中可能有多种多样的表现。

总之，个体对健康行为益处的感知越强，采纳健康行为的障碍越小，则采纳健康行为的可能性越大。

3. 自我效能 自我效能是指行为者对自己实施或放弃某行为的能力的自信。即对自己的行为能力有正确的评价和判断，相信自己一定能通过努力成功地采取一个导致期望结果的行动。自我效能的重要作用在于当认识到采取某种行动会面临的障碍时，需要有克服障碍的信心和意志，才能完成这种行动。决定自我效能的因素不仅来自行为者的内心和能力，有时也来自其客观条件，如经济地位和社会支持等。自我效能高的人，更有可能采纳有益于健康的行为。

4. 社会人口学因素 社会人口学因素包括个体特征，如年龄、性别、民族、人格特点、社会阶层、同伴影响，以及个体所具有的疾病与健康知识。具有卫生保健知识的人更容易采纳健康行为。对于不同类型的健康行为而言，不同年龄、性别、个性特征的人采纳行为的可能性相异。

5. 提示因素 提示因素是指诱发健康行为发生的因素，如健康宣传教育、医生建议、家庭成员和团队的帮助和鼓励等。要善于寻找可借助的力量，以间接帮助实现效果期望和效能期望等，完成行为的改变。提示因素越多，个体采纳健康行为的可能性越大。

（二）健康信念模式的发展

健康信念模式基于对一次性的行为的研究而建立，但目前与慢性非传染性疾病和慢性传染性疾病相联系的多数行为危险因素的作用时间长且多能给行为者带来某种"收益"，对这样的情况，健康信念模式常常不能给予很好的解释和预测。因而近年发展起来的保护动机理论在健康信念模式基础上增加了两个因素，它们与行为"收益"有关，与健康相关行为的改善相悖，由此可以更好地解释和预测健康相关行为。显然，在健康教育实践中必须充分估计这两个基本因素。

内部回报：实施有害健康行为所带来的主观的愉快感受，如吸烟所致愉快感受。

外部回报：实施有害健康行为所带来的某种客观"好处"，如吸烟所带来的社交便利。

此外，基于防治艾滋病等严重疾病中的经验和教训，有学者将恐惧从威胁评估中分离出列为一个单独变量。恐惧指感知到威胁严重而又不明情况，不知如何应对而产生出的带逃避愿望的情绪反应。威胁评估则是建立在掌握充分信息基础上的理性思考。因艾滋病是一种尚无免疫学预防手段和治愈方法的致死性疾病，传播隐匿、威胁严重，因此当人们没有掌握其传播途径知识以致不知如何正确预防时，可能产生恐惧。所以，健康教育实践中应通过有针对性的工作，帮助对象人群了解相关信息，既做出正确的威胁评估又消除恐惧，从而有利于疾病防治，保护所有人的健康和权益。这也是艾滋病健康教育工作得出的一条重要的成功经验。在防治传染性疾病时也应该这样。

健康信念模式已经得到大量实验结果的验证。对于解释和预测健康相关行为、帮助设计健康教育调查研究和问题分析、指导健康教育干预都有很高价值。

三、行为改变阶段模式

以往人们把行为变化简单理解为一个事件，但是在 20 世纪 80 年代初有学者对吸烟者戒烟行为研究发现人的行为变化实际上是一个连续、动态的过程，人们采取和放弃某种行为时实质是一个决策过程，并由此提出了行为改变的阶段模式（SCM），并广泛应用于健康教育领域，进行行为干预。该模式以变化发展的观点看待健康行为。

（一）行为改变阶段

以戒烟为例，行为改变阶段模式认为人的行为变化通常需要经过以下 5 个阶段。

1. 无改变打算阶段 处于该阶段的人，没有在未来六个月中改变自己行为的考虑，或意欲坚持不改。行为对象可能是还没有意识到自己的行为存在问题，也可能是以前曾尝试过改变，但因失败而觉得没有能力来改变。这两种情况下，行为对象可能避免想到或提到其目前所具有的疾病危险行为。

2. 打算改变阶段 处于该阶段的人打算在未来（六个月内）采取行动，改变疾病危险行为。行为对象已经意识到自己的行为问题，也已经意识到行为改变后的好处，但同时也意识到会有一些困难与阻碍，在好处与困难之间权衡而处于一种矛盾心态，行为对象常常停留在这个阶段，不再继续前进。

3. 改变准备阶段 进入"准备阶段"的人将于未来一个月内改变行为。这种人在过去一年中已经有所行动，并对所采取的行动已有打算，例如参加一些有关课程或购买需要的资料等。

4. 改变行为阶段 在此阶段的人，在过去的六个月中目标行为已经有所改变。行动往往被视作行为改变，但在行为阶段变化模式中，不是所有的行动都可以看成行为改变。行为对象行为的改变必须符合科学家或专家的判断已达到足以降低疾病风险的程度。以吸烟为例，减少吸烟量并非处于转变行为阶段，完全不吸烟才是处于此期。

5. 行为维持阶段 处于此阶段的人已经维持新行为状态长达六个月以上，已达到预期目的。行为对象努力防止旧行为复发，但其已比较自信，不易再受到诱惑而复发旧行为。

处于行为转变不同阶段的对象无疑有不同的需要，因此要根据他们的特点和需要，采取不同的措施。行为改变阶段模式虽然将行为的改变分成 5 个阶段，但行为者的行为变化并不总是在这 5 个阶段间单向移动。很多人在达到目标前，往往尝试过多次，有些会退回到无打算阶段（图 2 - 3）。行为者能从任何阶段退回到一个早前的阶段，甚至从行为阶段或维持阶段复原到一个比较早期的阶段。一种健康行为的形成有时并非易事，而要经过多次尝试才能成功。

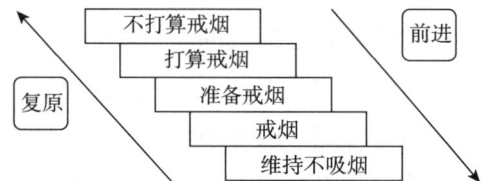

图 2 - 3　行为改变阶段模式示意图

（二）行为变化过程

该模式认为行为改变中的心理活动包括了认知层面及行为层面。以"危害健康行为"为例分别说明。

1. 认知层面

（1）提高认识　指发现有利于行为变化的新事实、新想法。人们接收到一些与疾病有关的信息，例如致病原因、患病结果、治疗方法等，因而认识到健康的重要性，甚至察觉到自己的行为需要调整。为了唤起人们的健康意识，可使用的干预策略包括：信息反馈（如因为量血压而得知自己血压偏高）、与人交谈（如与医师交流了解自己的健康状况）、阅读有关健康的书籍（如从医学书籍上获取相关知识）、媒体宣传（如看到电视上宣传健康知识的短片）等。

（2）情感唤起　指知觉到如果采取合适的行为，可减少不良行为带来的负面社会影响。通过角色扮演、影片观赏、悲痛的回忆、个人剖析、风险沟通、媒体宣传等各种方式，让人首先感受到不健康行为或危险行为可能造成的不良结果，以诱发负面情绪（如恐惧、害怕、焦虑、担心等）的产生。然后再通过适当的活动来降低或解除先前被诱发的负面情绪。

（3）自我再评价　指在认知和情感两方面对自己的健康风险和不良行为进行自我评价，意识到行为改变的重要性。通常情况下，个人对于有或没有某项危害健康行为，都会作自我形象的评价，包含认知（知道危害健康行为容易引发疾病）与情感（认为不应该有危害健康行为）两方面的评价。例如，喜欢运动者给人充满活力的印象，而不运动者给人的形象是肥胖。依据价值判断（比较运动和不运动的价值体现）、健康行为典范（请喜爱运动者前来现身说法）、预期的结果（想象喜爱运动者的健康与活力）等方法，可以有效地引发人们对自己的形象进行再评价，从而确定要改变的行为。

（4）环境再评价　指意识到自己的危害健康行为带给社会环境的负面影响。与上述"自我再评价"相似，也包含认知与情感两方面的评价。这里的环境包括个人生活或工作的物质环境，以及因人际关系而形成的社会环境。通过移情训练、观看纪录片、提供证据、家庭参与等方式进行环境再评价，可让人察觉到社会环境对个人行为的影响，而自己或他人的行为也会彼此产生影响。

（5）自我解放　指在建立行动信念的基础上作出要改变行为的坚定承诺。个人对于行为变化持有正向的信念，而且愿意将此信念付诸行动，因而作出承诺及再承诺。通常人们会利用新年、生日或某个纪念日时许下愿望，或在众人面前公开承诺，这样可以坚定改变行为的意志和决心，帮助个体脱离危害健康行为所带来的压力和束缚。

（6）社会解放　指意识到社会规范已朝支持健康行为的方向发展。对于某些行为受到社会规范所束缚的群体而言，一方面可提供多种机会或替代方案，促使个人行为改变而不再受社会规范的束缚；另一方面也可以变革不合理的社会规范使个人行为不再受不当的约束。例如，通过议题倡导、大众增权、公共政策的制定等，可以解放社会规范造成的约束。同样，强化社会福利制度可以缩小贫富差距，增加贫穷者的社会接纳机会；实施《公共场所控烟条例》可保护不吸烟者免受二手烟的危害；学校提供午餐可提倡健康饮食。

2. 行为层面

（1）反思习惯　指认知现有行为是不健康的而改以健康行为取代。针对自己存在的不健康行为，必须了解不健康行为的危害，学习一种健康的行为取代它。所谓健康行为是指对健康有益的行为，例如保持身心松弛、坚持改变不良行为的信念、降低诱发现有行为的刺激强度、接受专业的替代性治疗、强化正向思考的习惯等。

（2）强化管理　指增加对健康行为的奖励。强化是指个人因行为表现而呈现的结果，为正向的或朝向预期方向改变的，便给予鼓励或使人愉快的各种奖赏。早期的"情境处理"，与此处的"强化管理"有所不同，因前者将惩罚包括在内，即对于负向的或未能朝预期方向变化者，给予不愉快的惩治或处罚。过去研究发现，行为改变成功者多半是依赖奖赏而非惩罚，另外，阶段变化理论是以和谐的方式促使人们自愿且乐意地改变其旧行为，所以强调"强化"的概念。强化可以提高新行为重复出现的概率，该方法包括签订行为改变契约、提供物质性奖品或奖金、给予精神性赞许或拥抱、加强小团体中成员间的支持等。

（3）刺激控制　指消除诱发危害健康行为的提示，增强有利健康行为的提醒。所谓刺激，是指对于特定行为发生具有提示作用，或是引发个体采取行动的因素。刺激控制有两种处理方式：一种是将对旧行为具有提示作用的事件或某种行动线索移除；另一种是增加对新行为具有提示作用的事件或提供行动线索。可以采用躲避或远离刺激的做法，或改造环境使刺激不再出现，也可以通过团体成员的支持而对刺激不予反应，目的在降低旧行为复发的概率。

（4）求助关系　指寻求社会支持网络以协助个人改变危害健康的行为。对于想要去除危害健康行为的人，提供支持、关爱、信任、坦诚和接纳等，就是提供社会支持，这些支持可以来自亲密关系、朋友关系、医患关系、咨询关系、伙伴关系等。

对以上 10 个心理活动的认识有助于在工作中帮助行为对象从一个阶段过渡到另一个阶段，最终成功改善健康相关行为。在每一个阶段中发生的心理变化如下（表 2 - 1）。

表 2 - 1　各行为改变阶段中的心理活动

	变化阶段				
	无意向期	意向期	准备期	行动期	维持期
变化过程	提高认识 情感唤起 环境再评价		—	—	—
	自我再评价			—	—
			自我解放 社会解放		—
—	—	—	反思习惯 强化管理 刺激控制 求助关系		

　　实践中，为保证行为干预的有效性，医学工作者必须先了解目标人群在各行为阶段的分布，分析其需要的不同，然后有针对性地采取措施帮助行为对象进入下一阶段。在无意向期、意向期阶段，应重点促使他们进行思考，认识到危险行为的危害、权衡改变行为的利弊，从而产生改变行为的意向、动机；在准备期阶段，应促使他们做出决策，尽快开始改变危害健康的行为；在行动期、维持期阶段，应改变环境来消除或减少诱惑，通过自我强化和学会信任来支持行为改变。如干预不理想或不成功，干预对象的行为会停留在某一阶段甚至倒退。

（三）行为改变阶段模式局限性

　　行为改变阶段理论模式以变化发展的观点看待健康相关行为。其最重要的实际价值是提示健康教育干预工作必须建立在调查研究的基础之上，必须清楚了解对象人群的目标行为的实际情况；并且基于这种了解从处于不同阶段的对象的实际需要出发设计干预措施和方法，即真正做到有的放矢。此模式的局限性：①对环境的影响作用考虑较少；②是对行为变化的描述性解释，而不是原因性解释；③实践中各阶段间的划分和相互关系不易明确。

　　在实际工作中，健康教育工作者必须建立在调查研究基础上，清楚了解目标人群行为的实际情况，以及不同阶段对象的实际需要，然后设计干预措施和方案，方能发挥其实际价值。

四、理性与计划行为理论

　　理性与计划行为理论（TRA&TPB）是理性行为理论（TRA）和计划行为理论（TPB）的整合。

（一）理性行为理论

　　该理论的两项基本假设是：①人们大部分行为表现都是在自己的意志控制下进行的，而且是合乎逻辑的；②人们的行为意志是行为是否发生或转变的直接决定因素。在决定某行为的发生或改变是否发生的心理过程中，最直接的因素是行为意向，即人们是否打算实施这个行为。决定行为意向最重要的因素是个人对此"行为的态度"和"主观行为规范"。其中态度由个人对预期行为结果的相信程度和对这个结果的价值判断来决定；主观行为规范由个人的信仰决定。理性行动理论建立了动机、态度、信仰、主观行为规范、行为意向等各种因素和行为之间的逻辑关系。

（二）计划行为理论

该理论是在理性行为理论的基础上，加上一个"自觉行为控制"因素。自觉行为控制是指个人对于完成某行为的困难或容易程度的信念，包括对洞察力和控制力的信念。该信念来自过去的经验和预期的障碍。当一个人认为他拥有的资源与机会越多，所预期的障碍越少，自觉行为控制因素就越强。

由此可见，理性与计划行为理论由"对行为的态度""主观行为规范"和"自觉行为控制"三部分组成。这三者又决定了"行为的意向"和随后的行为改变，人们的一切行为都是人们在综合了自身价值判断、估计了别人可能会产生的看法和综合考虑了社会规范后，经过理性思考最终作出的决定。

（三）理性与计划行为理论的要素

1. 行为　指在一定的时间内，一个人在某个环境中采取的有指向性的行动。

2. 意向　是一个人是否采取某种行为的直接决定因素。

3. 态度　一个人对于采取某种行为的积极的或者消极的感觉。

4. 行为信念　指的是一个人对某种特定行为后果的信念和对行为后果的主观估计。

5. 规范　一个人关于别人对某种行为的评价的想法。如"我这么做，别人会怎么想？别人也许会认为这么做是不道德的"。

6. 遵从信念模式　指的是一个人在权衡了自己的观念模式与别人可能会产生的看法后，所持有的信念模式。如"尽管别人认为这么做不值得，但对于我来说，这么做是很重要的"。

理性与计划行为理论的主要缺点是没有充分考虑环境因素对人们行为的影响。另外，有的时候人们可能先是有了某种行为，然后才改变了态度和观念。如《中华人民共和国道路交通安全法》规定使用安全带，因此一个人在驾驶机动车时，就有系上安全带的行为，但当他习惯了系安全带后，觉得系安全带还是很值得的。

✐ 练习题

答案解析

一、A 型题

1. 以下哪种描述不属于个体行为的内在心理特质（　　）

    A. 遗传因素　　　　　　　　B. 情绪和情感　　　　　　　C. 态度

    D. 意志　　　　　　　　　　E. 社会经济状况

2. 在 S－O－R 行为反应模式中，"S"代表什么（　　）

    A. 刺激　　　　　　　　　　B. 有机体　　　　　　　　　C. 反应

    D. 结果　　　　　　　　　　E. 环境

3. 以下哪项不是社会人口对行为的影响（　　）

    A. 人口密度　　　　　　　　B. 人口构成　　　　　　　　C. 人口流动性

    D. 人口年龄分布　　　　　　E. 人口收入水平

4. 以下哪项不是人类行为的特点（　　）

    A. 目的性　　　　　　　　　B. 可塑性　　　　　　　　　C. 差异性

    D. 独立性　　　　　　　　　E. 发展性

5. 以下哪项不是人类行为发展的阶段（　　）

    A. 被动发展阶段　　　　　　B. 主动发展阶段　　　　　　C. 自主发展阶段

D. 完善巩固阶段   E. 衰退老化阶段

6. 以下哪项不是健康行为的目标（   ）

    A. 增强体质   B. 维持心理健康   C. 预防疾病

    D. 增加医疗费用   E. 形成健康生活方式

7. 以下哪项不是促进健康行为的特点（   ）

    A. 有利性   B. 和谐性   C. 规律性

    D. 适宜性   E. 习得性

8. 促进健康行为的内容不包括（   ）

    A. 日常健康行为   B. 预警行为   C. 合理利用卫生服务行为

    D. 避免健康风险行为   E. 戒除不良嗜好行为

9. 以下哪项不是危害健康行为的特点（   ）

    A. 有益性   B. 危害性   C. 习得性

    D. 稳定性   E. 明显性

10. 以下哪项不是危害健康行为的内容（   ）

    A. 不良生活方式   B. 致病性行为模式   C. 不良疾病行为

    D. 违规行为   E. 健康教育行为

11. A 型行为模式的核心行为表现是（   ）

    A. 耐心和友好   B. 不耐烦和充满敌意   C. 谦和隐忍

    D. 情感外露   E. 回避矛盾

12. C 型行为模式与哪种疾病的发生率较高有关（   ）

    A. 冠心病   B. 肥胖症   C. 肿瘤

    D. 心脑血管疾病   E. 早衰

13. 人类行为构成的五个要素中，人的行为的指向目标是（   ）

    A. 行为主体   B. 行为客体   C. 行为手段

    D. 行为结果   E. 行为环境

14. 态度改变的三个阶段包括（   ）

    A. 服从、异化、同化   B. 服从、同化、异化

    C. 服从、异化、内化   D. 服从、同化、内化

    E. 服从、同化、外化

15. 儿童定期进行预防接种属于促进健康行为中（   ）

    A. 预警行为   B. 合理利用卫生服务行为

    C. 避开环境危害行为   D. 求医行为

    E. 日常健康行为

16. 健康教育中知信行三者之间的关系是（   ）

    A. 必然关系   B. 因果关系   C. 趋势关系

    D. 依存关系   E. 递进关系

17. 戒烟项目中完全不吸烟属于（   ）

    A. 无转变打算阶段   B. 打算转变阶段   C. 转变准备阶段

    D. 转变行为阶段   E. 行为维持阶段

18. 对于一个没有戒烟愿望的人，要改变其吸烟行为，根据行为转变阶段理论，下列哪项干预方法效果更好（　　）
    A. 提供怎样戒烟的具体方法
    B. 提高他对吸烟危害的认识，产生戒烟愿望
    C. 进行经济限制
    D. 进行意志力的培养
    E. 制定政策控烟

19. 根据健康教育的知信行理论，下列表述不正确的是（　　）
    A. 知识是改变健康相关行为的基础
    B. 信念是行为改变的动力
    C. 正确态度的建立有可能改变危害健康的行为
    D. 知识的增加总是伴随行为的改变
    E. 健康教育目标是行为改变

20. 男性，41岁，公司职员，行为表现为做事动作很快，会突然大声地讲话，喜欢竞争，具有时间紧迫感，对人怀有潜在的敌意和戒心。该类行为被认为是（　　）
    A. 避害行为模式　　　　B. 预警行为模式　　　　C. 保健行为模式
    D. A型行为模式　　　　E. C型行为模式

21. 某公司职员，每次驾车时都注意使用安全带，该行为属于促进健康行为中的（　　）
    A. 基本健康行为　　　　B. 预警行为　　　　C. 保健行为
    D. 避开环境危害行为　　E. 戒除不良嗜好行为

22. 在一项控烟健康教育项目中，研究人员运用生态学理论模式设计戒烟干预策略时，除了关注个体健康观念和知识、戒烟行为，还应关注对象的（　　）
    A. 基本健康行为和戒除不良嗜好行为
    B. 家庭成员、单位同事、领导的避害行为和保健行为
    C. 单位关于控烟的规章制度和同事、领导的吸烟行为
    D. 吸烟的形成过程和对控烟的态度
    E. 家庭成员、朋友、同学、同事、领导，家庭环境、社区环境等

23. 某健康教育者对一位50岁的吸烟男性在公共场所的健康相关行为采用了两种方法，一种是将对吸烟行为具有提示作用的烟盒和烟缸都拿走；另一种是加强了在公共场所控制吸烟的标志及惩罚。请问这是阶段变化理论中变化过程的（　　）
    A. 提高认识　　　　B. 情感唤起　　　　C. 求助关系
    D. 刺激控制　　　　E. 反思习惯

二、B型题

（1~4题共用备选答案）
    A. 摄食行为　　　　B. 性行为　　　　C. 防御行为
    D. 好奇和追求刺激行为　　E. 适应行为

1. 人类对外来的威胁通过应对、防御机制取得身心安全的行动是（　　）
2. 机体与环境之间相互作用、保持和谐，既合乎环境生态规律，又能满足本身需要的行为方式是（　　）
3. 不属于人类本能行为（　　）

4. 人类在遭遇威胁而情况不明时会本能地恐惧和焦虑是属于（　）

（5~8 题共用备选答案）

  A. 日常健康行为　 B. 避免环境危害行为　 C. 戒除不良嗜好行为

  D. 预警行为　 E. 合理利用卫生服务行为

5. 坚持定期体检、预防接种、患病后及时就诊等行为属于（　）

6. 注意离开污染的环境、不接触疫水等行为属于（　）

7. 坚持合理营养、充足的睡眠、适量运动、饭前便后洗手等行为属于（　）

8. 驾车使用安全带，气象灾害预报，火灾、溺水等预防以及意外事故发生后的自救与他救行为属于（　）

三、简答题

1. 简述危害健康行为的特点。

2. 简述健康行为影响的个体因素。

3. 在健康信念模式中，是否采纳有利于健康的行为与哪些因素有关？

四、分析题

请问什么是健康教育知信行模式，其有何局限性？请举例说明。

（吕冠薇　刘　利）

书网融合……

| 本章小结 | 微课 | 题库 |

第三章　健康传播方法与技术

学习目标

知识目标

1. **掌握**　传播与健康传播的概念、人际传播的基本沟通技巧和新媒体的常见形式。
2. **熟悉**　传播要素、传播分类、人际传播、大众传播。
3. **了解**　传播模式、健康传播效果、影响健康传播效果因素。

能力目标

具备基本沟通技巧，能够根据目标人群选择合理的健康传播方式进行健康知识传播。

素质目标

增强传播健康知识的社会责任感，具有将健康传播的理念全面融入工作岗位等相关方面的意识。

情景导入

情景：狂犬病是由狂犬病病毒感染引起的一种尚无特效治疗方法的传染病，病死率几乎为100%。以下是一张预防狂犬病的健康教育海报。

讨论：

1. 你看到这张海报后有哪些感受？
2. 从这张海报中你能够获取到哪些健康信息？

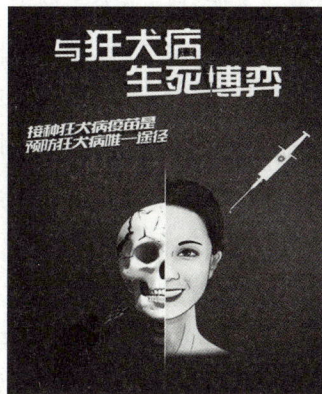

注：本图来源于"首都医科大学"，仅供教学使用。

健康传播是健康信息传播、流动的过程，它作为健康教育和健康促进的重要手段和策略，是健康教育方法学研究的重要内容，发挥着巨大的社会作用。健康传播材料是在健康教育传播活动中健康信息的载体。作为健康教育和健康促进的重要干预策略，有效的健康传播活动必须致力于倡导健康的生活方式，改变目标人群不良的行为和习惯。这就要求健康教育工作者在健康传播项目中加强对目标人群研究，制订适宜的传播策略，研制适用的传播材料。

第一节　健康传播概述

一、传播概念

传播（communication）一词起源于拉丁文 communis 和 communicatio，意为"共用的""公共的"和

"共有的"。communication 又可译为交往、通信、交流、播散等词语。我国第一部《新闻学字典》，将传播定义为"传播是一种社会性传递信息的行为，是个人之间、集体之间以及个人与集体之间交换、传递新闻、事实、意见的信息过程"。

人类信息传播活动自人类产生之时就已出现，人类信息传播的进化实质是其使用的符号和传播方式的演变和进步。在非语言时代，人类祖先主要通过叫喊、表情、手势、姿势等"拟势语"来进行传播。人类信息传播活动的发展经历了几个重要的阶段。第一阶段是语言传播时代，大约发生在330万年前，这时人类出现了语言，人类的信息传播由非语言传播转变为语言传播，使信息传播活动发生了明显的改变。第二阶段是文字传播时代，文字是语言的代表，随着文字的出现，加速了人类传播发展进程，是人类信息传播史上重要的里程碑之一。造纸和印刷术的发明，带来了人类信息传播的又一次革命，这个时期的信息传播突破了语言传播的局限性，大大提高了信息传播的空间和效率。第三个阶段是电子传播时代，电子传播的发展带来了人类社会的巨大进步。广播电视可以对遥远地方的新闻事实进行即时直播，大大压缩了信息传播的时间和空间。第四阶段是网络传播时代，互联网的出现打破了原有信息传播的时空限制，为人们提供了一个获得大量信息的新渠道，使信息传播产生了质的飞跃。20世纪40年代后期，随着现代信息技术和大众传播活动的发展，一门新型边缘学科"传播学"迅速兴起，传播学研究的内容是人类社会信息的传递与交流。

二、传播模式

传播是一个有结构的连续过程，这一过程由各个相互作用、相互联系的构成要素组成，人类社会的信息传播具有明显的过程性和系统性，这个系统的运行不仅受到其内部各个要素的制约，而且受到外部环境因素的影响，与环境保持着互动的关系。为了研究传播现象，学者采用简化而具体的图解模式对复杂的传播现象进行描述，以解释和揭示传播的本质，从而形成了不同的传播过程模式，现介绍两个最基本的传播过程模式。

（一）拉斯韦尔五因素传播模式

1948年，美国哈罗德·拉斯韦尔（H. DLasswell）在一篇题为《社会传播的结构与功能》的论文中，提出了一个被誉为传播学研究经典的传播过程文字模式，即一个描述传播行为的简便方法，就是回答下列5个问题：①谁（who）②说什么（says what）③通过什么渠道（through what channel）④对谁（to whom）⑤取得什么效果（with what effect）拉斯韦尔五因素传播模式在传播学史上第一次把复杂的传播现象用五个部分高度概括，虽然不能解释传播的全部内涵，但已然抓住了问题的主要方面。该模式的提出为传播学的研究奠定了理论基础，并在此基础上形成了传播学研究的五大领域（图3-1）。

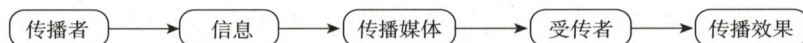

传播者 → 信息 → 传播媒体 → 受传者 → 传播效果

图3-1　拉斯韦尔五因素传播模式

根据拉斯韦尔五因素传播模式，一个基本的传播活动主要由以下五个要素构成。

1. 传播者（communicator） 又称传者，是传播行为的发起者，即在传播过程中是信息传播的首次发布者。在信息传播过程中，传播者可以是个人，也可以是群体、组织或传播机构。在生活中，我们每个人都在扮演着传播者的角色。

2. 信息（information） 信息是用一定符号表达出来的对人或事物的态度、观点、判断及情感。这里的信息是指传播者所传递的内容，泛指人类社会传播的一切内容。

3. 传播媒体（media） 又称传播渠道，即信息传递的方式和渠道，是信息的载体。通俗来讲，传播媒体就是传送信息的快递员，它是连接传播者和受众的纽带。

在人类社会传播活动中，可以采纳的传播媒体是多种多样的。采取不同的传播媒体对传播的效果有直接的影响。通常传播媒体可以分为以下几类：①口头传播：如报告、座谈、演讲、咨询等。②文字传播：如传单、报纸、杂志、书籍等。③形象化传播：如照片、图画、模型、实物等。④电子媒体传播：如电影、电视、广播、互联网等。

4. 受众（audience） 指信息的接受者和反应者，传播者的作用对象。受众可以是个人、群体或组织。大量的受众又可称为受众。不同的人对同样的信息也会有不同的理解，究其原因一是信息本身的意义会随时代的发展而变化，二是受众有着不同的社会背景。

5. 传播效果（effect） 指传播活动对受众所产生的一切影响和作用。具体讲，指受众在接收信息后，在知识、情感、态度、行为等方面发生的变化，通常体现传播活动在多大程度上实现了传播者的意图或目的。

传播活动是否成功，效果如何，主要体现在受众知识、行为的改变。因此，按照改变的难易程度，传播效果由低到高可以分成四个层次。①知晓健康信息：这一层次传播效果的取得，主要是取决于传播信息的强度、对比度、重复率和新鲜度等信息的结构性因素。②健康信念认同：受众接受所传播的健康信息，并对信息中倡导的健康信念认同一致，有利于受众的态度、行为的转变以及对健康环境的追求与选择。③态度转变：态度一旦形成就具有固定性，成为一种心理定势，一般不会轻易改变。先有态度，才会有行为的改变，态度是受众行为改变的先导。④采纳健康的行为：传播效果的最高层次。只有实现这一层的传播效果，才能彻底改变人类的健康状况，实现人人享有健康的宏伟目标。

（二）施拉姆双向传播模式

美国传播学者威尔伯·施拉姆（Wilbur Schramm）被人们誉为"传播学之父"。1954年，施拉姆在《传播是怎样运行的》一文中提出了一个新的传播模式，用双向传播模式将传播过程描述为一种有反馈的信息交流过程。该模式突出了信息传播过程的循环性，是对以前单向直线传播模式的一个突破。这个模式强调了传播的互动性。在这个模式中，传播双方都是传播行为的主体，但是他们并不是处于完全对等或者平等的。在这一传播模式中，传受双方的角色并不是固定不变的，相互可以转换，受众在反馈信息时可以转变成传播者，而传播者在接受反馈信息时又在扮演受众的角色。

在施拉姆双向传播模式中，有两个重要的传播要素。

1. 传播符号（communication symbol） 符号是信息的载体，是指能被感知并揭示意义的现象形式，即能还原成"意思"的传播要素。人类传播信息，主要靠语言符号，也经常借助非语言符号。传播符号是人们在进行传播活动时，将自己的意思转换成语言、动作、文字、图画或其他形式的感知觉符号。人们进行信息交流的过程，实质上是符号往来的过程：作为传播者，编码、制作和传递符号；作为受众，接收和还原符号，做出自己的理解和解释。传播者和受众相互沟通必须以对信息符号含义的共通理解为基础。例如：在健康咨询中，医生和患者之间的交流不断进行着这样的沟通和互动。

2. 反馈（feedback） 指受众在接收传播者的信息后引起的心理和行为反应。在传播过程中，反馈是传播者进行传播的初衷，也是受众作出的自然的反应。反馈是体现信息交流的重要机制，其速度和质量依据传播媒体不同而不同。反馈的存在体现了传播过程的双向性和互动性，是一个完整的传播过程不可或缺的要素。

三、健康传播的定义、特点及意义

（一）健康传播的定义

健康传播（health communication）研究兴起于20世纪70年代。关于健康传播的释义有多种，有学者于 1994 年对健康传播提出了一种界定：健康传播是一种将医学研究成果转化为大众的健康知识，并通过态度和行为的改变，以减少疾病的患病率和死亡率，有效提高一个社区或国家生活质量和健康水准为目的的行为。1996 年，又提出了一个非常清晰简明的定义：凡是人类传播的类型涉及健康的内容，就是健康传播。这也是目前健康传播学界引用最为广泛的定义。1996 年，我国健康教育学者对健康传播提出了一个定义：健康传播是指通过各种渠道，运用各种传播媒体和方法，为维护和促进人类健康而收集、制作、传递、分享健康信息的过程。

知识链接

健康传播的起源

最早起源于 20 世纪 70 年代"斯坦福心脏病预防计划"（Stanford heart disease prevention program, SHDPP），正式开启了国际健康传播学的研究。1972 年，"治疗传播兴趣小组"成立并隶属于"国际传播学会"（international communication association, ICA）。1975 年在 ICA 年会上，"治疗传播兴趣小组"被正式更名为"健康传播学会"，国际健康传播研究逐渐发展成由公共卫生、医学与传播学合作，并以传播学为主导的研究格局。

（二）健康传播的特点

健康传播是一项复杂的活动，是应用传播策略告知、影响、激励公众，促使个人及群体掌握信息与知识、转变态度、作出决定并采纳有利于健康的行为的活动。健康传播是一般传播行为在公共卫生与医疗服务领域的具体和深化，它具有一切传播行为的共有的基本特征，例如：它具有社会性、互动性、普遍性、共享性等基本特征。同时，健康传播有着其独自的特点和内在规律。

1. 健康传播具有公共性和公益性　主要表现在：①健康传播活动在满足公众和社会的健康信息需求方面起着公共服务的作用；②健康传播是健康教育与健康促进的基本策略和方法，而健康教育与健康促进作为公共卫生服务的重要内容，有着明确的社会公益性。

2. 健康传播对传播者有突出的素质要求　在传播活动中，人人都具有传播的本能，人人都可以做传播者。但是，在健康传播活动中，赋予健康传播职能的组织机构和专业人员作为健康传播的主体，有其特定的素质和职能要求。

3. 健康传播传递的是健康信息　健康信息（health information）是指通过一定的载体告知、宣传、传播的涉及公共卫生与医学的知识或消息。例如：教师在教会学生如何拒绝吸第一支烟是在传授远离烟草的方法；家长以拒绝他人吸烟或自己戒烟的行为，为子女树立远离烟草的榜样，这是用行为模式来传递的健康信息。

4. 健康传播具有明确的目的性　健康传播是以健康为中心，通过改变个人和群体的知识、信念、态度和行为，以达到向有利于健康方向转化的目的。根据健康传播达到目的的难度层次，健康传播效果可分为四个层次：知晓健康信息；健康信念形成；健康态度转变；采纳健康行为。

以预防青少年吸烟行为为例，健康信息的传播过程可以分为通过各种健康传播活动，小学生知晓"吸烟有害健康"的知识（知晓健康信息）；相信吸烟是有害健康的行为（健康信念形成）；不喜欢他人吸烟（健康态度转变）；学会拒绝吸第一支烟（采纳健康行为）；最终，养成不吸烟的良好生活习惯。

5. 健康传播过程具有复合性　复合性传播的特点为：①多级传播；②多种传播媒体；③多层反馈。在健康传播活动中，健康信息的传播往往需要经历数次乃至数十次的中间环节，才能最终到达目标人群。例如：1989—1993 年中国/联合国儿童基金会健康教育合作项目《生命知识》传播，采取层次培训的方法，从中央到地方，最后由受过培训的乡村医生把保护母婴健康的 12 条健康信息传递给广大的农村母亲。

（三）健康传播的意义

健康传播在现代社会中扮演着重要的角色，其主要目的是通过传播健康知识和信息，以降低患病率、促进公众健康，并提高生活质量和健康水平。具体来说，健康传播可以带来以下几个方面的意义。

1. 提升健康素养　通过健康传播，人们可以获得关于健康生活方式的信息，从而增强个人的健康意识和自我保健能力。

2. 预防疾病　健康传播有助于公众理解疾病的风险因素以及如何采取措施避免这些风险，从而达到预防疾病的目的。

3. 优化医疗服务　健康传播还能帮助医疗机构更好地传达其服务内容和服务质量，使得更多的人能够接收到优质的医疗服务。

4. 增进社会福祉　健康的社会成员不仅个人受益，而且也为社会的整体发展作出贡献，如提高生产力、促进经济发展和社会稳定。

5. 减少公共卫生负担　通过有效的健康传播，可以减少因疾病导致的医疗费用和社会福利支出，进一步提高国家的经济效率和社会效益。

综上所述，健康传播是一项具有重要社会价值的工作，它关乎每个人的生活质量，也是实现健康社会的重要组成部分。

第二节　健康传播种类

一、人际传播

人际传播是人类交往过程中最原始、最基本和最重要的信息传播形式。人有了相互的交流才成为社会人，才能在建立社会关系过程中形成自己的社会本质，因此，人际传播是人类社会得以形成的基础。人际传播是一门新兴的学科，起源于古希腊学者的谈论修辞，在20世纪70年代正式成为传播研究中一个分支学科，随着新媒体传播技术的发展，人际传播进入了一个全新的时代。

（一）人际传播的特点

人际传播是个人与个人之间的信息交流活动。人际传播的主要形式是面对面的信息交流，也可以是借助某种传播媒体的间接交流，如书信、电话、微信、电子邮件等。人际传播的主要社会功能：①获得与个人有关的信息；②建立与他人的社会协作关系；③进行自我认知和认知他人。因此，人际传播是进行健康信息传播、劝导他人改变行为的良好手段，与其他传播形式相比，人际传播具有以下特点。

1. 全身心　人际传播是全身心的传播，人与人之间需要用多种感官来传递和接收信息。因此，有人称之为真正意义的"多媒体传播"。

2. 全息性　人际传播是全息传播，人与人之间的信息交流比较完整、全面、接近事实，人们可以通过形体语言、情感表达来传递和接受用文字和语言等传达不出的信息。

3. 个性化　人际传播以个体化信息为主，情感信息的交流在人际传播中占了很大部分。

4. 互动性　人际传播中信息交流充分，并通过互动，反馈及时。在这过程中，交流双方互为传播者和受众，可及时了解对方对信息的理解和接受程度，从而根据对方的反馈及时调整交流内容和方式。

5. 多元化　新媒体环境下人际传播的形式呈现多元化，信息内容更加丰富生动，新媒体提供了一个相对自由平等的交流空间。

（二）健康教育中常用的人际传播形式

1. 咨询 健康教育人员或专业人员为前来询问者答疑解难，了解咨询者面临的健康问题，帮助其形成正确的观念，做出行为决策。

2. 交谈或个别访谈 通过面对面的直接交流，传递健康信息，帮助受众学习健康知识，改变相关态度。

3. 劝服 针对受众存在的具体健康问题，说服其转变不利于健康的信念、态度或行为。

4. 指导 通过传授知识和技术，帮助受众学习和掌握自我保健的技能。

（三）人际传播基本技巧

传播技巧（communication skills）是指能熟练地运用传播原理、知识和技术所表现出来的具体的传播技能或方法。在健康传播中运用人际传播技巧，就是通过语言和非语言交流来影响或改变受众的知识、信念、态度和行为的双向交流过程，主要包括谈话技巧、倾听技巧、提问技巧、反馈技巧和非语言传播技巧。

1. 谈话技巧 谈话技巧就是选择能够让对方领悟的语言或非语言符号，向受众提供适合个人需要以加强理解和记忆的信息。谈话技巧应注意如下几点。

（1）内容明确，重点突出 一次谈话紧紧围绕一个主题，保证沟通主题的完整性，避免涉及内容过多或过广。

（2）语速适中，语调平稳 避免过快，声音分贝恰当。

（3）适当重复重要的概念 一般在一次交谈过程中，重要的内容应重复两三次。

（4）把握谈话内容的深度 应根据谈话对象的身份、文化层次及基本的了解程度选用适当的专业术语，必要时使用当地语言和居民的习惯用语。

（5）注意观察，及时获得反馈 交谈过程中对方常不自觉地以表情、动作等非语言形式来表达他的感受，要注意观察其情感变化及其内在含义，这将有助于与其深入交谈。

（6）适当停顿 给对方提问和思考的机会。

2. 倾听技巧 倾听是通过有意识地听清每一个字句，观察和了解每一个字句的表达方式，洞察说话人的真正含义和感情。只有了解受众存在的问题、对问题的想法及其产生的根源，才能有效地进行健康教育工作。要做到这些，倾听是必不可少的，倾听是维持人际关系的有效法宝。

（1）主动参与，给予积极的反馈 在听的过程中，采取稳重的姿势，力求与说话者保持同一高度，双目注视对方，切忌做一些小动作。

（2）集中精力，克服干扰 倾听过程可能会被一些外界因素打断，如环境噪声、谈话中有人来访等，除了这些客观原因，还有分心、产生联想、急于表态等主观因素。对外界的干扰，要听而不闻，即使是偶尔被打断，也要尽快把注意力集中回来。

（3）充分听取对方的讲话 不轻易作出判断或妄加评论，也不要急于做出回答。听的过程中，不断进行分析，抓住要点。不轻易打断对方的讲话，但对离题过远或不善言表者，可给予适当的引导。

3. 提问技巧 提问是交流中获取信息，加深了解的重要手段。一个问题如何问比问什么更重要。有技巧地发问，可以鼓励对方倾谈，从而获得所期望的信息。提问的方式可分为5种类型，每种提问方式都会产生不同的谈话效果。

（1）封闭式提问 这种提问方式比较具体，要求对方简短而确切地回答"是"或"不是""好"或"不好""有"或"没有"以及名称、地点、数量等一类问题，往往是为了证实一种情况。如"你有多大岁数了""你昨天体检了吗"适用于收集简明的事实性资料。

（2）开放式提问　这类问题比较笼统，能鼓励谈话者说出自己的感觉、认识、态度和想法，有助于谈话者真实地反映情况，并有助于谈话者的心理宣泄，表达他们被抑制的情感。其常用句式为"怎么""什么""哪些"等。例如，"你今天感觉怎么样""你平常给孩子添加哪些辅食"。

（3）探索式提问　探索式提问又称探究式提问。为了解谈话者存在问题或某种行为产生的原因，常需要进行更深层次的提问，也就是再问一个"为什么"。如"你为什么不去体检呢"适用于对某一问题进行深入的了解。

（4）偏向式提问　偏向式提问又称诱导式提问，提问者把自己的观点加在问话中，有暗示对方做出自己想要得到答案的倾向。如"你今天感觉好多了吧"更容易使人回答"嗯，好多了"。在了解病情、健康咨询等以收集信息为首要目的的活动中，应避免使用此类提问方法。但可以用于有意提示对方注意某事的场合，如"你今天该去体检了吧"。

（5）复合式提问　指在一句问话中包括了两个或两个以上的问题。如"你经常给孩子吃水果和蔬菜吗"水果和蔬菜是两类食品，是否经常吃则又是一个问题。此类问题使回答者感到困惑，不知如何回答，且容易顾此失彼。因此，在任何交流场合，都应避免使用。

4. 反馈技巧　反馈技巧是指对对方表达出来的情感或言行做出恰当的反应，可使谈话进一步深入，也可使对方得到指导和激励。反馈及时是人际传播的一个重要特点。常用的反馈方法可分为以下几种。

（1）肯定性反馈　对谈话对方的正确言行表示赞同和支持。希望得到他人对自己的理解和支持，是人们在袒露情感、表明态度和采取新行为时的一种普遍心态。在交谈时，适时地插入这样一些话"很好""好的""是这样"，这种肯定性反馈会使对方感到愉快，受到鼓舞而易于接受。在健康咨询、技能训练、行为干预时，运用肯定性反馈尤为重要，除了语言外，也可用微笑、点头等非语言形式予以肯定。

（2）否定性反馈　对谈话对方不正确的言行或存在的问题提出否定性意见，给予改进的意见。为了取得预期效果，使用否定性反馈应注意两个原则，一是首先肯定对方值得肯定的一面，力求心理上的接近；二是用建议的方式指出问题所在。如"你这样说有一定道理，但是……"，不要直截了当。否定性反馈的意义在于，使谈话对方保持心理上的平衡，易于接受批评意见和建议，敢于正视自己存在的问题。

（3）模糊性反馈　向谈话对方做出表示没有明确态度和立场的反应。例如"是吗""哦"适用于暂时回避对方某些敏感问题或难以回答的问题。

5. 非语言传播技巧　非言语传播技巧是指以表情、动作、姿态等非语言形式传递信息的过程。在传播活动中，非语言传播在人际交往方面的作用尤其突出。有学者认为，人际交往中大约65%的信息是通过非言语形式传播的。正是由于非语言传播的存在，才使得人际传播活动等社会因素的影响变得更加多彩而有趣。因此，表情、语音、语调、眼神等都有着真实而丰富的信息内涵。将非语言传播形式融会贯通于说话、倾听、提问、反馈等技巧之中，在运用时应注意一些技巧。

（1）运用动态体语　动态体语即通过无言的动作来传情达意。如用手势来强调某件事情的重要性；以皱眉、点头的表情来表示对倾诉对象的理解和同情；以注视对方的眼神表明在认真地听，表明对对方的重视和尊重。

（2）注意静态体语　静态的姿势也能传递丰富的信息，包括个人的仪表形象如仪表服饰、体态、站姿等，与行为举止一样，它能够显示人的身份、气质、态度及文化修养，有着丰富的信息功能。在与社区居民交流时，衣着整洁大方、举止稳重的人，更容易让人信任，易于接近。

（3）恰当运用类语言　类语言并不是语言，但和语言有类似的地方，都是人发出的声音。哭声、笑声、呻吟声、叹息声、呼唤声等都是类语言。在交谈中适当地改变音量、声调和节奏，可有效地引起注意，调节气氛。类语言在人际传播中运用广泛。

（4）创造适宜时空语　时空语是指在人际交往过程中，利用时间、环境和交往气氛所产生的语义来传递信息，包括时间语和空间语。

1）时间语　准时赴约，不迟到，是表示对对方的尊重；无故爽约或迟到等"时间语"则会对传播效果产生负面影响。

2）空间语　包括交往环境和交往中双方所处的距离。首先，安排适宜的交谈环境，安静整洁的环境给人以安全感和轻松感；其次，与交流对象保持适当的距离。人们在交往过程中的人际距离是无意识中形成的，它反映了人们之间已经建立或希望建立的关系，并常受到民族文化和风俗习惯。谈话双方的相对高度也是创造交流气氛的一个要素，一般来讲，人们处于同一高度时，较易建立融洽的交流关系。例如：大人和孩子说话，最好蹲下来和孩子交流；和卧床的患者交流最好坐下来。

6. 人际交流过程中的注意事项　社会是一个大群体，每个人都是这个群体中的一员。人际交往和沟通是个体社会和人格发展成熟的重要标志。良好的人际关系是在交往中形成和发展起来的，为保证人际交往取得有效成果，人际交流过程中应防止出现以下不良的交流方式。

（1）交谈中突然改变话题。

（2）不适当的保证和不负责任的承诺。

（3）过分表述自己的意见，主导交谈过程，在交谈中唱"独角戏"。

（4）连珠炮式提问，使人难以承受。

（5）对交谈对象的问题答非所问。

（6）对对方表现出不耐烦、轻视的态度或使用生硬、命令、教训式的语言。

（7）过早下结论或作出判断。

二、群体传播

（一）群体传播的特点

人是群居性动物。有社会学家认为"群体是两个或两个以上的具有共同认同感的人所组成的人的集合，群体内的成员相互作用和影响，共享特定的目标和期望"。有学者认为"群体是具有特定的共同目标和共同归属感、存在着互动关系的复数个人的集合体"，认为群体具有两个本质特征，一是参与群体活动的成员具有共同的目的；二是群体成员具有主体共同性。如上所说，群体传播是一小群人面对面或以互联网为基础的参与交流互动的过程，他们有着共同的目标和观念，并通过信息交流以相互作用的形式达到他们的目标。群体传播介于人际传播和大众传播之间，群体内的成员具有较强的自主性，每一位成员都具有相对平等的地位，可以分享公共的传播资源。群体传播时代的到来是现代传播技术高速发展和社会信息高频交流的必然趋势，群体传播将个人与社会联系起来，有效地将信息进行扩散，同时又有很好的互动，因此，群体传播主要具有以下特点。

1. 群体传播与群体意识相互作用　对于一个群体组织，群体意识的强弱会对群体的凝聚力直接产生影响，甚至会间接影响到群体目标的实现程度。群体传播对群体意识的形成有重要的促进作用，而群体意识在群体传播过程中会对群体成员的观念、态度和行为产生制约的作用。群体的归属感越强，群体意识也就越强。

2. 群体规范产生重要作用　群体规范（group norm）是指群体成员共同遵守的行为方式的总和。在一个群体中，群体成员有着共同的信念、思维方式、价值观、行为和某种社会身份，如同学或同事。群体规范是群体意识的核心内容，群体在群体意识的支配下活动，同时遵守相应的群体规范。群体规范一旦形成就会对群体成员产生作用，约束群体成员的行为，维护群体的生存和发展。

3. 群体压力导致从众行为　群体压力（group pressure）是借助群体规范的作用对群体成员形成一种

心理上的强迫力量，以达到约束其行为的作用。群体活动的基本准则是个人服从集体，少数服从多数。群体压力使群体成员更多地保持趋同心理，为维持群体的稳定性，群体成员一般都会采取服从的态度，从而产生从众的行为。

4. 群体中的"意见领袖"具有引导作用 意见领袖（opinion leadership）是指群体中具有影响力的人，具有丰富的社会经验、社会威望高、善于人际交往的人。意见领袖具有更大的影响力，更容易促成群体意识的形成，意见领袖对群体成员的认知和行为具有很强的引导作用。

（二）群体传播在健康教育与健康促进中的应用

群体可以是社会生活中自然存在的形式，如家庭、居民小组、班集体等，也可以是为了某一特定目标把人们组织起来成为一个活动群体，如慢性病自我管理小组、糖尿病门诊患者学习小组、新婚夫妇学习班等。在健康教育与健康促进中，群体传播对群体意识的形成非常重要。在面临突发公共卫生事件的时候，社会民众很容易形成一种群体意识，在群体内和群体间进行传播。群体传播可适用于不同目的健康教育与健康促进活动。

1. 收集信息 通过组织目标人群中的代表，召集专题小组讨论，深入收集所需的信息。这是社会市场学的一种定性研究方法，自20世纪90年代以来引进健康教育与健康促进领域，目前广泛运用于社区健康需求评估和健康传播材料制作的形成研究中。

2. 传播健康信息 以小组形式开展健康教育活动，传播健康保健知识和技能。在活动过程中，强调合作与互助，通过交流经验，互帮互学，调动每个人的积极性。例如：同伴教育、自我导向学习小组等群体教育形式，已在健康教育与健康促进领域得到广泛使用。

3. 促进态度和行为改变 利用群体的力量来帮助人们改变健康相关行为，是行为干预的一种有效策略。实践证明，对于依靠个人努力难以实现的态度和行为的改变，如改变个人不良饮食习惯、戒烟、坚持锻炼等，在群体中，在家人、同伴和朋友的帮助、督促和支持下，就较容易实现。作为积极的强化因素，语言鼓励、行为示范、群体规范和压力以及群体凝聚力，为促进个人改变不良行为习惯，采纳和保持新的健康行为提供良好的社会心理环境。

三、组织传播

（一）组织传播的特点

组织传播这个概念最早出现于20世纪50年代，70年代后组织传播理论发展日趋成熟，逐步发展成为独立的理论体系。它是组织之间或组织成员之间的信息交流行为，包括组织内传播和组织外传播。组织传播作为新发展的学科，是以传播的观点来探讨并促进组织竞争力的原理与方法。

20世纪70年代末，在《组织与管理》中，将组织定义为组织是一个开放的社会技术系统，它由两个分系统组成，一是"目标与价值"系统，二是"管理"系统，它从外部环境中接受能源、信息和材料，转变之后再向外部环境输出。与一般群体不同，组织是在一定的组织目标下建立起来的结构严密、管理严格的社会结合体。有传播学者认为组织传播是由各种相互依赖关系结成的网络，为应对环境的不确定性而创造和交流信息的过程。组织传播主要具有以下特点。

（1）组织传播是沿着组织结构而进行的，包括下行传播，如下发红头文件；上行传播，如工作汇报；平行传播，如开展公关活动。

（2）具有明确的目的性，其内容都是与组织有关的。

（3）组织传播的反馈是强制性的。因为组织传播行为明确的目的，要求必须产生效果，因而被传播者必须对传播者作出反应。

（二）组织传播在健康教育与健康促进中的应用

在开展健康教育与健康促进的工作中，可以涉及两个层次的组织传播，即组织内传播和组织外传播，一是健康教育机构内部的组织内传播，二是健康教育机构与政府、医疗卫生机构、公众、大众媒体之间的组织外传播。要想取得良好的健康教育与健康促进的效果，首先必须做好组织内传播。为了推进健康教育与健康促进工作，设置了相应的机构，有中国疾病预防控制中心、中国健康教育中心、中国健康促进与教育协会等，地方机构有各级疾病预防控制中心及各级健康教育所等，这些机构都是健康教育与健康促进工作最直接的参与主体。当一个突发公共卫生事件发生后，政府和医疗卫生机构是健康教育机构信息来源最直接的渠道，健康教育机构需要及时与相关机构沟通，获取最新的健康信息、健康政策和疾病预防的控制手段；另一方面，各级健康教育机构之间需做好交流工作，做好组织传播工作，选择有效的大众传播媒体，将最新的健康信息传递给公众，公众则依据这些健康信息根据自身情况作出行动决策。

狭义地讲，组织外传播是组织的公关活动。"公关"是公共关系（public relations）的简称，是社会组织与周围环境中其他组织、机构、团体和公众的关系与联系。在现代社会，组织有计划、有目的的公关活动，是组织为了与其所处的社会环境建立和保持和谐关系、协调发展的重要活动。公关活动在健康教育与健康促进工作中发挥了积极的作用，例如：举行形式多种多样的大型公关活动，如重大卫生宣传日的大型义诊和咨询活动等，以引起大众媒体的关注和参与；主办新闻发布会等为新闻媒体提供报道材料，是现代公关活动的重要手段。公益广告是组织外传播的另一种公关活动形式。公益广告是指不以营利为目的，通过大众传播媒体所进行的，涉及公众利益及问题的广告宣传活动。公益广告旨在宣传健康理念，唤起公众意识，倡导健康行为。公益广告的效果取决于广告主题的确立和广告的艺术表现形式。

四、大众传播

（一）大众传播的特点

大众传播一词最早出现于20世纪30年代。大众传播是职业传播机构通过大众传播媒体向范围广泛、为数众多的社会大众传播社会信息的过程。1968年，有传播学家提出大众传播的定义：由一些机构和技术所构成，专业化群体凭借这些机构和技术，通过技术手段（如报刊、广播、电视等）向为数众多、各不相同而又分布广泛的受众传播。在现代社会，大众传播对人的行为和社会实践有着极为重要的影响，在人们日常生活、工作中表现出重要的作用，大众传播主要具有以下特点。

1. 传播者是职业传播机构和人员，控制着传播的过程和内容　传播者是从事信息生产和传播的专业化的媒体机构，包括报社、杂志社、电视台、电台、音乐、影像制作公司、互联网企业等。大众传播是有组织的传播活动，是在组织的目标和方针指导下的传播活动。

2. 大众传播的信息具有文化属性和商品属性　大众传播的信息是社会文化产品，人们对信息的消费是精神上的消费，因此信息具有文化属性。社会大众所看的报纸、电视都是需要支付一定的费用的，因此信息又具有普通的商品属性。

3. 受众为数众多　只要能接收到大众传播信息的人都是大众传播的对象，说明大众传播是以满足社会上一般大众信息需要为目的，信息的生产与传播不分阶层和群体，因此，大众传播的受众为数众多。

4. 运用先进的传播技术和产业化的手段进行的信息生产和传播活动　大众传播媒体的发展离不开印刷术和电子传播技术的发展，广播、电视成为当今社会主要的传播媒体，激光印刷、通信卫星、网络技术等科技的发展，使大众传播在规模、效率、范围上都有了突飞猛进的发展。

5. 大众传播是制度性传播 大众传播具有强大的社会影响力，很多国家将大众传播纳入社会制度和政策体系。每个国家的大众传播都有各自的传播制度和政策体系，这些制度和政策都在维护特定社会制度上发挥作用。

（二）大众传播在健康教育与健康促进中的应用

大众传播是信息时代的重要力量，担任着重要角色。大众传播媒体是人们日常接触最多的传播形式，可以有效地传播健康知识。以健康教育与健康促进为目的的健康教育机构，包括政府医疗卫生、疾病预防等部门，医疗卫生领域的事业单位，以及以传播健康为目的非政府组织和公益机构等，这些机构具有大量的专业人士，可以传播科学的健康知识。公众健康是社会发展的目标，大众传播媒体需要帮助公众知晓各种疾病、传染病的情况，因此可以建立大众媒体与健康机构的互动机制，充分发挥大众媒体与健康教育各自优势，从而更加有效地传播健康知识。传统的大众传播媒体包括报刊、杂志、电视、广播、书籍、电影，而新的传播方式不断出现，如电子邮件等新媒体也得到了广泛应用，因此在选择大众媒体时应遵循以下原则。

1. 针对性原则 根据目标人群状况，选择大众传播媒体。针对性是指传播媒体对目标人群和信息表达的适用情况。如对文化层次不高的人群，不宜使用文字材料；对需唤起公众意识，引起普遍关注的信息如关于预防艾滋病的健康教育，宜选择大众传播媒体；开展青春期健康教育，采用人际传播手段效果会更好。

2. 速度快原则 力求将健康信息以最快的速度、最通畅的渠道传递给目标人群。一般来讲，电视、广播、互联网是传递新闻信息最快的媒体，但在我国较偏僻的农村，常见的信息传播形式还是村广播通知，召集村民开会和乡、村、组逐级传达。

3. 可及性原则 根据传播媒体在当地的覆盖情况、受众对传播媒体的拥有情况和使用习惯来选择传播媒体。

4. 经济性原则 从经济实用的角度考虑传播媒体的选择，如有无足够的经费和技术能力来制作、发放某种材料或使用某种传播媒体。这一原则在健康教育工作中将起着决定性作用。

5. 综合性原则 采用多种传播媒体渠道的组合策略。在健康传播活动中，充分利用传播媒体资源，注意传播媒体渠道的选择与综合运用，使用两种或两种以上的传播媒体，使之优势互补，保证传播目标的实现，从而获得减少投入、扩大产出的效果。

五、新媒体传播

新媒体（newmedia）一词最早出现在 20 世纪 60 年代末。新媒体是指利用数字技术、网络技术，通过无线通信网、互联网、宽带局域网、卫星等渠道，以及电脑、数字电视机、手机终端，进行大众传播和人际沟通的形态。20 世纪末，联合国教科文组织将"新媒体"定义为网络媒体。新媒体是相对于报纸、广播、电视等传统传播媒体之外的新的传播媒体形态。可以说新媒体是所有人对所有人的传播。新媒体永远是一个相对的概念，是一个不断发展的概念。新媒体可以分成三种类型：①互联网新媒体；②手机新媒体；③数字电视新媒体。随着网络媒体、手机媒体以及一系列新兴户外媒体迅速崛起，赋予"新媒体"更多新的时代内涵。

（一）新媒体的特征

1. 采用数字技术 数字技术是随着计算机技术的发展而产生的，由于信息载体发生了改变，使得新媒体突破媒体特征的限制，打破了传统媒体的固定呈现模式，采用多种方式来传播信息，例如：楼宇电视、网络电视、移动电视等，新媒体对人们的影响不仅体现在生活方式的改变，而且还体现在生活理念和价值观的变化，因此，数字化是新媒体的一个重要标志。

2. 高度交互性传统 媒体主要是单向性传播，受众的反馈性普遍不强。在新媒体的传播形态中，受众从信息的单向接收者变成既是信息的接收者又是信息的收集者和发布者，信息交流不再是定向单一，而是变成了双向互动的交流模式。在新媒体中，网络媒体和手机媒体的互动性表现尤为突出，受众可以在信息交流平台上畅所欲言，随时随地表达自己的观点和看法，使得新媒体拥有传统媒体无法比拟的高度交互性。

3. 信息服务的个性化 当今社会，公众追求张扬个性，受众多元化趋势明显。受众对信息有自主选择权，可以通过新媒体接收自己想要的信息。新媒体可以根据个人的兴趣爱好和需求提供个性化的服务，强调对个体的关注，每个人都可以发表自己个性化的观点，展示真实的自我。受众将可以利用个性化"一对一"式的信息传递，获得个性化的信息，达到良好的信息传播效果。

4. 时效性和经济性 新媒体则能获取最新讯息，并以最快的速度将最新、最准确的信息传播给受众，并结合大众传播、组织传播和人际传播等多种传播形式，更广泛地将信息传播开来。新媒体以前所未有的广覆盖性使传播者可以凭借更少的投入获得更多的成效，在节省开支的同时可以把更多的精力放在信息内容方面，提升传播效果。

5. 虚拟性和匿名性 新媒体呈现虚拟化的传播环境，信息的传播者或受众者的角色，大多数都是虚拟的，交流双方都是一些抽象的符号，不知道彼此的真实身份，人们可以在网络的世界里尽情地展现自己，因此，网络媒体的匿名性可以给人们带来更多更好的信息。

（二）新媒体对健康传播的影响

1. 新媒体健康传播的内容 新媒体的发展为 21 世纪健康教育与健康促进带来了挑战和机遇。2000年 9 月上海市健康教育所开设了全国首家公众健康教育信息网，标志着我国健康信息传播走进"网络时代"。新媒体走进人们的生活，其最大的特点就是互动性，越来越多的人利用互联网寻求、利用、交换、发现和储存健康相关信息。以互联网为基础的互动性健康传播（inter-active health communication，IHC）已成为健康教育与健康促进的一个富有生命力的新领域。目前，互联网的健康教育内容主要涉及一般疾病预防知识、四季养生、常见病防治、心理健康、传染病防控。

在传统的传播媒体时代，健康传播以广播、电视、报纸、杂志、书籍等大众传播媒体为主要传播方式，公众只能单向地接受信息，没有参与到信息的传播和分析中，具有一定的局限性。随着新媒体时代的来临，为健康传播带来了新的发展契机。新媒体的传播模式融合了人际传播的"一对一"模式和大众传播的"一对多"模式，呈现出"点对点""多对多"的传播特点。新媒体大幅提升了信息交互传播的速度，使得即时的信息交流成为常态，健康传播也因此跨越了时空的沟壑，传播的范围也得到了极大的扩展。利用新媒体的互动性，可以促进公众健康意识尽早形成，加快了健康传播的效率。随着新媒体的不断发展，互联网已经融入了人们的生活，为健康传播提供了丰富多彩的传播形式，例如：手机互联网可以将视频、图片、文字、音频结合在一起呈现出来，可以把抽象、深奥的信息内容变得生动而活泼，引起受众的兴趣，使得健康传播更具有吸引力和感染力。

2. 新媒体健康传播的发展趋势 目前健康类网站总体上可以分为两类：一为综合性门户网站的健康频道；二则是专业健康网站。综合性门户网站的健康频道要靠网络编辑进行内容构建，大范围地采编大众保健类相关知识，通过图文并茂、叙述性的方式提供给受众；另一方面，与专业健康门户网站进行合作，借助专业资源获得更多的健康信息。由于健康频道的从业人员大多具有一定的保健知识，但没有专业的医药背景，因此健康频道更偏向受众主导型，多为健康类保健知识文章。专业健康网站一般依托于相关企业或专业研究团队，并且有广泛的医疗行业资源，更具有专业性和实用性，是受众日常进行健康传播活动重要渠道之一。

线上 SNS（social networking service，SNS）即社交网络服务，彻底改变了大众传统的社交习惯，大众更倾向于通过社交网络来传递和获取信息。社交网络可以将大众传播和人际传播结合起来，从而达到理想的健康传播效果。社交网络将人们的线下社交关系链搬移到网络上，又与其他人形成新的关系链，用户间强大的交互性使得每个用户创造的浏览量将远远高于传统的门户网站。

社交网络的健康传播模式大致可分为两类：一类是许多社交平台或论坛已经有固定专业的健康类小组，吸引受众聚集到一起，相互进行健康讨论交流，有些小组也慢慢形成一定的规模，进而通过口碑相传成为更有影响力的健康传播站点；另一方面，社交工具也被有效利用起来为健康传播服务。

3. 新媒体健康传播面临的挑战 近年来新媒体逐渐成为人们获取健康知识的重要媒介，很多健康教育的专业机构、医疗卫生专业人员及其他主体都在尝试用新的手段和形式积极推进健康信息的传播，为健康教育与健康促进带来了新的机遇，也带来了新的挑战。

（1）信息的规范化管理有待加强 新媒体环境给受众带来海量信息的同时，也可能会给虚假信息提供滋生的空间。一些营利机构可能利用新媒体平台进行健康营销，从而脱离了健康传播的公共服务属性。

（2）信息同质化、飞沫化 信息的同质化和飞沫化是新媒体时代信息传播所不可避免的。同质化是指新媒体中大量信息雷同，反复出现；飞沫化是指正确有效的健康信息在发出之后，容易湮没在上述大量毫无意义的同质化信息中，从而导致健康信息传播效果的弱化。网络中存在着海量无价值的信息，信息的过度丰富可能会导致用户注意力的分散和选择的困难，容易使新媒体的健康传播达不到预期效果。

（3）信息资源分配不均 虽然新媒体传播具有强大的信息聚合优势，用户可以通过搜索获得自己需要的健康信息和网络服务，但是公众由于受教育程度和媒介技术掌握水平的差异，并不都能很好地理解和参与健康信息的在线搜索，难以有效地通过新媒体获取相关健康信息，所以随着时间的推移，最终会造成两者之间信息资源差距的不断扩大。

（4）复合型健康传播人才有待增加 从事健康传播媒体的工作者的专业背景应满足既有扎实的健康专业知识，又具备新媒体传播技能的要求。这样才能避免出现新媒体健康传播专业性很强，但传播性较差，或者运营传播较强却缺乏专业性。

面对这些挑战，我国已出台相关文件，要求相关机构积极提供优质的健康知识供给，并且推荐领域专家为各主体开展健康信息审核发布提供技术支持，以保证其专业性和科学性。涉及互联网用户公众账号信息服务的网站平台对申请注册从事健康科普知识生产的公众账号，要对其进行必要的核验。加大虚假健康信息处置力度，传播主体应根据自身情况建立舆情反应机制和虚假信息举报制度。

大众传播是强有力的健康传播工具。在大众媒体高度发达的今天，人际传播和群体传播依然是人们最基本、最常用和最灵活的传播手段。新媒体的发展对人们的行为、思想、生活方式产生了巨大的影响，新媒体改变了人们的思维方式，推动了健康意识形态创新和发展，对健康传播的发展起着一个重要的作用。在以促进群体健康为目标的健康教育与健康促进活动中，多种传播手段并用已被证明是最有效的策略之一。

第三节　健康传播材料制作与使用

在健康教育与健康促进活动中，健康传播材料具有重要的作用。只有科学的、适宜的健康传播材料，才能有助于实现健康传播的目的。健康传播材料（health communication materials）是健康传播活动中健康信息的载体，是为了特定的健康传播目的，针对目标人群设计和制作的，是开展健康教育与健康促进活动中的常用工具。

一、健康传播材料制作

（一）健康传播材料的分类

健康传播材料按照其形式，一般可分为三类。第一类为平面材料，指的是印刷材料，包括海报、折页、小册子、画册、书籍、杂志、宣传画等；第二类为视听材料，包括电视、广播、幻灯片、电影、视频、音频、电子显示屏、动画等；第三类为实物材料，是根据健康信息制作的各种实物类型的健康传播材料，例如限盐勺、健康食品模型，或印有健康信息的扇子、台历、水杯、钥匙扣等。

不同的健康传播材料有其特定的优势和缺点，因此适用的范围和情境有所区别。平面材料信息较为详细，可传阅也方便留存，而且成本较低，但实时性不强，纸张容易受损，也易受阅读者文化水平的限制；视听材料具有感染力和冲击力，传播范围较为广泛，但受众接触信息时间短，不容易深入理解，而且需要一定的设备、技术支持，制作费用较高，制作周期也相对长；实物材料一般传递信息较单纯，便于理解，而且实用性强，容易引起关注，但有缺乏反馈、成本较高的缺点。

（二）健康传播材料制作原则

在进行健康传播活动时，应首先考虑从现有的传播材料中选择可用的资源，如果现有的信息和材料不足以满足需求时，则需要制作健康传播材料。

知识链接

获取现有的健康传播材料

当你想要获取现有的健康传播材料时，可以通过卫生部门的官方网站搜索最新的材料。除此之外，也可以通过公众号等途径获取。例如中华人民共和国国家卫生健康委员会及其公众号，中国疾病预防控制中心及其公众号，中国健康教育网及其公众号，以及各级卫生健康委、疾病预防控制中心官方网站和公众号等。这些网站或公众号等均会定期发布相关健康主题的传播材料供公众或医疗卫生机构下载使用，这些健康传播材料科学性强，制作精美。注意在使用时标明来源及出处。

当自行制作新的健康传播材料时，应满足以下原则。

1. 科学性原则 健康传播材料中的健康信息应该是科学完整的，要做到内容正确，没有事实、表述和评判上的错误，有可靠的科学证据，遵循循证原则，符合医学进展与共识。应尽量引用权威的卫生机构或专业机构发布的行业标准、指南和报告，有确切研究方法且有证据支持的文献等。应注重信息的时效性，传播信息为最新循证信息。同时要注意，如材料中包含属于个人或新颖的观点时，应有同行专家或机构评议意见，或向公众说明是专家个人观点或新发现。

2. 适用性原则 健康传播面向的受众具有不同的特点，因此在制作健康传播材料时，要明确受众范围，针对受众所关注的健康热点问题进行制作。语言、文字及呈现方式要通俗易懂，适合受众人群的区域、性别、年龄等特点并符合其文化水平和接受能力，避免在民族、性别、宗教、文化、年龄或种族等方面产生偏见信息。健康传播材料应该符合受众人群的实际需求，在传播健康知识的同时，要有明确的、有针对性且具体可行的行为建议。例如预防超重肥胖的健康主题，在进行健康传播时，要提出具体的饮食与运动建议，而且在健康传播材料的形式选择上，也应该符合受众的特点，方便获取并且易于阅读和理解，针对老年人可通过电视等媒体开发健康传播材料，针对年轻人可以选择新媒体健康传播材料。

除了以上原则，还要保证发布、传播的健康信息具备下列条件：坚持正确政治方向、舆论导向、价值取向，符合伦理规范；不得含有破坏国家宗教政策、宣扬封建迷信，煽动民族仇恨，淫秽、色情、暴力等违法信息；基本要素齐备，有明确的来源、作者、发布时间、适用人群等。

（三）健康传播材料制作流程

健康教育与健康促进活动中，需以目标受众为中心，致力于协助受众改变不良的行为习惯，采纳健康的生活方式。因此，健康传播材料的制作过程中，要加强对目标受众的研究，制订可行的传播策略，研发适用的传播材料。

1. 需求评估　在制作健康传播材料时，首先要了解目标受众的需求。需求评估的方法包括访谈、现场调查、文献查阅等方式，为确定材料的内容和形式提供参考依据。例如在进行小学生健康传播材料制作时，可以首先通过查阅文献初步确定目标受众的重要健康问题，包括近视、超重肥胖等，继而通过个人深入访谈、小组访谈或问卷调查等形式具体了解目标受众的健康信息需求，包括小学生目前对相关健康信息的知晓内容及程度、接受能力、喜欢的传播形式及信息传播的时机与场合等，如更喜欢视频形式还是平面形式、通过课堂还是家庭接受传播、经典的历史人物还是动画角色等。通过分析和评估这些需求及受众特点，能够初步确定健康传播材料的信息内容及形式。

2. 信息生成　基于希望或推荐受众采纳的健康相关行为，编写或筛选受众最需要知道的、能激发行为改变的信息，以及为什么要这么做、具体如何做等相关信息。为了保证健康传播材料的科学性，在信息编制生成的过程中，应邀请相关领域的专家进行审核；为了保证健康传播材料的实用性，要将科学的健康信息进行通俗化转化，制作成简单、明确、通俗易懂的信息，使目标受众容易理解与接受。例如针对老年人的健康传播材料，用语要尽量避免网络新兴词汇，少用专业的科学术语；而针对小学生的健康传播材料，要考虑用词符合其阅读能力和理解能力。

3. 确定内容与形式　根据健康信息确定健康传播材料的具体内容，并结合内容与目标受众的特点考虑以何种形式进行呈现。宣传画或海报适合于倡导性的传播活动，例如进行控烟主题的健康传播，可将"吸烟有害健康""公共场所禁止吸烟"的健康信息制作成海报；折页或宣传单可以较为详细地介绍相关的知识，适合于知识性的传播活动，例如高血压的预防，可将高血压的病因、危险因素、预防方法等信息通过折页展开介绍；视频生动直观，便于模仿，适合于技能指导性的传播活动，例如"七步洗手法"的传播可选择视频形式。

4. 设计与制作　根据科学性、时效性、原创性、艺术性、经济性等原则，进行健康传播材料的设计与制作。好的健康传播材料要能够满足受众的审美需求，能够打动受众内心和情感的传播材料才能对人们的行为起到引导作用。因此，在设计与制作的过程中，可能需要视觉艺术或广告学专家及团队的参与，提高健康传播材料的吸引力、感染力和视觉冲击力。

5. 预试验　在整个健康传播材料的制作、设计、形成，以及最终定稿和投入生产之前，均要进行预试验，可选取一定数量的受众进行个人访谈、小组访谈或问卷调查，以确定信息是否易于被受众理解、接受，是否有激励行为改变的作用。预试验能够促进健康传播材料的修订与完善，加强其对于受众的针对性和指导性，从而提高传播效果，有助于实现健康传播的目标，另外还有利于降低成本、提高效益。例如制作预防小学生超重肥胖的折页，在确定健康信息并进行通俗化加工后，选择 2 ~ 3 个小组，每个小组 8 ~ 12 位小学生，对他们进行小组访谈，确定受众阅读折页后是否理解超重肥胖的定义，是否能够根据公式计算体质量指数，是否能够接收到行为建议的信息，有没有不理解的生字或生词等；在折页设计阶段，可设计为不同的颜色、图片、版式，绘制不同形象的人物，通过问卷调查的形式征集受众的意见，最终确定设计方案。预试验是一个反复的过程，在根据受众反馈进行修改、完善后还可进行下一轮预试验，直到达到较好的效果与反馈，一般需要 2 ~ 3 次。

6. 发放与使用　健康传播材料应确定和落实发放渠道，确保将足够的传播材料正确有效地发放到目标受众。发放人员一般为社区公共卫生人员、专职或兼职的健康教育人员等，发放前需要对其进行培训。

7. 评价　在健康传播材料设计、制作和使用的过程中包含形成评价、过程评价和效果评价三个方面。在设计、制作过程中的预试验实质上就是形成评价；在发放、使用等传播活动中，则涉及到过程评价和效果评价。

（1）过程评价　过程评价主要针对传播活动的计划、组织等环节，包括健康传播材料制作的数量、分发渠道，受众对传播材料的接触情况及对传播材料的反应，传播活动的协调、实施等方面。

过程评价常用的指标包括传播活动覆盖率、传播活动暴露率。其中传播活动覆盖率指的是参与某种活动的人数占目标受众总人数的百分比；传播活动暴露率指的是实际参与活动人数占应参与活动人数的百分比。

（2）效果评价　健康传播材料设计、制作和使用的首要目标是取得好的信息传播效果，通常从材料本身和对受众的影响2个方面评价其效果。对健康传播材料本身的评价，一般从材料的科学性、通俗性、实用性等方面展开。评价的方式主要包括访谈法和问卷调查法。由于健康传播材料制作与使用的目的是提高受众的知识，改变其态度和信念，最终促使受众采纳健康行为和生活方式，因此其影响效果的评价也是紧紧围绕以上目的展开，常用的评价指标包括健康知识合格率、健康知识知晓率、信念持有率或态度改变率、行为意向或行为改变率等。还可包括受众对传播内容的满意度及对传播方式满意度等。从长期的效果来看，还可以从疾病的发病率、患病率、死亡率等指标进行评价，但需要注意排除其他因素的影响。

以上流程适用于大部分健康传播材料的制作，需要注意的是，不同类型的健康传播材料制作流程存在一定的差异，制作周期也长短不一，在实际制作中可在此流程的基础上进行完善。例如视频类的健康传播材料，还需要增加撰写视频脚本、配音与字幕、配乐与音效、后期剪辑与制作等环节。

（四）常见健康传播材料的制作

健康传播材料的种类很多，不同类型健康传播材料在设计、制作以及使用的场所有所差别，因此在制作过程中的侧重点也有不同。以下介绍几种常见健康传播材料制作的要求和方式。

1. 宣传单　宣传单又称传单，是传播者宣传健康知识的一种印刷品。宣传单是一种低成本且行之有效的健康教育传播媒体。一般为单张双面印刷或单面印刷，单色或多色印刷，材质有传统的涂布美术印刷纸，和现在流行的餐巾纸。为了解决受众乱扔丢弃传统宣传单的现象，现在流行使用餐具纸作为材质印刷宣传内容，即彩印纸巾宣传单，受众既可以阅读宣传内容也可进行使用，这样有效地避免了宣传单被丢弃的问题。

（1）宣传单制作要求　①主题要明确，其他的辅助宣传都要根据主题去做，不能脱离宣传主题；②图片要新颖，应有让人过目不忘的效果，对受众有极大的吸引力和渲染力，通过图片的宣传，使人们对健康知识有更深入的了解，最终接受相关健康知识；③文字要精练，言简意赅，文字对受众要有很好的亲和力，尊重受众，使受众容易接受；④图片可以应用现代化的电脑图片处理技术，进行美术设计和布局设计，要给受众以版面视觉冲击力，使受众在读后能留下深刻印象。

（2）宣传单制作方法　宣传单一般由标题、正文和联系信息三部分组成。①标题是宣传单制作的重点要素。标题是表达宣传单的文字内容，应具有吸引力，引导受众阅读宣传单正文、观看宣传单插图。标题要用较大号字体，要安排在宣传单画面最醒目的位置，应注意配合插图造型的需要；②宣传单正文是说明宣传单内容的文体，基本上是标题的拓展。宣传单正文具体地叙述真实的事实，使受众心悦诚服地关注宣传单的图标。宣传单正文文字居中，一般都安排在插画的左右或上下方；③宣传单插图，彩色版鲜艳，黑白版层次丰富，可印制各种照片，图案和详细的说明文字，图文并茂，有形有色具有较强的艺术感染力和诱惑力，突出主题，与宣传单标题相配合；④宣传单的联系方式即传单派发单位的名称、地址和电话。联系方式可以放在标题下面，也可放在文尾。

2. 海报　海报又称为招贴画，使用场所一般为室内、室外能够吸引公众关注的地方，适用于所有人群。好的设计能够快速吸引受众的注意力，并传递信息。

（1）海报的制作要求　生活中我们常见的海报有电影海报、演出海报、学术海报等，虽然与健康传播所使用的海报目的和内容不同，但是都具有共性的特点，也是海报区别于其他类型传播材料的重要特点，即海报具有强烈的艺术冲击性。首先海报的尺寸相对较大，这就要求设计者进行信息排布和艺术设计；其次为了吸引受众观看，海报要有远视效果强烈的特点，而且艺术性要求较高，设计者往往需要借助美学知识，通过色彩、构图等艺术手法呈现美感。最后，海报所传递的信息要简洁明了，内容精练，大多数海报都是通过文字或标题配合图片简明扼要地传达信息。

（2）海报的构成　海报的构成要素包括色彩、图像和文字，这3个要素除了要完成传递信息的功能以外，还需要注重美学设计。

色彩是海报设计中较为重要的部分，好的色彩设计能够充分地展示视觉冲击力，吸引受众，在选择色彩时要从受众的观感出发，以人们对色彩的感受为前提进行设计，目的是既让受众感觉震撼，又不会产生视觉疲劳或不适。色彩元素具有较强的象征性，例如红色通常会让人感觉到热情或警示，绿色往往让人联想到生命、植物或健康等，蓝色给人深邃、平静的感觉，也常用于健康领域。在色彩的选择和运用时，可以根据内容的需要，分别采用不同的主色调和相应配色，主色调以不超过2种为宜，色彩搭配要和谐。

图像元素的使用能够在一定程度上代替不必要的介绍性文字，比如用伸出的手掌表示"禁止"的意思，用"折断的烟"代表禁烟，用"微笑的脸"代表健康或愉快等。在图像的设计和使用中，要注意表意准确，与要传递的信息具有密切的关联性；同时要有一定的自明性，即通过观察图片能够理解所传递的信息内容；另外图像要与整个海报的风格一致，并且摆放位置恰当。必要的时候，可以增加图像的趣味性来吸引受众，加深印象。

海报中的文字部分一般包括标题、正文和落款。标题是最醒目的部分，内容要精简，文字不宜过多，可以将健康传播活动的内容精练成标题，也可以用活动的目标作为标题。正文一般书写活动的目的、意义或一些注意事项，有时也可以弱化。落款主要用于署名、单位、日期等基础信息。文字的字体、字号需要根据海报的整体效果进行设计，一般标题的字体醒目，字号较大，排版可以左对齐、居中或右对齐，以表意明确、画面清晰、不影响受众阅读为宜。

知识链接

海报制作的设计技巧

在海报的设计和制作中，有一些较为常用的设计技巧。首先是合理运用构图的技巧，其实海报的构图与摄影构图、绘画构图有许多相似之处，可以运用不同的构图方法表达相应的内容或情感。运用强烈的对比构图，比如大小对比、粗细对比可以让画面非常有层次感，也可以让内容之间的主次关系和逻辑性表现得更清晰；也可以用主图和配图之间、中心元素与背景元素之间的对比，使内容直观明了，主次分明。运用动静结合的构图技巧，能够避免构图过于死板或者过于跳跃的问题，使人获得亦静亦动的舒适感，比如在一个端坐的老人身边加入飞鸟的元素，能够形成动静结合的美感。

另外还可以巧妙运用文字技巧，虽然文字不如图片给人的震撼感大和直接，但是运用好的文字技巧更能让人回味无穷、感同身受，从而达到影响受众认知、态度乃至行为的效果。比喻、类比、夸张、文字押韵等文学技巧，都能够在一定程度上起到吸引注意力、加深印象、引人深思警醒等作用。

3. 电子幻灯片 电子幻灯片又称为多媒体课件或者 PPT，是健康传播活动中常用的传播材料。电子幻灯片的制作技巧主要包括以下 6 个方面。

（1）构图 应布局合理，主体突出，画面力求简洁。

（2）文字 力求精练，重点突出，重点语句可采用粗体、斜体、下划线和彩色鲜艳字等，避免大量文字性描述。适合电脑展示的字体是微软雅黑、黑体等，标题文字可选用 36～44 号字体，段落文字可选用 24～32 号字体，行距以 1.25～1.5 倍为宜，线条不小于 2.25 磅。

（3）颜色 同一画面中不要使用过多颜色，一般不超过 3 种，注意背景与文字颜色的搭配适宜，避免使用深色做母版底色，如黑色，忌用大红大绿、大面积橘黄色等刺眼颜色。

（4）图片 所选图片应贴切、风格统一，切忌多、乱、杂，编辑图片时还应注意图片文件的大小。图片的颜色应与底色有一定的对比度，不能过于接近底色。

（5）链接 链接应能够进入新的界面，也能够随时返回主界面，跳转灵活。

（6）动画及声音 文字、图表的出现方式可适当选用动画，切换幻灯片时可适当加入声音效果，但应严格控制使用特效的数量，以免过多使用后分散听众的注意力。

4. 手机 APP APP 是英文 application 的简称，现在多指智能手机的第三方应用程序。由于新媒体的快速发展影响了健康信息传播形式和可操作性，给予健康传播材料更大的发挥空间。随着使用手机、平板电脑等移动终端来获取信息的人数不断增多，手机 APP 作为扩展智能手机功能的应用，几乎可以承载所有新媒体发表的内容，是目前非常重要的新媒体平台。手机 APP 是一个集合体，可以承载不同类型新媒体发布的内容。手机 APP 与传统媒体的最大不同之处就是具有互动性，因此，健康教育工作者可以通过手机 APP 来进行健康信息传播，不仅可以积聚各种不同类型的网络受众，而且还可以获取定向流量，帮助健康教育工作者快速了解网络受众所需的健康知识，从而更准确、更快速地开发用于手机 APP 上的健康传播材料。

（1）手机 APP 制作要求 ①精心构思面向中青年人群使用的 APP 主题内容；②文字内容简短、准确、精练；③文字表达、图表、绘图、视频的形式需要轻松化；④充分发挥手机 APP 的框架功能，框架设置时一定要有转发、点赞、回复等互动性功能。

（2）手机 APP 制作方式 ①手机 APP 主题内容应该是受众最关注的信息，可以是慢性病防治知识，也可以是最新突发公共卫生事件；②手机 APP 的受众时间碎片化、使用娱乐化、识图化，一般不会花很长时间和精力看 APP 上的内容。因此，健康传播材料用 10～20 字说明一个问题，需要大量文字表达的内容可以用图表、绘图、视频来呈现；③文字最好选用当下流行的语言或网络流行的文体；④手机 APP 上的图表、绘图要经过美编人员设计；⑤视频长度一般以 15～30 秒为宜，最长不要超 1 分钟，解说语速快、幽默，画面有意思或震撼，表达内容简练、准确；⑥通常蓝色代表医学、绿色代表健康。健康传播材料整体颜色可选择蓝色、绿色等，细节内容上可根据需要使用红色、黄色、橙色等鲜艳、醒目的颜色。

二、健康传播材料使用技巧

健康传播材料制作生产后，需要通过不同渠道发放给受众人群，或在健康教育活动中适当地使用健康传播材料，以保证健康传播的效果。不同类型的材料在使用和发放时有相应的要求，都要规范操作、正确使用。

一般来说，面向个体或家庭的材料，例如折页、小册子等，在发放时应当对材料的使用方法给予具体指导。包括向受众强调学习和使用材料的重要性、提示材料中的重点内容，引导受众加强学习和记忆、在随访或再次咨询时了解其使用情况等。

面向群体组织的健康教育活动时，常需要发放或使用健康传播材料，可以结合材料中的主要内容，边讲解，边展示，并且有计划地提出问题或者引导受众进行提问，对不容易理解的部分展开讲解。

面向公众进行传播时，视听类健康传播材料最好选择人流量较大的场所进行播放、展示，《国家基本公共卫生服务规范（第三版）》对乡镇卫生院、村卫生室、社区卫生服务中心（站）等基层公共卫生机构提出每个机构每年播放的音像资料不少于 6 种。

宣传画、海报类的材料可在公共场所或居民区张贴，挂贴的高度应以成人适宜的视线高度平齐，避免观看时过于仰头，并且要注意定期更换。通常宣传栏中心位置距地面 1.5～1.6m，每个基层公共卫生机构每 2 个月最少更换 1 次健康教育宣传栏内容。

宣传单、小册子或折页类的材料可以与公众的健康咨询服务、健康知识讲座、义诊等活动结合使用，基层公共卫生服务机构也可将其放置在乡镇卫生院、村卫生室、社区卫生服务中心（站）的候诊区、诊室、咨询台等处，《国家基本公共卫生服务规范（第三版）》要求每个机构每年提供不少于 12 种内容的印刷资料，并及时更新补充，保障使用。

第四节　影响健康传播效果的因素与对策 📱微课

健康传播效果是指受众在接受健康传播信息后，在情感、思想态度、行为等方面发生的反应，是一个效果的积累、深化和扩大的过程。在每一个环节上，都有许多因素能直接或间接地影响传播效果。健康传播的效果可分为四个层次：知晓健康知识、认同健康信念、转变健康态度和采纳健康行为。这是一个由浅入深、循序渐进的过程。从应用的角度出发，加强对影响健康传播效果因素的研究，并提出相应对策，这是健康传播学的重要内容。

一、传播者因素与对策

虽然人人都可以是传播者，但并非人人都能充当健康传播者。健康传播者既要具有健康教育意识和以"人人健康"为传播的出发点，又要有相应的专业知识和必要的传播与教育技能。因此，健康教育工作者是健康传播的主体。传播者决定传播过程的存在和发展，同时还决定着信息内容的数量和质量。因此，健康传播者的素质直接影响到传播效果。

1. 做好健康信息的把关人　"把关人"于 1947 年提出。在研究群体传播时，信息的流动是在一些含有"门区"的渠道里进行的。在这些渠道中，存在着一些把关人，只有符合群体规范或把关人价值标准的信息才能进入传播渠道。在健康传播过程中，主管部门、社区的决策人、医学专家和健康教育工作者都是健康信息的把关人。要想提高把关质量，需要：①不断探索、更新知识、更新理念，不断提高自身的能力和业务水平；②对于基层的专业人员，要对其进行业务培训和指导，帮助他们不断提高健康教育理论和技能水平，快速变成一名专业人员；③要制作和使用一些内容科学通俗易懂符合大众需要的健康传播材料；④加强媒体管理，建立相应的监督机制，对信息流通渠道和传递过程中进行质控，防止内容陈旧或有损健康的伪科学进入传播渠道误导公众。

2. 树立良好的传播者形象　传播者的威望和信誉越高，传播效果也就越好。真正的专家能给予大众可以信赖的有效健康指导。传播者的信誉通常是由传播者的专业知识水平、态度以及信息的准确性、可信性决定的。只有不断提高健康教育机构和人员的业务水平，加强自身修养，树立言行一致、健康向上的良好形象，才能使健康教育和健康促进活动贴近群众，贴近生活。只有可靠的信息、可行的方式才能使健康传播者在群众中树立良好形象。

3. 加强传受双方的意义空间　传受双方共通的意义空间又称共同的经验范围，指的是交流双方有着大体一致的生活经验和文化背景，在传播过程中所使用的语言、文字等符号的含义理解相一致。共通的意义空间是人类得以交流和沟通的重要前提，可随着沟通交流的增加而扩大，也可以随着隔阂的产生而逐渐缩小。传播者努力寻找和扩大与受众之间的共同语言，并以此为切入点进行传播。

对于新的健康知识和健康概念，双方的共通意义空间越大，传播效果就会越好。从认知角度来说，要注意传播对象的价值观、知识结构、文化程度和接受能力；从文字、语言等传播符号的使用上来说，需要注意准确、通用，能够被对方理解和接受；从情感上来说，要获得传播对象的认同感。

二、信息因素与对策

健康传播过程中，信息因素起着举足轻重的作用。健康传播就是通过健康信息的刺激，来激发受众的某些健康需求与健康知觉，产生健康信念，最终形成或建立某种健康行为。健康传播的信息连接了整个传播过程，是取得良好传播效果的重要环节。

1. 提高信息内容的针对性、科学性和指导性　健康传播活动传播的是有关健康的知识、技术、观念和行为模式的健康信息，能有效地指导人们的健康行为。因此，信息内容不仅包括"是什么""为什么"，还要告诉人们"如何做"。要想提高信息内容的针对性和指导性，需要做到信息内容统一，行为目标明确，实现目标的方法具体简便、易行且可行。此外，还应注意结合受众的需求，选择热点话题。例如：根据社区中育龄妇女的状况，选择孕产期保健、儿童预防接种等话题；结合疾病流行特点，选择话题，如冬春季流感季、感染性腹泻等；结合重大的卫生宣传日，选择传播内容，如4月7日"世界卫生日"、5月8日"世界红十字日"、5月20日"全国学生营养日"、5月31日"世界无烟日"、9月20日"全国爱牙日"、12月1日"世界艾滋病日"等。

2. 同一信息反复强化　选择适宜的大众媒体，进行大面积的信息覆盖，可以取得良好的健康传播效果。例如：1987年11月，在第六届吸烟与健康国际会议上，建议把每年的5月31日定为世界无烟日。在每年的这一天，通过举办各种知识讲座，在校园、社区开展宣传活动，利用新媒体科学传播等健康传播活动，带动全国30多个省市的公众参与"世界无烟日"的各项活动，规模大，人们参与度也很高。研究表明，简短、反复出现的健康信息可以使受众加速记忆。一则好的电视公益广告能让人记住不忘，就在于其生动形象、短小精悍、朗朗上口、反反复复。

3. 注意信息反馈　信息反馈是传播过程中的一个重要的环节，健康传播机构需要建立健全的信息反馈机制。信息反馈通常不会由受众自觉地向传播者发送，而是需要传播者有意识地从受众那里去获得。信息反馈是一种双向对话，传播者和受众之间常常互换角色。因此，需要健康传播机构建立健全信息反馈的机制，不断了解受众的反映，分析健康传播工作状况，找出存在的问题，从而提高健康传播的效果。

三、传播媒体因素与对策

在健康传播活动中，充分利用传播媒体资源，注意传播媒体渠道的选择与综合运用，使用两种及以上的传播媒体，使其优势互补，保证传播目标的实现，能够起到减少投入、扩大产出的效果。在健康教育与健康促进活动中，常采用的手段有：以大众传播为主，重点目标人群人际传播和群体传播为辅；以人际传播或群体传播为主，健康教育材料为辅，如幻灯片、画册、视频、挂图等作为口头教育的辅助手段；应用多媒体的组合策略，人际、群体、组织、大众传播等多种传播方式并用，开展综合性的健康教育和健康促进活动。

四、受众因素与对策

健康传播的受众是社会人群，有着多样性的健康需求和信息需求。传播内容要符合受众的年龄、生理与心理特点。根据受众的特点和需求制订健康传播策略模式是提高健康效果的重要途径。受众的属性如性别、年龄、种族、文化程度、职业及人际传播网络、群体归属关系和群体规范、人格和性格特点、个人过去的经历和经验等都影响着人们对传播媒体或者信息的兴趣、情感态度和使用。根据受众特点制订传播策略是传播学理论在健康传播中的具体应用。以下是受众的心理特点。

1. 受众的选择性心理　人每时每刻都在接受来自周围大量信息的刺激，同时也在对这些刺激做出选择。选择性心理是一种普遍存在的心理现象，其正面意义在于，促进了对"重要信息"的认知，但是如果信息处理得不妥当，就会成为一种影响信息交流的干扰因素。选择性信息主要表现为选择性接触、选择性理解和选择性记忆，人们普遍都倾向于接触、注意、理解、记忆和自己的观念、个性、需求等因素的一致性信息。如果按照受众的心理发展去制订传播计划，决定信息内容，选择媒介渠道，那么传播的效果一定会更好。

2. 受众对信息需求的共同心理特征　受众对新信息除了3种选择心理因素外，在接触信息时还普遍存在"5求"心理，即求真（真实可信）；求新（新鲜、新奇、吸引人）；求短（短小精悍，简单明了）；求近（与受众在知识、生活经验、环境空间及需求欲望方面接近）；求情厌教（要求与传播者情感交流，避免过多居高临下的说教）。在广告学中，有一个理念与之相通，那就是"AIDAS"理论，通过系列心理过程，使受众达成购买的行为。即：A（attention）使受众注目；I（interest）使受众产生兴趣；D（desire）使受众产生欲望；A（action）使受众采取行动；S（satisfaction）使受众满足，这便是AIDAS理论。传播者应客观、全面地收集受众的反馈掌握受众心理，以达到最佳传播效果。

3. 受众接受新信息的心理行为的发展过程　受众在接受一种新信息或者在采纳一个新行为时，都会经历一个心理行为的变化，这一过程大致可分为知晓、决策、采纳、巩固几个阶段。如果研究者根据受众的心理行为的发展阶段制订干预项目，决定信息内容，选择传播渠道，那么，会取得更好的效果。其基本策略可分为：①无知阶段（当人们处于无知状态时）宣传扩散，使其知晓；②知晓阶段（当人们得知此信息时）提供知识，进行劝服；③决策阶段（对新信息已经形成积极的态度，准备尝试）提供方法，鼓励尝试；④采纳阶段（已经尝试过新行为时）支持鼓励，加以强化；⑤巩固阶段（已经采纳新行为）继续支持，不断强化。

4. 受众对信息的需求和使用　人们在接受信息的过程中，不仅是有选择性的，而且还会主动地寻求和使用信息。一般来说，人们寻求信息的主要动机是为了消遣、社会交往、咨询解疑等。具体到健康传播领域，人们的健康状况和对健康问题的关注会直接影响其对健康信息的需求、选择和迫切程度。如处于患病阶段时，会产生强烈的健康信息需求，表现为寻医问药，甚至是有病乱投医，这正是我们为其提供健康传播服务，避免其上当受骗的最佳时机。处于特定生理阶段时，产生与该阶段相关的信息需求，如育龄期妇女对孕产期知识的渴望，老年人对老年保健知识的关注。还有潜在的健康需求，每个人都有接受健康信息的客观需求，但是缺乏主观意识，这就要求我们运用强有力的健康传播手段，激发公众的健康需求，提供一些超前的健康知识与技能，实现疾病预防和健康促进。

五、环境因素与对策

在健康传播活动中，环境因素是影响健康传播效果的重要因素，包括物质环境因素和社会环境因素。

1. 自然环境　如传播活动地点、场所距离、环境布置等。这些环境因素的处理与安排，对营造交流氛围、扩大传播活动的影响，有着积极的作用。

2. 社会环境　包括宏观社会环境和微观社会环境。前者包括特定目标人群的社会经济状况、文化习俗、社会规范和政策法规，社会支持力度；后者指受众生活圈子内的人对其态度和行为的影响等。

上述这五方面因素无不直接或间接地影响传播双方的心理和行为，从而不可避免地对健康传播效果造成影响。

✐ 练习题

答案解析

一、A 型题

1. 以下哪种健康传播材料属于平面材料（　　）

 A. 音频   B. 健康食品模型   C. 限盐勺

 D. 动画   E. 折页

2. 电子幻灯片制作中同一画面不要使用过多颜色，一般不超过几种（　　）

 A. 1 种   B. 2 种   C. 3 种

 D. 4 种   E. 5 种

3. 《国家基本公共卫生服务规范（第三版）》中规定乡镇卫生院等基层公共卫生机构每年播放健康教育音像材料应不少于几种（　　）

 A. 3 种   B. 4 种   C. 5 种

 D. 6 种   E. 7 种

4. 海报制作在色彩的选择和运用时，主色调以不超过几种为宜（　　）

 A. 1 种   B. 2 种   C. 3 种

 D. 4 种   E. 5 种

5. 以下哪一项不属于新媒体的特征（　　）

 A. 时效性   B. 虚拟性   C. 灵活性

 D. 高度交互性   E. 数字化

6. 开展社区预防慢性非传染性疾病的健康教育，从健康传播效果的层次看，以下表述属于健康信念认同的是（　　）

 A. 经常参加有氧健身运动   B. 相信合理膳食有利于预防疾病

 C. 不能经常吃新鲜水果和蔬菜   D. 知晓肥胖对健康的危害

 E. 愿意接受健康指导

7. 在婴幼儿保健方面，人们更愿意相信医务人员的指导，而不是街头小报的指导，这体现了受众的（　　）

 A. 求真心理   B. 求近心理   C. 求快心理

 D. 求新心理   E. 求短心理

8. 健康传播效果的最高层次是（　　）

 A. 健康信念认同   B. 知晓健康信息   C. 采纳健康的行为和生活方式

 D. 改变态度   E. 具有改变行为的动机

9. 在进行健康信息调查时，调查者最应该避免的提问方式是（　　）

 A. 封闭式提问   B. 偏向式提问   C. 开放式提问

D. 探索式提问　　　　　　E. 复合式提问

10. 属于一切社会传播活动的前提和生物性基础的人类传播活动是（　　）

　　A. 人际传播　　　　　　B. 群体传播　　　　　　C. 大众传播

　　D. 组织传播　　　　　　E. 自我传播

11. 群体压力导致从众行为属于以下哪种传播类型的特点（　　）

　　A. 人际传播　　　　　　B. 群体传播　　　　　　C. 大众传播

　　D. 组织传播　　　　　　E. 自我传播

12. 以下哪种传播类型中信息反馈是强制性的（　　）

　　A. 人际传播　　　　　　B. 群体传播　　　　　　C. 大众传播

　　D. 组织传播　　　　　　E. 自我传播

13. 以下哪种传播类型中有制度性传播的特点（　　）

　　A. 人际传播　　　　　　B. 群体传播　　　　　　C. 大众传播

　　D. 组织传播　　　　　　E. 自我传播

14. 影响健康传播效果的重要因素是（　　）

　　A. 传者人数　　　　　　B. 受者人数　　　　　　C. 环境因素

　　D. 经济条件　　　　　　E. 社区规划

15. 复合性传播的特点是（　　）

　　A. 多层反馈　　　　　　B. 积极反馈　　　　　　C. 消极反馈

　　D. 一对一反馈　　　　　E. 多对多反馈

16. 健康教育工作者对于有 20 年吸烟史的烟民进行控烟健康教育，选择人际传播最适宜的形式是

　　（　　）

　　A. 指导　　　　　　　　B. 咨询　　　　　　　　C. 个别访谈

　　D. 交谈　　　　　　　　E. 劝服

17. 某地位置偏僻，居民 60% 为文盲或半文盲，30% 的家庭有电视机。该地装有有线广播，有事情

　　都是通过有线广播通知居民。在该地开展健康传播活动，最有效的传播媒体是（　　）

　　A. 传单　　　　　　　　B. 小册子　　　　　　　C. 连环画

　　D. 海报　　　　　　　　E. 宣传栏

二、B 型题

（1~2 题共用备选答案）

　　A. 信息单向传播无反馈　　B. 信息单向传播有反馈　　C. 信息双向传播有反馈

　　D. 信息双向传播无反馈　　E. 信息分散传播无反馈

1. 拉斯韦尔五因素传播模式的特点是（　　）

2. 施拉姆双向传播模式的特点是（　　）

（3~4 题共用备选答案）

　　A. 健康信念认同　　　　B. 态度转变　　　　　　C. 采纳健康的行为

　　D. 知晓健康信息　　　　E. 形成正确的价值观

3. 在健康传播活动中最容易出现传播效果的是（　　）

4. 在健康传播活动中最难出现传播效果的是（　　）

（5~6 题共用备选答案）

　　A. 是的，你的想法非常好

B. 你这样说有一定道理，但是实际情况是这样的

C. 你的想法是错误的

D. 你说的这些都不对

E. 是吗？你的想法很独特哦

5. 在人际交流过程中，属于肯定性反馈是（　　）

6. 在人际交流过程中，属于模糊性反馈是（　　）

（7～8 题共用备选答案）

A. 传播是沿着组织结构而进行的

B. "意见领袖"具有引导作用

C. 信息传播是以单向性为主，反馈间接延缓且缺乏自发性

D. 反馈是强制性的

E. 具有明确的目的性，其内容都是与组织有关的

7. 属于群体传播的特点是（　　）

8. 属于大众传播的特点是（　　）

（9～10 题共用备选答案）

A. 召集专题小组讨论　　　B. 播放公益广告　　　C. 开展公关活动

D. 下发红头文件　　　　　E. 工作汇报

9. 在组织传播过程中，属于下行传播的方式是（　　）

10. 在组织传播过程中，属于上行传播的形式是（　　）

（11～12 题共用备选答案）

A. 需要了解基本的健康知识

B. 需要详尽的专业性信息

C. 需要权威性的、条理清晰的健康信息

D. 需要简单实用、具有标准化信息的健康教育材料

E. 需要较为具体的健康信息

11. 在健康信息设计过程中，政策制定者需要的健康信息是（　　）

12. 在健康信息设计过程中，公众需要的健康信息是（　　）

（13～14 题共用备选答案）

A. 一种宣传材料不宜留置过久

B. 向教育对象强调学习和使用材料的重要性

C. 面向大众，身体站在一侧进行讲解

D. 挂贴的高度应以成人阅读时不必过于仰头为宜

E. 选择目标人群经常通过又易于驻足的地方

13. 使用面向个体的健康传播材料的技巧是（　　）

14. 使用面向群体的健康传播材料的技巧是（　　）

（15～16 题共用备选答案）

A. 求真、求新、求短、求近、求情厌教

B. 选择性理解和记忆

C. 知晓、决策、采纳、巩固心理阶段

D. 主动寻求和使用信息

E. 知晓、采纳、决策、巩固心理阶段

15. 受众的选择性心理主要表现是（　　）

16. 受众对信息需求的共同心理特征是（　　）

（17～18题共用备选答案）

A. 你星期天在家做了什么事情　　　　B. 你为什么喜欢这本书

C. 你喜欢吃甜食吗　　　　　　　　　　D. 你今天感觉好多了吗

E. 你为什么不喜欢旅游

17. 属于封闭式提问的是（　　）

18. 属于偏向式提问的是（　　）

三、简答题

1. 健康传播材料按照形式一般分为哪几类？

2. 大众传播媒体的选择原则是什么？

四、分析题

由于秋冬季节是流行性感冒高发季节，为提高所辖社区老年人流行性感冒疫苗接种率，某社区卫生服务中心的公共卫生医师计划于今年9月开展一次预防流行病感冒专题的健康教育活动。请结合该案例分析可以从哪些途径获得现有的可靠健康传播材料，如自己制作健康传播材料应满足哪些原则？

（聂春莲　顾　娟　谢立璟　范明月）

书网融合……

本章小结　　　　微课　　　　题库

第四章　健康教育与健康促进项目的设计、实施与评价

PPT

🔷 学习目标

知识目标

1. 掌握　健康教育与健康促进项目计划设计的概念、程序；计划目标、干预框架的确定及人员培训的相关知识。

2. 熟悉　健康教育诊断，健康教育材料的应用，计划实施的过程评价。

3. 了解　健康教育与健康促进的效果评价。

能力目标

具备设计健康教育与健康促进干预项目并进行实施的能力。

素质目标

树立以健康为中心、履行维护健康社会责任的意识。

情景导入

情景： 某市疾病预防控制中心对本市流动人口控烟知识、态度和行为的现状开展调查，并采用两种方法对流动人口开展控烟健康教育，即发放控烟知识小册子与开展控烟专题讲座、答疑和咨询。该市疾病预防控制中心采用逐级整群抽样，按照该市的辖区分布，随机抽取 15 岁以上的流动人口共 780 名，分为空白对照组、一般干预组和积极干预组。空白对照组不采取任何干预措施；一般干预组采用发放控烟知识小册子，以自学为主；积极干预组以控烟专题讲座、答疑和咨询等互动形式为主。

讨论：

1. 该案例中控烟健康教育与健康促进干预项目采用了哪种评价设计方案？

2. 如何对该案例中的控烟健康教育与健康促进干预项目进行评价？

任何一项健康教育与健康促进项目均由设计、实施和评价组成，三者之间是相互联系、相互制约、不可分割的有机整体，从而保证对某一目标人群的行为干预有针对性和有效性。其中，设计是项目的纲领，它基于研究目标人群有关健康问题及其特征，形成该问题的理论假设，提出解决该问题的目标和为实现这些目标所采取的一系列具体方法、步骤和策略。实施是具体执行计划去实现目标，获得结果的过程。评价是监控项目质量，检测项目成效的重要保证系统，贯穿于整个项目的始终。

第一节　健康教育与健康促进项目的计划设计 🄴微课

一、健康教育与健康促进项目计划设计概述

（一）计划设计的概念

计划设计是一个组织机构根据实际情况，通过科学的预测和决策，选择需要优先干预的健康问题，

提出解决该问题的目标及实现这些目标所采取的一系列具体方法、步骤和策略。计划是科学管理的体现，有利于健康教育工作者根据社会需要和主客观条件选择优先项目，并从一系列可行的策略和措施中做出最优选择，把有限的资源用在刀刃上。计划可以明确目标和作用方向，指导和协调各有关部门和有关人员共同行动。计划是实施的基础，同时又为科学的评价提供量化指标。因此，健康教育和健康促进的活动无论周期长短都必须有科学的、周密的计划。

（二）计划设计的原则

1. 目标原则　健康教育与健康促进项目的计划设计必须以正确的目标为导向，紧密围绕目标开展活动，确保实现计划目标。健康教育与健康促进项目的目标应当有明确的总体目标和切实可行的具体目标，从而体现计划的整体性和特殊性，保证以最小的投入获得最大的功效。

2. 整体性原则　健康教育与健康促进是整个卫生事业发展中的一个重要组成部分，制订健康教育与健康促进项目应围绕总目标展开，以健康为中心，明确目标人群健康发展的需求，解决目标人群健康问题，项目要体现出整体性和全局性，目标要体现目标人群长远发展对健康的需求。

3. 可行性原则　坚持实事求是，一切从实际出发的原则。既要借鉴历史的经验与教训，又要做周密细致的调查研究，因地制宜地进行计划的设计。与此同时，要掌握目标人群的健康问题、知识水平、经济状况、思想观念、风俗民情等一系列客观资料，实行分类指导，提出符合实际、易为目标人群接受、切实可行的健康教育与健康促进项目。

4. 参与性原则　广泛动员相关组织和目标人群积极参与健康教育与健康促进项目计划的制订工作，邀请社区群众早期参与社区需求分析，把计划的目标和目标人群所关心的问题紧密结合起来。只有社区群众广泛参与，得到群众支持，才能顺利完成计划并收到预期效果。

5. 灵活性原则　项目设计要留有余地，在制订计划时要尽可能预见到在实施过程中可能发生的变化，并制订基于过程评价和反馈问题的应对策略、项目修订指征，根据实际情况，进行适当的项目修订，以保证项目的顺利实施。

（三）格林模式简介

健康教育与健康促进项目设计依据的模式有很多种，目前最有代表性，使用最为广泛的模式是格林模式。格林模式是 1970 年提出的。格林模式是针对特定健康问题先进行诊断，然后根据诊断结果去规划并执行解决该健康问题的干预或教育计划，在干预或教育计划执行过程中进行相应评价的一种方法。

格林模式是整合模式，除了具备一般性项目设计的方法外，对找出影响行为的环境因素有其独到的优势。该整合模式对健康教育和健康促进项目的设计、实施与评价是一个非常完整的指导过程，指导公共卫生专业人员鉴别影响人们健康行为的因素，帮助制订适宜的健康教育与健康促进计划和行为干预措施。其特点是从"结果入手"，用演绎的方法进行思考，从最终结果追溯到最初起因，同时考虑了健康影响因素的多重性，帮助计划制订者把这些因素作为重点干预目标或规划的设计、执行及评价中。

格林模式又称为"PRECEDE – PROCEED"模式。PRECEDE – PROCEED 模式包括 PRECEDE 和 PROCEED 两部分。PRECEDE 指在教育、环境诊断和评价中使用倾向因素、促成因素和强化因素。PROCEED 指在实施教育和环境发展中运用政策、法规和组织手段。格林模式有 9 个阶段，其中包括 5 个诊断阶段（社会诊断、流行病学诊断、行为与环境诊断、教育与生态学诊断、管理与政策诊断）、1 个执行阶段、3 个评价阶段（过程评价、效果评价、结局评价）。（图 4 – 1）。

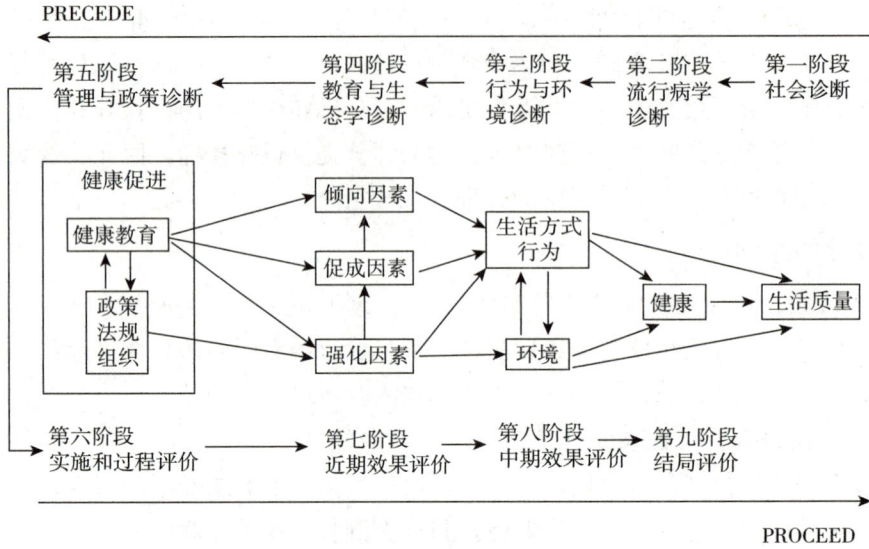

图 4-1 格林模式

PATCH 模式

20 世纪 80 年代在格林模式的基础上提出了一种以社区为基础的健康教育项目的诊断和干预思路，即有计划实施社区卫生 PATCH（planned approach to community health）。PATCH 将健康教育诊断和干预分为五个步骤：①动员社区；②调查收集社区情况；③确定主要健康问题及行为影响因素；④制订干预计划并实施计划；⑤评价效果。

PATCH 的第一个步骤是为在社区开展健康教育诊断和随后的项目干预作舆论和组织准备，第二和第三个步骤即具体的健康教育诊断活动。第四步和第五步和格林模式一致。

二、健康教育与健康促进项目计划设计程序

制订健康教育与健康促进计划前需要作大量的调查研究，分析相关需求信息，找到需要优先解决的问题，并针对这些问题找寻其相关因素，然后制订出相应的实施、干预计划。健康教育与健康促进项目内容、目标等虽然各不相同，但设计制订健康教育与健康促进计划的方法和步骤大致是相同的。健康教育与健康促进项目计划设计的程序包括需求评估、确立优先项目、确定项目目标、制订干预策略、制订实施计划、制订监测与评价方案以及经费预算 7 个步骤。

（一）需求评估

需求评估又称"健康教育诊断"，是项目设计的第一步，设计任何一个项目，都首先需要了解目标人群是谁，存在哪些健康问题，需要哪些健康知识和技能，喜欢什么传播形式和方法，目前拥有哪些可利用的健康教育技术和资源等。健康教育与健康促进需求评估以格林模式为指导，对目标人群或干预社区进行全面细致的需求评估，包括社会诊断、流行病学诊断、行为与环境诊断、教育与生态学诊断、管理与政策诊断。

1. 社会诊断 通常针对特定的社区，进行社会现况及社会问题的调查与分析。这里的"社区"所涉及的人群范围既可以指居住在同一地域里共同生活的居民，也可以泛指更广义的社区，即一群具有相

似特征或分享共同利益、价值观和行为规范的一群人。

社会诊断通过社区居民的参与，运用主观与客观资料，从社会学的角度，找出与健康生活有关的各种问题，然后根据需求程度、重要性和影响程度等不同指标，将这些问题按优先次序排列出来。此阶段不仅可以提出社区面临的社会问题，还可评价居民的生活质量和卫生服务需求，以确认社会经济因素对健康生活质量的影响，并为干预计划提供依据。

社会诊断的主要内容包括三个方面：评估目标社区或人群的生活质量，并确定影响生活质量的主要健康问题；了解目标社区或人群的社会、经济、文化环境，与健康问题相关的政策及资源。找到社区重要问题之后还需要评估该社区解决问题的能力及居民对解决这些问题的态度。

2. 流行病学诊断　在社会诊断后，应用流行病学方法，进一步明确健康问题的严重性与危害，从而明确社区的主要健康问题、健康问题的主要危险因素，并最终确定优先干预哪个健康问题。

此阶段是从流行病学角度找出目标人群中最重要的健康问题。流行病学诊断的目的是确立健康问题的优先顺序，需要了解目标人群的监测资料，包括期望寿命、出生率、患病率、死亡率等，然后参考社区目前拥有的资源及解决问题的能力，选出最迫切需要又有可能解决的健康问题。

流行病学诊断的主要内容包括确认该地区最紧迫的健康问题，以及导致这些问题的行为和环境因素；确定受影响人群的特征，如性别、年龄、种族和职业，并找出受影响最严重的人群类型；分析健康问题在地理上的分布范围；了解健康问题的时间分布特征；识别与健康问题相关的各种影响因素，确定主要影响因素，并制订针对不同人群解决的具体问题和预期效果。在流行病学诊断中，可以用现有的卫生机构统计资料进行分析，但更多情况下，应该开展现场流行病学调查。

3. 行为与环境诊断　在流行病学诊断的基础上，从行为的角度找出对健康问题影响最大且最可能改变的因素，并据此确定健康干预目标，这就是行为诊断。例如，要查找与慢性病相关的因素，可以从以下三个方面入手。首先是评估个人行为或生活方式，比如许多慢性疾病患者常有吸烟、不合理饮食习惯、不按时服药、缺乏运动等问题；其次是评估个人周围具有影响力的人群，许多有吸烟、不合理饮食或不运动习惯的人主要受到家人、同伴或同事的影响；第三是考虑大环境因素，比如一般人很容易从超市购得香烟和酒类产品，在电视上经常看到不健康食品广告，社区缺乏运动场所等。然后根据紧迫性、重要性和可行性等指标对找出来的各种因素进行排序。接着针对排名靠前的一两项行为因素设计干预方案。

从环境角度出发，找出最可能影响健康问题又最可能改变的因素，并据此制订健康干预的目标，这就是环境诊断。环境又可分为"物质环境"和"社会环境"两大类，其中常存在许多非个人能力所能解决的因素，但是，这些因素一旦被去除或改善，却可以改善人们的健康。环境因素改善有助于个人行为的改变，但需要相应的组织或行政措施。例如，控烟法规规定公共场所不准吸烟；在医院开展强化戒烟治疗服务，可以帮助吸烟者戒除吸烟的习惯。又如，通过制定相关政策，鼓励食品厂商选用健康食材，或者改善制造食品的工艺流程，提高健康食品的可及性，这都是从环境着手的干预措施。

行为和环境诊断的主要内容包括明确区分哪些行为和环境因素与我们所关注的健康问题相关；明确哪些行为或环境因素对该健康问题影响最大或最为直接；区分哪些行为或环境是容易改变的，哪些行为和环境是不能或难以改变的。行为诊断通常采用现场调查、文献检索、专家咨询等综合方式进行。在实际操作中，可以将该步骤与社会诊断和流行病学诊断结合进行。

4. 教育与生态学诊断　教育与生态学诊断的目的在于探讨影响目标人群健康行为的因素，找出引发行为改变的动机，以及使新行为得以持续的因素，这是健康教育与健康促进计划制订的重要基础。影响人类健康行为因素总结分为 3 类。

（1）倾向因素　是指个人从事某项行为之前，已经存在的影响因素或前置因素，即发生某种行为的理由，包括个人的知识、态度、信念、价值观念，以及年龄、性别、种族、婚姻状态、家庭收入、职业等人口学特征。例如，分析慢性病患者的吸烟行为，发现性别（男性高于女性）、年龄（年龄越大者吸烟比例越高）、文化程度（吸烟者受教育程度偏低）、知识（对吸烟危害知晓度较低）、态度（吸烟者觉得吸烟是个人自由）等。

（2）促成因素　是指有助于实现行为改变的因素，即促使个人某种行为得以实现的因素。这些因素可以直接影响行为，或间接地通过环境影响行为，包括实现某种行为所需要的资源及技能，如可获得的健康服务和健康保险、到医院的交通便利程度、健康服务的提供等因素。提供必要的行为改变的技能支持也是重要的促成因素。以吸烟者的戒烟为例，有替代方法可以使用（当烟瘾来时，可以大量喝水）、有相关的戒烟计划正在执行（医生提供免费的戒烟技术指导）、社区有相应的资源（有志愿者前来关心、鼓励指导戒烟的技巧）、可能的障碍被移除（如公共场所不设烟灰缸）等。

（3）强化因素　是指影响行为持续或重复的因素，如对良好行为形成后的奖励、奖金。如家庭支持（家人或朋友赞赏戒烟成果）、重要的个人行为示范（看到好朋友或病友戒烟成功，身体健康状况得以改善），以及其他的社会益处。

教育与生态学诊断主要采用直接在目标人群中开展定量与定性调查，同时辅以查阅资料、专家咨询、现场观察等方法获取资料。

5. 管理与政策诊断　管理与政策诊断是指计划设计者可以根据前面几个阶段确立的"影响因素"，分别找出合适的策略，并考虑执行和持续计划时所需的资源、设备和政策，以及可能遇到的阻碍。由于策略是干预计划成功与否的关键，所以此阶段关注的问题是"采用哪些策略，可以改变前面几个阶段已经找出来的影响因素""社区有哪些可用的资源""社区的组织机构是否健全""预期可能遇到的障碍有哪些""社区的优势有哪些""有哪些现行的政策与预定的干预方案有关联"等。管理与政策诊断主要通过查阅资料、专家咨询、定性调查等方法获取资料。

（二）确立优先项目

1. 确定需要优先解决的健康问题　在获得了社会诊断、流行病学诊断相关信息后，对目标人群的健康问题及卫生服务需求进行梳理，再根据健康问题的普遍性、严重性、紧迫性、可干预性、干预的效益等，确定需要优先解决的健康问题。确定优先解决的健康问题的基本原则如下。

（1）重要性　指选择涉及面广、发生频率高、对目标人群健康威胁严重、致残致死率高、后果严重、居民最关心的健康问题，一般可以认为该健康问题的严重性较高。

（2）有效性　指通过健康教育干预，能有效地促使其发生可预期的改变，如干预措施简便具有较好的可行性，且易为目标人群所接受，有明确的客观评价指标的健康问题。

（3）可行性　指健康教育的干预策略、措施和方法以及各种干预活动能否开展和实施，主要取决于干预社区背景及现行相关政策对疾病和健康问题干预的支持力度，包括分析社区支持，社区相关部门的配合，人力、物力、财力、技术资源等条件的配置等。

（4）成本—效益　指成本—效益评估的排序，一般将成本较低，效益较好，能用最低成本达到最大经济效益和社会效益的健康问题作为优先需要解决的健康问题。

通常采用四格表找出重要性高和有效性高的健康问题，将其作为优先需要解决的健康问题，然后考虑解决该健康问题的可行性和成本—效益，最终确定优先解决的健康问题。

2. 确定优先干预的行为因素　影响健康的行为众多，通过行为诊断区分引起健康问题的行为与非行为因素；区分重要行为与相对不重要行为；区分高可变行为与低可变行为，从而选择关键的、预期可改善的行为作为优先干预的目标行为。

（1）区分引起健康问题的行为与非行为因素　任何一个健康问题的起因都有可能存在行为因素和

非行为因素，只有行为因素才有可能是健康教育计划选择的目标行为。

（2）区分重要行为与相对不重要行为　主要是依据行为与健康问题联系的密切程度以及该行为的发生频率。重要行为是指与健康问题的发生有直接关系且经常发生的行为。如果行为与健康仅存在间接关系或行为很少出现，可认为是相对不重要行为。

（3）区分高可变行为与低可变行为　高可变与低可变行为是指通过健康教育干预，某行为发生预期改变的难易程度。高可变行为往往是与目标社区的地理、物产、文化传统或传统的生活方式等因素关系不大；行为正处于发展时期或刚刚形成；在其他计划中已有成功改变的实证；社会不赞成的行为。低可变行为则相反。对人群健康威胁的重要性越高、可干预性越高，原则上优先将其考虑为干预行为。

确定优先干预行为可依据重要性和可变性的程度对行为进行排序、打分，对人群健康危险的严重性程度越高、危险行为的可干预性越高则分值越高，得分最高者原则上可考虑为优先干预行为。为了便于选择，通常采用四格表，将重要性和可变性分级的结果排列于其中（表4-1）。

表4-1　行为重要性和可变性的分级

	重要	不重要
可变	计划重点干预的行为	一般不优先考虑的行为
不可变	可在一定条件下作为计划干预的行为	不予考虑的行为

确定优先干预行为因素可以按照格林模式从社会学、流行病学、行为环境、教育与生态学以及管理政策等多方面进行分析，归纳行为的影响因素，并区分倾向因素、促成因素、强化因素。

（三）确定项目目标

任何一个健康教育与健康促进行项目都必须有明确的目标，项目目标既要体现项目的远期方向，又要显示近期应当完成的工作指标，因而可以将目标分为总目标和具体目标。

总目标是指项目理想的最终结果，在计划完成后预期可获得的总体效果，具有宏观性和远期性。如某社区控烟健康促进项目，其总目标是减少吸烟给全体社区居民健康带来的危害，提高生活质量。

具体目标是为实现总目标设计所要达到的具体结果，即为了实现总目标而需要取得的各阶段、各方面、各层次的结果，指标要求是具体、可测量的、可完成的、可信的、有时间性。项目的具体目标必须回答4个W和2个H。

Who——对谁？

What——实现什么变化？

When——在多长时间内实现该变化？

Where——在什么范围内实现该变化？

How much——变化程度多大？

How to measure it——如何测量该变化？

以控烟计划为例，具体目标：对谁（who）——全部社区居民；实现什么变化（what）——降低吸烟率；在多长时间内实现这一转变（when）——一年；在什么范围内实现该变化（where）——该社区；变化程度多大（how much）——降低65%；如何测量（how to measure it）——干预前后知识知晓率、信念持有率、行为流行率比较和行为改变率比较。

健康教育项目中目标可以分为教育目标、行为目标和健康目标。教育目标是为实现行为转变所必须具备的知识、信念、态度和技巧。行为目标是目标人群行为改变的程度。教育目标和行为目标一般称为近中期目标。健康目标指的是目标人群在执行后产生的健康效益，包括生理指标及客观指标的变化，也可以是疾病发病率或死亡率的变化和生活质量指数等。健康目标可以在项目执行期内发生，也可在执行期结束后相当长一段时间才能出现，称为远期效应。

（四）制订干预策略

在项目设计中，必须提出明确的策略和措施。策略是为实现项目目标而确定的总体执行思路，措施是体现项目策略的具体方法。策略与措施的制订以社区需求评估、确定优先项目以及目标确定为基础。一般将干预策略按教育策略、社会策略、环境策略及资源策略等方法分类：①教育策略指各种大众传播、人际交流策略手段以及讲座、培训、咨询、义诊、同伴教育等组织方法。②社会策略指政策、法规制度、规定及其执行方法等。③环境策略指改善有关社会文化环境和物理环境的各种策略手段，比如增加社区卫生服务站、兴建体育场地、搬走污染企业等。④资源策略即动员、筹集、分配、利用社区中各种有形和无形资源的途径、方法。

（五）制订实施计划

实施项目设计应包括以下内容：确定教育活动日程（调研计划阶段、准备阶段、干预阶段、总结阶段）；确定组织网络与执行人员。

（六）制订监测与评价方案

为确保健康教育与健康促进项目的实施质量，在制订方案时，应同时制订实施过程中的监测与评价方案。对监测与评价的活动、指标、方法、工具、时间、监测人、评价人、负责人做出明确的计划。

（七）经费预算

在健康教育与健康促进活动过程中，必然会涉及经费使用。确定干预活动预算的原则：科学合理、细致认真、厉行节约，留有余地。根据每项活动的目标人群、计划时间、项目内容方法与规模，分别测算出每项活动的开支类别和所需经费，汇总后即可得出整个项目的开支。

第二节　健康教育与健康促进项目的实施

实施是按照项目设计去实现目标，获得效果的过程，也是体现项目根本思想的具体行动。没有有效的实施工作，再好的项目也不能产生效益。健康教育与健康促进项目的实施是将科学的计划落实为具体操作的过程，是健康教育与健康促进项目耗费时间最长、动用经费和人力最多的环节，是一个多部门合作，协调行动的复杂过程，也是健康教育与健康促进项目实现其目标的关键。因此，健康教育与健康促进项目实施是整个项目的主体工作部分，也是重点和关键。健康教育与健康促进项目实施的 SCOPE 模式是项目实施工作的理论性总结，它将复杂的实施工作归纳为 5 大环节，即制订项目实施进度表（schedule），控制实施质量（control of quality），建立实施的组织机构（organization），培训项目的实施人员（person），配备所需的设备器材（equipment and material），这 5 个环节与实施过程紧密相连，同时 5 个环节之间也互相密切关联。

一、制订项目实施进度表

健康教育干预活动的实施是按照计划要求实施各项干预活动，以有序和有效的工作去实现计划目标、获得效果的过程。实施进度表是根据健康教育方案的计划进度，以时间为引线，整合排列出各项实施工作的内容、具体负责人员、监测指标、经费预算、特殊需求等内容的一个综合的计划执行表。实施进度表是各项干预活动和措施在时间和空间上的整合，各项干预活动的实施应以进度表为指引，逐步实现阶段目标和总体目标。如果项目计划时间较短，如半年或一年，可将实施工作编制在一个进度表内。

如果项目计划时间长，如 2 年、3 年或更长，可按年度或半年度编制整个项目计划的实施进度表。以某社区高血压干预第一个半年度实施安排进度为例制订实施进度表（表 4-2）。

表 4-2　某社区高血压干预实施进度表

实施时间 (2024.4-2024.9)						工作内容	负责人员	参与者	监测指标	预算（元）	材料设备	备注
4	5	6	7	8	9							
√						组建领导与执行机构；第 1 次领导机构会议	××	×××	成立文件	100	组织机构成立文件等	
	√					项目启动大会；骨干培训会	××	×××	骨干名单	1000	培训资料，会标、音响	
		√	√	√		社区诊断与确定优先解决健康问题	××	×××	社区参与人员	3000	体检设备、电脑等	
					√	高血压患者建档	××	×××	高血压患者档案	1000	电脑及办公用品等	

1. 工作内容　指各项具体活动。不必将实施活动进行过细的分解，而是将主要的活动列进去，并且按照活动的先后顺序，将各项工作内容纳入时间表。要充分考虑各项工作所需时间，根据工作内容确定时间跨度，不必平均分配时间，确保重点内容有足够时间执行。另外，需要特别注意的是工作时间应服从于工作质量，不能以牺牲工作质量的方式争取时间。

2. 负责人员　每项活动应明确具体负责人员。并不是每项工作都需要项目负责人亲自负责，但每项工作的进展都应及时向项目负责人报告，以保证项目总体进度。

3. 监测指标　是监测该项工作是否完成的依据，特别是要做好痕迹管理，如以培训班的通知、培训班总结和学员名单、学员照片等作为培训班的监测指标。每一项工作都需要一个或多个能监测其执行情况的指标，特别是列入时间表的重要活动，应明确完成的指标。

4. 经费预算　是对该项活动所需要的费用的估计。既要保证各项活动有必需的经费，又要做到经费的合理分配和有效使用，尽量避免出现有的活动经费过于充足，而有的活动经费又短缺不足的情况。

5. 特殊需求　指该项活动所需要的特定设备、资料、场所以及技术支持等特殊需求。制订时间表的重点是对准备实施的各项项目活动的实施时间进度进行计划，并对经费进行测算。时间表的制订者在计划每项活动的时间时，应考虑其实际操作程序、运作过程、可能遇到的困难等因素。根据这些实际条件，结合以往的经验做出科学的安排。实际工作中许多活动是交叉进行的，在时间上是重叠的，因此除了考虑时间的计划外，必须考虑人员投入，以免力不从心，影响实施工作，影响计划的完成。

二、控制实施质量

在实施工作中要十分注重对实施质量的控制，并且应该从项目开始实施之初就建立起有效的监测和质量控制体系。

（一）监测

监测是对项目实施过程的各个环节进行的监督、测量活动，是评估项目实施质量必不可少的工作。通过监测，发现项目实施中存在的问题，及时调整实施方法或方案，调整人员安排，以确保项目实施的质量。监测的内容比较广泛，主要有工作进度、活动质量、人员能力、阶段效果、经费使用等（表 4-3）。监测的指标应根据所监测内容的特点去确定，要能反映监测的内容，并且容易准确地获取。

表 4 – 3　项目监测的主要环节和内容

监测环节	内容
工作进度	按计划进度完成任务情况，分析未按进度完成任务原因
活动质量	活动按计划方案或标准执行情况，目标人群反映情况
人员能力	项目参与者接受培训情况，各实施小组或团队完成任务能力
阶段效果	各项工作的具体目标达标情况
经费使用	实际开支与预算符合程度

（二）质量控制的内容

质量控制是对实践过程的质量保证，将有助于提高标准，确定成本效益活动，其表现为通过外部机构，确保活动符合利益相关者的需求。质量控制的内容包括监测工作进程、活动内容、活动开展情况、人群知信行及有关危险因素、经费开支等。

1. 对工作进程的监测　计划内的各项活动是否都是按照活动日程的预计时间进行。

2. 对活动内容的监测　检查实际开展的活动在内容上、数量上是否符合计划的要求。

3. 对活动开展情况的监测　主要包括了解实施人员的业务能力及工作情况、目标人群参与程度和相关部门配合状况 3 个方面。

4. 对人群的知信行及有无危险因素的监测　监测提供的反馈信息既可了解项目进行的质量，也是在必要时调整干预方法的依据。

5. 对经费开支的监测　经费开支的合理性，与预算的符合情况。

（三）质量控制的主要方法

在健康教育与健康促进项目实施阶段，可以采用记录与报告、现场考察、参与审计和调查等方法进行有效监测与质量控制。

1. 完善和保存记录　完善和保存记录是资料收集的主要方法，也是计划本身的体现。计划中所必需的每一项资料记录必须达到 90% 的完整性水平。

2. 组织有关人员对项目活动进行实地考察与评估　实地考察评估便于掌握第一手资料，通过考察了解目标人群的参与程度以及健康教育人员与目标人群之间的相互关系，观察目标人群在项目活动中行为特征和心理特征等多方面信息。

3. 建立专家小组审查制，保证计划执行质量　可通过专家小组审查，审查项目计划的近期目标和远期目标，计划的任务、方法、步骤及活动情况是否合适，并将计划实施记录与一系列专业标准进行比较，对计划所选人员、活动、材料及执行步骤进行审查，并对计划的设计和执行提供直接的指导意见。

4. 加强内部审计　审计是判断是否按项目计划要求投入资金，分配是否符合需要（如基建、设备、培训及活动经营等）。资金应具备每月、每季、每年的来源类型和分配数量的记录。

5. 采用定性调查方法　如专题小组讨论、个人访谈等，必要时也可定量、定性混合调查，如目标人群的小样本快速评估方法。

（四）注意事项

当实施质量控制时，应考虑以下要点。

1. 公平　确保参与者有公平的机会获得服务或受益于服务。

2. 效益　服务能达到预期目的。

3. 效率　服务能以最低成本实现最大效益。

4. 可及性　用户在任何时间、任何距离都很容易获得服务。

5. 适当性　服务是目标人群所需要的。

6. 可接受性　这项服务能满足目标人群的合理期望。

7. 反应性　这种服务能满足目标人群表达的需求。

三、建立实施的组织机构

健康教育与健康促进的组织管理机构应能充分发挥其组织、动员及管理作用。实施健康教育与健康促进计划时，建立强有力的领导机构和高效率的执行机构对项目的顺利实施非常重要。

1. 领导机构　一个办事效率高、具有影响力和决策能力的领导机构是项目开展的基础。领导机构的建立过程，也是开发与动员领导的过程。领导机构应包括与计划实施直接相关部门的负责人和主持实施工作的业务负责人，社区政府分管负责人、社区卫生服务中心负责人、社区重点企事业单位分管负责人、社区重点人群代表也可以根据项目的需要，纳入领导机构中来。领导机构要为项目提供政策支持、部门协调、社区开发，研究解决健康干预工作中的困难和问题，其对项目实施的作用是多方面的（表4-4）。

表4-4　领导机构对项目实施的作用

作用	内涵
政策支持	制定发布相关制度、办法、条例、意见等政策性文件
部门协调	协调相关部门的关系，发挥各部门在项目中的作用
社区开发	参与社区动员与开发，提高项目可信度，促进居民积极参与

2. 执行机构　执行机构的职责是具体负责落实和执行健康教育计划，分解项目计划中的每项活动，开展干预活动。执行机构一般设置在某一相关业务部门内，与项目负责人所在单位相一致，如健康教育所、疾病预防控制中心、妇幼保健所等疾病预防部门。其成员大多以一个部门为主体，吸收相关部门的专业人员参加。执行机构人员的数量和专业结构，应根据项目内容确定，应与设计方案保持一致。原则上，既要满足需要，又要避免过于庞杂。

四、培训项目的实施人员

项目正式实施前，应开展对项目实施人员的技术培训，使参与人员明确项目的目的、意义、内容、方法及要求等，统一认识，统一技术，统一步调。通过培训，建立一支能胜任本项目实施任务的专业技术队伍。

1. 人员培训的重要性　一项健康教育与健康促进计划能否顺利实施，与是否拥有合格的人员密切相关，人员的数量和质量是决定项目成败的关键因素之一。

（1）在实施健康教育与健康促进项目时，不但需要专职的健康教育人员，同时也需要大量兼职健康教育人员的参与，很多时候，一些健康教育方法，如在同伴教育、"小手拉大手"过程中，还会有很多目标人群也成为健康教育者。由于各类人员在健康教育与健康促进项目实施中承担的任务不同，为此，必然需要针对不同人员进行不同内容的培训。

（2）目前我国的健康教育专职或兼职人员中，接受过健康教育与健康促进专业系统教育的人员数量有限。此外，社区卫生服务机构承担基本公共卫生服务也意味着大批社区医务人员急需提升开展健康教育的能力。

（3）在健康教育与健康促进项目实施中，经常需要跨部门合作、与媒体合作，如果能够通过社会动员和培训，使其了解项目的意义和健康教育与健康促进基本理念，必然有助于健康教育与健康促进项目的实施。

（4）由于各个健康教育与健康促进项目目标和策略的差异，工作人员还需要掌握项目目的、意义，项目执行程序、具体活动方式等，以帮助他们具有胜任项目执行所需的知识和技能，为此，针对特定的健康教育计划进行的人员培训是十分必要的。

2. 培训的原则

（1）目的明确　任何一个特定的培训计划都必须强调以项目为中心而展开，体现项目的目的和原则。培训应根据项目的要求，确定学员应掌握的知识和技能。

（2）理论联系实际　整个培训过程应十分重视理论和实际紧密结合。培训的内容和方法要根据健康教育计划的要求来选定，同时要适合学员的具体条件。

（3）及时评估　在整个培训工作的计划和执行过程中，应该及时地、不断地收集各种反馈意见，随时注意培训遇到的新情况、新问题，及时调整教学内容。

3. 准备工作

（1）评估培训需求　了解学员基本情况、与满足项目工作要求之间的差距。

（2）制订培训计划　开展培训应有充分的准备，包括确定培训内容与方法，预订培训场所，编印培训资料，落实培训师资，编制培训课表，安排后勤服务等。

4. 确定培训内容

（1）健康教育与健康促进项目管理人员的培训内容　①项目计划：包括如何开展健康需求评估，并能根据评估结果、资源情况和项目要求，制订健康教育项目计划、实施方案等。②质量控制：包括质量控制的目的、内容和方法，以及项目目标和各项干预活动的技术指标，开展项目监测与质量控制。③人员管理：合理分配人力资源，鼓励项目参与者努力工作。④财务与设备管理：使学员了解基本的财务管理和设备管理知识和方法，包括经费的预算和审计、项目可用资源的合理分配等。⑤项目评价与总结：包括项目评价指标与评价方法，使学员能组织实施项目评价，资料汇总，能完成项目的阶段性报告和总结报告。

（2）健康教育与健康促进项目技术人员的培训内容　①专业知识：应根据干预项目的目标和干预内容，确定专业知识的培训内容。②传播材料制作：包括健康信息需求评估方法、传播材料设计、制作流程和预试验等。③人际交流技术：包括倾听、表达、提问、反馈等技巧。④人员培训方法：包括培训班组织、基本教学技巧、参与式培训方法等。⑤健康干预方法：包括健康教育与健康促进干预活动可用到的各类干预方法的内容和应用技巧。

5. 组织培训　培训时间不宜太长，可根据项目实施的技术难度确定，一般培训1~2次或3~6学时。培训方法应灵活多样，一般以讲授为主，咨询答疑及小组讨论为辅；还可根据需要通过技术观摩、操作或演练等开展培训。培训结束时应当对培训进行评价，包括教师授课质量、学员出勤、学员考试成绩等。开展培训评价，能督促教师认真备课与授课，还可促使学员认真学习。

6. 选择培训方法　健康教育与健康促进项目的培训是为了完成特定任务、针对有工作经验的成年人进行的教学工作，通常以参与式培训教学方法为主。

知识链接

参与式培训教学方法

参与式培训教学方法是每个参训人员都要参与交流及分享的培训方法。在参与式培训教学方法中，老师和学员是平等的，学员和学员也是平等的，大家的参与机会是平等的，因此大家在学习过程中自然大胆地阐述自己的见解、经验和困惑，能极大地提高了参训人员的自信心和参与意识。这类方法的主要特征是每个培训对象能积极主动参与培训活动，从亲身参与中获得知识、技能和正确的行为方式。

常用的参与式培训教学方法包括以下几种。

1. 头脑风暴法 使学员在没有预先准备的情况下即刻回答问题，促使学员快速思考，积极应对，有助于集中学员的注意力，促使学员开动脑筋，适用于开阔思路，提出问题和解决问题的办法。

2. 角色扮演法 事先设计情景，请学员扮演其中的角色，在表演结束后引发讨论。该方法能充分调动学员的积极性，形式活泼生动，能给学员留下深刻印象，可用于增强学员的沟通技巧和决策技巧，也有助于转变学员的态度和观念。

3. 小组讨论法 组织学员分小组就特定的问题展开讨论，各抒己见，分享经验，适用于学习知识、影响观念和行为。小组讨论既可以作为一种培训方法单独使用，也可以与其他参与式方法，如头脑风暴、角色扮演等结合使用。

4. 案例分析法 将现实中的项目故事编写成典型案例，从案例中分析该项目科学、合理的部分，成功的经验，剖析不足与失败的教训，帮助学员增加决策能力，案例也可以成为学员在今后工作的范例。

----

7. 培训工作的评价 评价是培训活动的一个重要组成部分，在制订培训计划时应该对如何进行培训评价也做相应的计划。培训效果评价包括两个层次：①培训过程评价：培训过程评价主要是针对培训过程进展是否顺利，学员对培训组织实施是否满意进行的评价，如教学进度是否按计划进行，教材、教学设施是否适用，学员上课的出勤率，在培训进行过程中学员的各种意见等。②培训效果评价：培训效果评价侧重于培训后学员知识、技能掌握情况及对实际工作的胜任情况。为此，需要在不同时期进行评价。首先是在培训班结束时，对学员的知识、技能进行测评，以检验培训班即时效果。此外，在学员开展项目工作过程中，对学员实际工作能力的测评，更是培训效果评价的重要组成部分，但由于学员比较分散、考核指标不易选择等因素，较少进行实际工作的评价，需要不断完善（表4-5）。

表4-5 培训工作的评价

	评价内容	评价对象	评价方法
教师 教材 教学	1. 教师授课能力 2. 教学方法 3. 教材适用性 4. 教材质量和数量 5. 课程安排	教师 培训组织者	1. 问卷调查 2. 学员讨论 3. 工作人员讨论
组织工作 后勤工作	1. 培训班时间安排 2. 培训地点安排 3. 课外生活 4. 培训班食宿	培训组织者 后勤服务人员	1. 问卷调查 2. 学员评议 3. 工作人员评议
培训效果	1. 知识掌握 2. 技能掌握 3. 能力提高	学员	1. 教师观察 2. 培训前后问卷考察 3. 学员讨论总结
培训的远期效果	1. 能够记忆的知识 2. 能够在工作中运用的知识和技能	学员	1. 实地考察 2. 问卷调查 3. 电话调查或随访

五、配备所需的设备器材

在健康教育和健康促进项目实施过程中，为了确保项目工作与活动的顺利进行，所需的设施设备是必要的条件，也是项目实施的物质保证。设施设备通常包括健康教育材料和设备物件。

1. 健康教育材料　健康教育材料类型很多，形式多样。常用的健康教育材料可包括音像材料（录像/影带、光盘等），印刷材料（贴画、折页、健康信息宣传单、健康手册等）、实物模型（身体结构模型、实物模型、模拟情景等）以及承载健康教育信息的日常用品（如水杯、扑克、衣物、纸巾、笔记本、日历等）等。健康教育材料的制作有其规范的模式和要求，好的健康教育传播材料是获取好的传播效果的必要手段和方法。

2. 设备物件

（1）音像设备　照相机、录音机（笔）、摄像机等。

（2）交通工具　用于运输设备和相关人员的各类型车辆。

（3）印刷设备　打印机、复印机等。

（4）办公设备　电话机、传真机等。

（5）医疗器械　血压计、血糖仪、盐勺、体重计、计步器、健身器材等。

（6）教学设备　笔记本电脑、多媒体投影仪、黑板等。

第三节　健康教育与健康促进项目的评价

评价是指对评价对象的各个方面，根据评价标准进行量化和非量化测量与分析，最后得出结论的过程。健康教育与健康促进项目的评价是对项目的目标、内容、方法、措施、过程和效果等进行评估的过程，可帮助确定项目的先进性与合理性，帮助督导项目的实施，确保项目质量并达到预期目标。评价工作是健康促进项目的重要组成部分，是全面监测、控制、保证项目方案设计先进、实施成功并取得应有效果的关键性措施、它贯穿于项目设计、实施和评价的全过程，而不是完成全部项目后的评价。是否执行严密的项目评价已经成为衡量一项项目是否成功、是否科学的重要标志。评价工作对于改善正在执行的项目和完善新的项目以及促进专业人员理论和提高实践水平都是重要的手段。

一、项目评价的目的与意义

（一）项目评价的目的

（1）衡量健康教育与健康促进项目计划的先进性、可行性和合理性。

（2）评价计划的执行情况，包括干预活动数量和质量，以确定干预活动是否适合目标人群，各项活动是否按计划进行，活动的覆盖人群是否达到预期。

（3）衡量健康教育与健康促进项目是否达到预期目标，是否解决了或部分解决了需要解决的问题。

（4）评估项目的产出是否受混杂因素的影响，以及影响的程度如何。

（5）向公众和投资者说明项目结果、项目的贡献与价值，为决策者提供决策依据，扩大项目影响，改善公共关系，以取得目标人群、社区、投资者更广泛的支持与合作。

（6）总结项目的成功经验与不足之处，提高健康教育和健康促进专业人员的评价理论与实践水平，在实践中丰富和发展评价理论，完善健康教育与健康促进项目。

(二) 项目评价的意义

1. 评价是健康教育与健康促进计划取得成功的必要保障　在制订健康教育与健康促进计划的过程中，需要了解项目领域的国内外研究进展，评估目标人群的健康状况、健康教育与健康促进需求及资源情况，以确定适宜的干预内容和方法；在计划实施阶段，及时评价项目实施情况，可以保证计划实施的质量和进度。

2. 保证计划设计和计划执行的质量　在制订健康教育计划的过程中，通过形成评价确定目标人群的健康教育需要，制订适宜的干预策略，以保证计划的适宜性、可行性和针对性；在计划实施阶段，运用过程评价，可以保证计划执行的质量，并为解释项目效果提供依据。

3. 科学地说明计划的价值　健康教育的目的是改变人们的健康相关行为，进而促进健康。只有进行评价，才能说明人们行为及其影响因素的变化情况，以及健康状况的变化情况。同时，通过适宜的评价设计，还能排除其他非计划因素对目标人群行为和健康状况的影响，科学地说明健康教育与健康促进项目对健康相关行为及健康状况的影响，确定健康教育与健康促进计划是否达到预期目标。

4. 用计划实施结果争取支持和扩大影响　向公众和资金提供者说明计划实施所取得的结果，用科学的结论争取支持，改善公共关系，扩大对社区的影响。

5. 丰富和充实理论知识，提高实践水平　健康教育通常需要在有关理论基础上提出假说，用其指导项目实施。通过对实践效果的评价可进一步检验假说和理论，不断提高认识和实践水平。

6. 改进专业人员的工作　评价能帮助专业人员分析项目成败的原因，确定各项活动和策略的优缺点，总结计划设计和执行中的经验教训并加以改进。

二、项目评价的种类和内容

健康教育与健康促进的最终目的是提高人群健康状况、提高生活质量。与其他策略不同的是，健康教育与健康促进通过改变人们的健康相关行为来实现其目的，它贯穿于项目设计、实施和评价的全过程。健康教育与健康促进项目的评价包括形成评价、过程评价、效应评价、效果评价、总结评价（表4-6）。

(一) 形成评价

形成评价是在方案执行前或执行早期，对方案内容进行的评价。形成评价是对项目计划可行性与必要性进行的评价过程，是一个完善项目计划，避免工作失误的过程，包括评价计划设计阶段进行的目标确定、目标人群选择、策略和方法设计等，其目的在于使计划符合实际情况。此外，在计划执行过程中及时获取反馈信息、纠正偏差，进一步保障计划的成功，也属于形成评价的范畴。因此，形成评价主要发生在项目设计阶段及项目实施阶段。高质量的形成评价可降低项目失败的风险，提高成功的可能性。

1. 形成评价的主要内容　①项目目标是否符合目标人群的特点，如健康知识水平、态度和行为、健康状况和活动的可及性。②了解干预策略的可行性，如目标人群的文化程度、健康教育资源的可及性、政策制定和环境改善的受益人群、影响程度和可行性等。③传播材料、测量工具预试验，及政策制定和环境改善试点等。④在最初的计划执行阶段根据出现的新情况、新问题对计划进行适当调整。

2. 形成评价的指标　一般包括项目的科学性、政策的支持性、技术上的适宜性、目标人群对策略和活动的接受程度以及项目目标是否合理、指标是否恰当等。

3. 形成评价常用方法　在形成性评价中，可采用多种方法，包括文献、档案、资料的回顾，专家咨询、专题小组讨论、目标人群调查、现场观察、试点研究等。

(二) 过程评价

过程评价是对项目从开始到结束的整个过程的评价，包括对项目方案、实施过程的各个环节、管理措施、工作人员情况等的评价。完善的过程评价资料可以为解释项目结果提供丰富的信息。在计划执行阶段，过程性评价还可以有效地监督和保障计划的顺利实施，从而促进项目目标的成功实现。

1. 过程评价的主要内容

（1）针对目标人群的评价　哪些人参与了健康教育和健康促进项目；接触到哪些干预活动；目标人群对干预活动的反应如何；是否满意并接受这些活动（包括对干预活动内容的满意度、形式的满意度、组织的满意度、对人际关系的满意度等）；目标人群对各项干预活动的参与情况如何。

（2）针对项目进程的评价　项目活动执行率；干预活动覆盖率；有效指数；资源使用进度指标（项目经费使用率、年度费用使用率、费用进行比等）。

（3）针对组织的评价内容　项目涉及了哪些组织；各组织间是如何沟通的；他们参与项目的程度和决策力量如何；是否需要对参与的组织进行调整，如何调整；是否建立了完善的信息反馈机制；项目档案、资料的完整性、准确性如何。

2. 过程评价的主要指标及计算公式

（1）项目活动执行率 = 某时段已执行项目活动数/某时段应执行项目活动数 × 100%。

（2）干预活动覆盖率 = 参与某种干预活动的人数/目标人群总数 × 100%。

（3）干预活动暴露率 = 实际参与项目干预活动的人数/应参与干预活动的人数 × 100%。

（4）有效指数（EI） = 干预活动暴露率/预期达到的参与百分比 × 100%。

（5）目标人群满意度包括对干预形式、内容、组织和人际关系的满意度四方面。

（6）资源使用进度指标包括项目经费使用率、年度费用使用率以及费用进度比等。

知识链接

过程评价常用方法

1. 查阅资料　优点是能够在较短时间内熟悉项目执行的全貌；缺点是若项目文件资料不齐或某些资料缺失，查阅者不一定能完全掌握真实情况。

2. 现场考察　能够较客观地了解项目执行的实际环境及取得的成效，例如考察健康教育宣传栏或展板、居民生活自然环境、锻炼活动场所及器材等；缺点是对项目执行过程了解不深甚至有可能是假象。

3. 项目组工作人员调查　能在较短时间了解项目执行中的成效并对项目实施质量进行评价，缺点是有可能受被调查人员代表性的影响，而不能完全反映真实情况。目标人群满意度等可以通过项目组工作人员定性、定量调查获得。

以上三种方法综合使用，可在较大程度上克服各自的弱点，提高过程评价结果的可信度。

（三）效应评价

效应评价是评价项目实施之后目标人群健康相关行为及其影响因素的变化。与健康结局相比，健康相关行为的影响因素及行为本身较早发生改变，故效应评价又称影响评价或近中期效果评价。

1. 效应评价的主要内容

（1）倾向因素　目标人群的卫生保健知识、健康价值观、对疾病或健康相关行为的态度、对自身易感性和严重性的信念、动机、行为意向以及自我效能等。

（2）促成因素　目标人群实现促进健康行为所需的政策、环境、条件、服务、技术等方面的变化。

（3）强化因素　与目标人群关系密切者对健康相关行为或疾病的态度（同伴的评价、家人的理解、社会道德等）、目标人群采纳健康相关行为时获得的社会支持及采纳该行为前后自身的感受。

（4）健康相关行为　干预前后目标人群健康相关行为是否发生改变、变化的程度及各种变化在人群中的分布如何。如运动锻炼、戒烟、饮食习惯等。

2. 效应评价的指标　常用评价指标有卫生知识平均分、卫生知识合格率、卫生知识知晓率（知晓人数/总调查人数×100%）、卫生知识总知晓率（知晓题次/总调查题次×100%）、信念持有率、行为流行率、行为改变率以及是否有新的政策、法规出台，是否有环境、服务、条件方面的改变等。

3. 效应评价的方法　对特定人群在干预前后的评价指标变化进行比较，通过统计学检验确定干预措施的效果。一般而言，应设立对照组进行同期随访，并与干预组进行对比分析，使干预措施的效果评估更为科学。如果条件许可，干预组和对照组对象应采用随机分组，这种方式称为随机对照试验，其评价结果更有说服力。一般健康教育项目，都可以进行效应评价。

（四）效果评价

效果评价是评价项目实施之后目标人群的健康状况乃至生活质量的变化。对于不同的健康问题，从行为改变到出现健康状况改善所需的时间不同，但均在行为改变之后出现，故又称结局评价或远期效果评价。

1. 效果评价的指标　通常有两类：第一类是健康状况指标，包括身高、体重、血压、血红蛋白、人格、情绪等生理心理指标，以及发病率、患病率、死亡率、婴儿死亡率、孕产妇死亡率、平均期望寿命等疾病与死亡指标；第二类是生活质量指标，包括生活质量指数、生活满意度指数、社区行动情况、健康政策和医疗卫生、环境条件提高等。

2. 效果评价的方法　按照设计方案，经过全程的随访调查并获取干预后的"结局数据"，然后与干预前的数据进行比较分析，通过统计学检验确定干预的效果。与效应评价相同，也可设立对照组进行同期随访，通过两组对比分析后得到的干预措施的效果评价较有说服力。由于有些效果指标，如发病率、死亡率需要较长的时间才可能看到变化，所以此类评价并不是所有项目都能进行。

（五）总结评价

总结评价是对形成评价、过程评价、效应评价和效果评价的总结，能全面反映健康教育与健康促进项目的成功之处与不足，为今后的计划制订和项目决策提供依据。

表4-6　健康教育与健康促进项目评价的种类和内容

评价种类	形成评价	过程评价	效应评价		效果评价
			近期效果评价	中期效果评价	远期效果评价
			总结评价		
评价内容	项目设计的合理性	项目实施情况	健康相关行为的影响因素（倾向因素、促成因素、强化因素）	健康相关行为	健康状况	生存质量
评价指标	科学性 适宜性 可接受性	干预活动次数 参加人数 干预活动暴露率 有效指标	知识知晓率 信念流行率 资源分配 社会支持	行为流行率 行为转变率	生理指标 疾病指标 死亡指标	PQLI 日常活动量表 生活满意度

三、评价设计方案

评价健康教育与健康促进项目的效果是为了确定项目达到预期目标的程度，说明项目成功与否。这就要求评价得到的结果尽可能准确反映健康教育与健康促进项目的产出，避免或减少混杂因素的影响。

评价项目效果的方案有多种，选择哪个方案主要取决于项目的性质与要求，以及项目的一些具体情况，如项目周期、资源、技术等。两种常用的项目效果评价方案为不设对照组的前后测试和设对照组的前后测试。

1. 不设对照组的前后测试　不设对照组的干预前后测试是指在实施健康教育与健康促进干预前，对目标人群的有关效果指标进行测量，然后再实施干预，干预活动全部结束后，再次对目标人群的有关效果指标进行测量，比较干预前后两次测量结果，得到各项指标的变化情况，从而显示健康教育与健康促进项目实施后产生的效果。

此方案的优点是操作简单、省时省力，但由于该设计方案不能排除非干预因素的影响，所以只有在非干预因素在干预前后保持不变的情形下，才能较为准确地反映健康教育效果。因此，该方案适用于周期短、环境稳定的健康教育项目效果评价，或者是推广已有成功经验的项目效果评价。

2. 设对照组的前后测试　设对照组的前后测试又称为准试验研究，其设计思想是将目标人群设定为干预组，并为目标人群选择具有可比性的另一人群作为对照组，在对目标人群实施干预前，同时对干预组和对照组进行有关效果指标的测量，然后仅对干预组施以健康教育与健康促进干预，对照组则保持自然状态，所有的干预活动结束后，再次对两个组的有关指标进行测量，对两次测量所得到的四组测量值进行双向比较，从而确定健康教育与健康促进项目效果。

由于在该方案中干预组和对照组不是随机确定的，而是用配对方法使二者在主要因素方面相似的情况下选择对照组和干预组。此种研究较之试验研究易于施行，较试验研究省钱、省时，兼有试验研究的优点，适合范围较广。

四、影响评价结果的因素

1. 历史因素　又叫时间因素，是在项目执行或评价期间发生的可能对目标人群健康相关行为及其影响因素产生影响的事件，如健康相关的公共卫生政策颁布、居住地自然环境改善、自然灾害等。项目执行时间越长，受历史因素的影响越大。历史因素不属于干预活动，但可以对目标人群的健康及相关行为产生积极或消极影响，以致削弱或增强项目的效果。

2. 观察因素　评价过程中需进行观察与测量，其准确性取决于测量者、测量工具和测量对象三个方面。测量者的暗示效应、技术成熟度以及主观愿望等可影响测量或观察结果。测量工具包括问卷、仪器、试剂等，其有效性和准确性也会影响观察、测量结果。测量对象的态度、成熟性等对评价结果也会产生较大影响。在制订评价方案时，应设法减弱观察因素对评价结果的影响。

3. 回归因素　是指由于偶然原因，个别被测量对象在被测量过程中，某些指标表现出过高或过低，测量后又恢复到实际水平的现象。重复测量可减弱回归因素对评价结果的影响。

4. 选择偏倚　在健康教育与健康促进的研究中，为了消除时间因素、测量因素和回归因素对评价效果的影响，需要设立对照组。如果研究组与对照组受试者基本特征不一致或差异太大，则会使研究结果发生偏倚。这种由于对照组选择不当所致的研究结果偏离真实的现象，称选择偏倚。采用随机方法分组可克服选择偏倚。

5. 失访偏倚　在项目的执行与评价中，目标人群有可能由于某种原因而未被干预或评价，称为失访。当失访比例过高（超过10%）或为非随机失访时，将导致评价结果偏离真实，称失访偏倚。因此，在评价中，评价者应当对应答者与失访者进行比较，以确定其为随机失访还是非随机失访，从而估计产生失访偏倚的可能性与程度。

✐ **练习题**

答案解析

一、A 型题

1. 健康教育与健康促进项目需求评估不包括（　　）
   A. 社会诊断　　　　　　　B. 流行病学诊断　　　　　C. 统计学诊断
   D. 行为诊断　　　　　　　E. 教育诊断

2. 确定需优先解决的健康问题时，不需考虑（　　）
   A. 重要性　　　　　　　　B. 可行性　　　　　　　　C. 有效性
   D. 成本—效益　　　　　　E. 可变性

3. 关于过程评价，以下哪一种说法是正确的（　　）
   A. 评价应该在计划设计阶段进行　　　　　　B. 评价在计划实施结束后才进行
   C. 评价只在执行过程某阶段进行　　　　　　D. 评价贯穿于计划实施过程的始终
   E. 评价在项目结束后进行总结

4. 健康教育与健康促进项目计划设计的基本原则不包括（　　）
   A. 目标原则　　　　　　　B. 整体性原则　　　　　　C. 参与性原则
   D. 可行性原则　　　　　　E. 固定性原则

5. 设计健康教育的具体目标设计时，不考虑（　　）
   A. 可信性　　　　　　　　B. 可测量性　　　　　　　C. 宏观要求
   D. 可完成的　　　　　　　E. 时间性

6. 属于影响健康教育效果评价的参与者熟练性因素的是（　　）
   A. 测量工具　　　　　　　　　　　　　　　B. 测试者观察偏倚
   C. 调查人员技术　　　　　　　　　　　　　D. 因搬迁不能对居民进行随访
   E. 项目地区发生自然灾害

7. 关于设对照组的前后测试，下列陈述不正确的是（　　）
   A. 目标人群在项目实施前后的情况进行比较
   B. 可剔除时间、测量因素对结果的影响
   C. 可剔除观察因素对结果的影响
   D. 对干预效果做出有说服力的解释
   E. 为干预组选择一个匹配的对照组

8. 可通过下列哪种方法消除影响评价项目内在真实性的历史性因素（　　）
   A. 加强工作人员的技术培训　　B. 多次基线测量　　　　C. 设立对照组或过程追踪
   D. 测量工具的校正　　　　　　E. 其他方法

9. 社会学诊断的核心内容是（　　）
   A. 社会经济　　　　　　　B. 社会文化　　　　　　　C. 生态环境
   D. 人群生活质量　　　　　E. 卫生服务状况

10. 流行病学诊断的核心内容是评估人群的（　　）
    A. 社会经济　　　　　　　B. 社会文化　　　　　　　C. 健康状况
    D. 人群生活质量　　　　　E. 卫生服务状况

11. 实施母乳喂养的促成因素是（ ）

    A. 母亲了解母乳喂养的好处   B. 医生建议母亲进行母乳喂养

    C. 丈夫鼓励母乳喂养   D. 母亲愿意进行母乳喂养

    E. 母亲有较长的产假可以进行母乳喂养

12. "到 2005 年使青少年艾滋病传播途径的知识知晓率达到 90%"属于健康教育计划目标中的（ ）

    A. 总目标   B. 具体目标   C. 教育目标

    D. 行为目标   E. 健康目标

13. 在健康教育诊断的基本思路中，首先要解决的问题是（ ）

    A. 确定目标健康相关行为

    B. 确定社区中与心理、环境因素有关的其他因素

    C. 确定目标心理与环境因素

    D. 确定目标健康问题

    E. 找出改善目标健康相关行为，进而解决目标健康问题的方法、途径

14. 健康教育的干预框架需确定（ ）

    A. 确定目标人群   B. 确定干预策略

    C. 确定干预场所   D. 确定干预活动内容、方法、日程

    E. 以上都是

15. 社区控烟活动中要求社区医生也不吸烟，此举属于（ ）

    A. 教育策略   B. 社会策略   C. 环境策略

    D. 传播策略   E. 行为干预策略

16. 急性呼吸道感染和腹泻是导致农村 5 岁以下儿童死亡的主要原因，为降低其死亡率而进行的健康教育项目的一级目标人群是（ ）

    A. 婴幼儿母亲   B. 婴幼儿   C. 村级医生

    D. 妇幼保健人员   E. 儿科医生

17. 关于计划实施组织机构组成成分，下列哪种说法是不正确的（ ）

    A. 领导机构、执行机构必不可少

    B. 政策支持与否对项目实施工作无很大影响

    C. 即便是国际项目，也必须有社区参与，否则不会成功

    D. 项目成功离不开社区中各组织机构的协调与合作

    E. 监督机构在项目执行过程中有实质性的作用

18. 健康教育与健康促进项目的评价方案形成于（ ）

    A. 项目设计阶段   B. 项目实施阶段   C. 项目实施结束后

    D. 项目设计、实施全过程   E. 项目评估阶段

19. 健康促进规划的过程评价主要关注（ ）

    A. 计划是否完善、合理、可行

    B. 项目活动的数量、质量、效率

    C. 目标人群知识、态度、信念的变化

    D. 目标人群健康状况和生活质量的变化

    E. 项目预算的分配和使用情况

20. 下面不属于形成评价内容的是（　　）

    A. 人群健康需求评估　　　　　　　　　　　B. 问卷项目预调查

    C. 传播媒体评估　　　　　　　　　　　　　D. 行为影响因素的变化的评估

    E. 项目实施中评估

21. 下列影响健康促进规划评价的因素中最常见的是（　　）

    A. 时间因素　　　　　　　B. 选择偏倚　　　　　　　C. 测试或观察因素

    D. 回归因素　　　　　　　E. 失访偏倚

22. 某健康教育项目中，评估目标人群相关知识情况的变化，属于健康教育与健康促进项目评价中的（　　）

    A. 过程评价　　　　　　　B. 形成评价　　　　　　　C. 效应评价

    D. 结局评价　　　　　　　E. 总结评价

23. 某吸烟者实施戒烟时，有关部门为其提供替代疗法、医生提供免费的戒烟技术指导、志愿者前来关心、鼓励指导戒烟的技巧，称为（　　）

    A. 倾向因素　　　　　　　B. 促成因素　　　　　　　C. 加强因素

    D. 强化因素　　　　　　　E. 保障因素

24. 在高血压预防的社区健康促进项目中，社区卫生服务站向居民提供定期测量血压的服务，属于健康促进中的（　　）

    A. 政策倡导策略　　　　　B. 环境支持策略　　　　　C. 健康教育策略

    D. 监测评价策略　　　　　E. 行为干预策略

25. 许多研究显示，吸烟与肺癌的关联性非常强，吸烟者越多，患肺癌的人数越多，吸烟量越大，发生肺癌危险性越大，且目标人群中吸烟行为形成不久，易于改变，该行为属于（　　）

    A. 高可变行为　　　　　　B. 低可变行为　　　　　　C. 重要行为

    D. 不重要行为　　　　　　E. 优先干预行为

26. 研究者发现，在食品安全健康促进项目中，有关部门通过制定相关政策，鼓励食品厂商选用健康食材，或者改善制造食品的工艺流程，提高健康食品的可及性。这在健康教育需求评估中称为（　　）

    A. 流行病学诊断　　　　　B. 行为诊断　　　　　　　C. 环境诊断

    D. 教育诊断　　　　　　　E. 优先干预行为

二、B 型题

（1~4 题共用备选答案）

    A. 行为因素　　　　　　　B. 非行为因素　　　　　　C. 行为诊断

    D. 流行病学诊断　　　　　E. 区分行为因素与非行为因素

1. 在高血压的危险因素中，高盐饮食、酗酒、精神紧张、缺乏体力活动等，被称为（　　）

2. 年龄、性别、遗传等是高血压的危险因素，被称为（　　）

3. 对上述因素进行分析，称为（　　）

4. 以上分析的目的在于（　　）

（5~7 题共用备选答案）

    A. 行为目标　　　　　　　B. 教育目标　　　　　　　C. 政策/环境目标

    D. 宏观目标　　　　　　　E. 健康目标

5. 制订促进农村孕产妇住院分娩的健康教育干预项目目标时，提高产妇和家庭成员对住院分娩意

义的认识，称为（　　）

6. 通过提高目标人群的认识，改善农村孕产妇遵医行为，提高住院分娩率，称为（　　）

7. 同时，通过落实免费政策或"平产限价"的政策，提高乡镇卫生院的服务质量，称为（　　）

三、简答题

1. 在健康教育项目需求评估中，对确定需要优先解决的健康问题有哪些原则？

2. 什么是健康教育的效应评价？其主要内容包括哪些？

（郭宏霞　杨　艳　顾　娟）

书网融合……

本章小结　　　　微课　　　　题库

第五章　重要场所的健康教育与健康促进

PPT

◇ 学习目标

知识目标

1. 掌握　各场所健康教育与健康促进的内容与方法。

2. 熟悉　各场所健康教育与健康促进的概念。

3. 了解　各场所健康教育与健康促进的意义。国家基本公共卫生服务项目的概念、意义及主要内容。

能力目标

1. 具备运用所学知识进行健康社区、学校、工作场所和医院建设的能力。

2. 具备重要场所健康教育与健康促进的计划、实施、评价的能力。

素质目标

增强维护全民健康的社会责任感，具有将健康理念全面融入各场所管理和建设等相关方面的意识，提高规划能力、学习能力和服务能力。

情景导入

情景： 某学校通过开展"青少年合理运动与均衡营养"项目，举办形式多样的健康教育活动，在学生中提倡合理运动，传播均衡营养的健康核心信息，促进学生改变不健康的行为，干预活动取得明显实效。

讨论：

1. 开展学校健康教育与健康促进对个人、家庭和社会有什么意义？

2. 开展学校健康教育与健康促进的内容和方式是什么？

健康中国建设是当前我国健康和卫生领域的首要任务。实现健康中国需要将其落实到各个健康场所的建设中，因此健康场所建设被称为健康中国的细胞工程。场所建设更注重整体环境，并强调实施健康促进策略。不同场所开展的健康教育与促进活动在对象、意义、任务和内容上有所差异，目前最具代表性的场所包括社区、学校、工作场所和医院。

第一节　国家基本公共卫生服务

一、国家基本公共卫生服务概述

（一）国家基本公共卫生服务定义

国家基本公共卫生服务是指由疾病预防控制机构、城市社区卫生服务中心、乡镇卫生院等城乡基本医疗卫生机构向全体居民提供的服务，是公益性的公共卫生干预措施，主要起疾病预防控制作用，是促进基本公共卫生服务逐步均等化的重要内容；是深化医药卫生体制改革的重要工作。疾病预防控制机构、城市社区卫生服务中心、乡镇卫生院是公共卫生服务的执行主体，负责将政府的卫生政策转化为实际的服务活动。疾病预防控制机构主要负责疫情监测、疾病防控、健康教育等工作，是公共卫生服务的专业技术支撑。城市社区卫生服务中心通常位于城市居民区，为社区居民提供便捷的医疗服务和健康管理。乡镇卫生院作为农村地区的基层卫生机构，承担着为乡村居民提供基本医疗服务和公共卫生服务的职责。

基本公共卫生服务均等化有三方面含义：一是城乡居民，无论年龄、性别、职业、地域、收入等，都享有同等权利，这表明政府提供的卫生服务应当覆盖所有人群，有助于消除不同社会群体之间的健康差异，实现卫生服务的普惠性。二是服务内容将不断扩大，例如，随着新疫苗的开发，免疫规划的范围可能会扩大；随着医疗技术的进步，更多的早期诊断和治疗手段可能被纳入基本卫生服务中。三是以预防为主的服务原则与核心理念，在卫生服务提供过程中，重点是通过预防措施来减少疾病的发生，而不是仅在疾病发生后才进行干预，可以有效地控制疾病的传播，减少慢性病的发生率，提高国民的整体健康状况。

国家基本公共卫生服务的服务对象是辖区内常住居民（指居住半年以上的户籍及非户籍居民），其中以0~6岁儿童、孕产妇、老年人、慢性病患者、严重精神障碍患者和肺结核患者等人群为重点。

知识链接

国家基本公共卫生服务的发展历程

20世纪50年代至70年代：通过建立健全基层卫生服务体系，加强农村卫生工作，推广预防接种等措施，提高人民群众健康水平。

20世纪80年代至90年代：加大对公共卫生服务的投入，实施公共卫生项目，如计划免疫、孕产妇保健等，提高公共卫生服务的覆盖面和质量。

21世纪初至今：将公共卫生服务纳入国家战略，制定政策和规划，如加强公共卫生服务体系建设。

（二）国家基本公共卫生服务的目标

1. 提高健康水平　这是基本公共卫生服务的直接目标，包括通过预防疾病、健康教育、早期诊断和治疗等手段，来减少疾病的发生率，提升国民的整体健康状况。这也涉及提高公众对于健康问题的认识，以及增强个人和社区的自我保健能力。

2. 促进健康平等　国家基本公共卫生服务致力于确保所有人群无论其经济或社会背景如何都能获得同等的基本卫生服务。这包括为特殊群体（如儿童、孕产妇、老年人、残疾人等）提供定制化和优先的健康服务，以及将更多的卫生资源和服务投入到农村和贫困地区，以缩小城乡之间的健康差距。

3. 构建长效机制　为了应对不断变化的公共卫生需求和挑战，国家基本公共卫生服务旨在建立一个健全且可持续的服务体系。这涉及发展多层次、全方位的公共卫生服务网络，建立严格的服务质量标准和评估机制，以及根据流行病学变化、科技进步和社会经济发展适时调整公共卫生政策和服务项目。

4. 防控疾病流行　国家基本公共卫生服务也着重于通过疫苗接种、传染病监测和管理等手段，有效控制疾病的传播。这包括实施国家免疫规划，免费为适龄儿童和特定成人群体提供疫苗，以及建立传染病报告和监测系统，及时发现和响应疫情，防止疾病的扩散。

（三）国家基本公共卫生服务的主要内容

国家基本公共卫生服务项目是国家根据经济社会发展状况、主要公共卫生问题和干预措施实施效果等因素确定的，基于循证的且有效可行的公共卫生服务项目，其服务内容、服务方式、经费投入等可根据经济社会发展、公共卫生服务需要和财政承受能力进行适时调整。地方政府根据当地公共卫生问题、经济发展水平和财政承受能力等因素，可在国家基本公共卫生服务项目基础上增加基本公共卫生服务内容。基本公共卫生服务主要为三大类人群共提供12项服务。

（1）建立居民健康档案。

（2）健康教育。

（3）预防接种。

（4）0~6岁儿童健康管理。

（5）孕产妇健康管理。

（6）老年人健康管理。

（7）慢性病患者管理（高血压患者和2型糖尿病患者）。

（8）严重精神障碍患者管理。

（9）结核病患者健康管理。

（10）中医药健康管理。

（11）传染病及突发公共卫生事件报告和处理。

（12）卫生计生监督协管。

有部分有条件的地方开展：①严重精神障碍患者管理；②孕产妇健康管理（除产后访视）（表5－1）。

表5－1　国家基本公共卫生服务内容

序号	类别	服务对象	项目及内容
1	建立居民健康档案	辖区内常住居民，包括居住半年以上非户籍居民	(1) 建立健康档案 (2) 居民健康档案的使用 (3) 健康档案维护管理
2	健康教育	辖区内居民	(1) 提供健康教育资料 (2) 设置健康教育宣传栏 (3) 开展公众健康咨询服务 (4) 举办健康知识讲座 (5) 开展个体化健康教育
3	预防接种	辖区内0~6岁儿童和其他重点人群	(1) 预防接种管理 (2) 预防接种 (3) 疑似预防接种异常反应处理
4	儿童健康管理	辖区内居住的0~6岁儿童	(1) 新生儿家庭访视 (2) 新生儿满月健康管理 (3) 婴幼儿健康管理 (4) 学龄前儿童健康管理
5	孕产妇健康管理	辖区内居住的孕产妇	(1) 孕早期健康管理 (2) 孕中期健康管理 (3) 孕晚期健康管理 (4) 产后访视 (5) 产后42天健康检查
6	老年人健康管理	辖区内65岁及以上常住居民	(1) 生活方式和健康状况评估 (2) 体格检查 (3) 辅助检查 (4) 健康指导
7	慢性病患者健康管理（高血压患者）	辖区内35岁及以上原发性高血压患者	(1) 检查发现 (2) 随访评估和分类干预 (3) 健康体检
	慢性病患者健康管理（2型糖尿病患者）	辖区内35岁及以上2型糖尿病患者	(1) 检查发现 (2) 随访评估和分类干预 (3) 健康体检

续表

序号	类别	服务对象	项目及内容
8	严重精神障碍患者管理	辖区内诊断明确、在家居住的严重精神障碍患者	（1）患者信息管理 （2）随访评估和分类干预 （3）健康体检
9	结核病患者健康管理	辖区内肺结核病可疑者及诊断明确的患者（包括耐多药患者）	（1）筛查及推介转诊 （2）第一次入户随访 （3）督导服药和随访管理 （4）结案评估
10	中医药健康管理	辖区内65岁及以上常住居民和0～36个月儿童	（1）老年人中医体质辨识 （2）老年人中医药保健指导 （3）儿童中医药健康指导
11	传染病及突发公共卫生事件报告和处理	辖区内服务人口	（1）传染病疫情和突发公共卫生事件风险管理 （2）传染病和突发公共卫生事件的发现和登记 （3）传染病和突发公共卫生事件相关信息报告 （4）传染病和突发公共卫生事件的处理
12	卫生计生监督协管	辖区内居民	（1）食源性疾病及相关信息报告 （2）饮用水卫生安全巡查 （3）学校卫生服务 （4）非法行医和非法采供血信息报告 （5）计划生育相关信息报告

（四）国家基本公共卫生服务的特点

国家基本公共卫生服务作为政府的一项重要职责和公民的基本权利，具有显著的特点，体现了现代卫生政策的发展趋势和社会的进步。

1. 公益性　国家基本公共卫生服务以公共利益为出发点，保障每位公民都能获得必要的卫生与健康服务，体现了政府的社会责任。公益性还意味着这些服务在提供过程中，政府会通过资金支持、政策制定和资源配置等方式，确保服务的可及性和可持续性。

2. 普遍性　是指国家基本公共卫生服务覆盖所有人群。这种普遍性确保了每个社会成员都不会因个人条件的不同而被排除在服务之外。普遍覆盖有助于构建全民健康保障的网络，让每个人都能感受到国家卫生政策的实际效果。

3. 均等性　是实现公共卫生服务公平分配的关键原则。它要求政府采取积极措施，消除地区、经济、社会等方面的差异，使所有人都能享有相同标准的卫生服务。这涉及资源的合理配置、服务内容的标准化以及对于弱势群体的特殊关照，从而确保每个公民都得到应有的关注和照顾。

4. 以预防为主　强调通过提前干预来减少疾病的发生和传播，而不是仅在疾病出现后才采取措施。这种策略不仅能够降低医疗费用，减轻医疗系统的负担，还能够提高居民的整体健康水平。预防措施包括健康教育、疫苗接种、环境卫生监管等多个方面，旨在从根本上改善人们的生活环境和健康状况。

国家基本公共卫生服务通过其公益性、普遍性、均等性和以预防为主的特点，展现了我国对人民健康权益的坚定承诺，并为建设更加健康、平等的社会奠定了基础。

（五）国家基本公共卫生服务的实施策略

1. 健全政策法规体系　为了保障基本公共卫生服务的顺利实施，需要构建一套完善的法律法规体系。包括修订和完善已有的卫生法律、法规和政策，以及制定新的规章制度来应对新挑战。同时，还需要加大法律法规的宣传和执行力度，确保各项政策措施落到实处。

2. 加强组织领导　建立健全的组织领导体制是实施基本公共卫生服务的关键。要明确中央与地方各级政府在公共卫生服务中的职责，形成上下联动、协同高效的工作机制。同时，要加强跨部门之间的沟通和协作，整合资源，共同推进公共卫生事业的发展。

3. 优化资源配置 合理配置人力、物力、财力等资源对于提高服务效率至关重要。不仅包括增加公共卫生服务的投入，还要通过科学规划和管理，确保资源得到最有效的利用。例如，通过建立动态调整机制，根据服务需求和人口变化，及时调整资源配置。

4. 强化队伍建设 培养一支专业的公共卫生人才队伍是提升服务质量的基础。需要加强对公共卫生专业人才的教育培训，提高其专业技能和综合素质。同时，还要建立合理的激励机制，吸引和留住优秀人才，为公共卫生事业的发展提供人才保障。

5. 创新服务模式 随着社会的发展和人民群众需求的多样化，传统的公共卫生服务模式已经难以满足所有人的需求。因此，需要探索更加灵活多样的服务模式，如家庭医生签约服务、远程医疗服务等，以适应不同地区、不同人群的特殊需求。

6. 加强监督评估 建立一个健全的监督评估机制，对公共卫生服务的质量和效果进行定期检查和评价。包括对服务项目的实施情况、资源使用的效率、服务对象的满意度等方面进行全面监控。通过监督评估，可以及时发现问题并采取措施进行改进，确保公共卫生服务质量持续提升。

（六）国家基本公共卫生服务的挑战与展望

国家基本公共卫生服务项目实施方案旨在确保全国各地区能够有效地执行国家基本公共卫生服务项目，提高全民健康水平，促进公共卫生服务的均等化。自推出以来，已经在全国各地得到了广泛实施。通过这些方案的实施，我国的基本公共卫生服务水平得到了显著提升，人民群众的健康指标有了明显改善，特别是在提高儿童和孕产妇健康水平、控制传染病和慢性病等方面取得了积极成效。

1. 国家基本公共卫生服务的挑战 由于地区经济发展水平、卫生资源分布等因素的差异，各地在实施过程中仍面临着一些挑战。

（1）人口老龄化 随着老龄人口比例不断上升。老年人群体对健康服务的需求更为复杂，包括慢性病管理、日常护理、康复治疗等，这对公共卫生系统提出了更高的要求。

（2）疾病谱变化 传染病的威胁仍然存在，同时非传染性疾病如心血管疾病、糖尿病、癌症等成为主要健康负担。此外，精神健康问题、职业病、环境污染相关的健康问题也有变化。

（3）资源约束 尽管政府对公共卫生的投入逐年增加，但面对不断增长的健康需求，尤其是对高质量医疗服务的需求，现有资源仍需继续增加。

（4）服务差异 不同地区、不同社会经济群体之间在公共卫生服务的可获得性和质量上存在差异。农村和偏远地区的公共卫生服务尚需要加强。

（5）体系整合 现有的公共卫生服务体系与医疗服务体系之间的衔接不够紧密，需要进一步整合资源，优化服务流程，提高服务效率。

面对上述挑战，需要不断完善和调整实施方案，确保公共卫生服务项目能够更加高效、公平地惠及全体人民，推动我国国家基本公共卫生服务向更高质量的目标迈进，为维护人民群众的健康权益和提升全民健康水平做出更大的贡献。

2. 国家基本公共卫生服务的展望

（1）完善政策法规体系 应继续加强公共卫生立法工作，修订和完善相关法律法规，确保公共卫生政策的连贯性和有效性。同时，加大对违反公共卫生法规行为的监管和惩处力度。

（2）加大投入力度 应进一步增加对公共卫生的财政投入，特别是加大对基层公共卫生服务体系建设的投入，以缓解资源不足的问题。

（3）提高服务质量 通过技术创新和管理创新，提高公共卫生服务的质量和效率。例如，利用信息化手段提高疾病监测和预警能力，提升健康教育和促进活动的效果。

（4）实现全民健康覆盖　推动实施更加精准的健康扶贫和健康保障措施，确保所有人都能享受到基本的公共卫生服务，减少健康不平等现象。

（5）人才培养和引进　加强对公共卫生专业人才的培养，提高其专业技能和创新能力，提升我国公共卫生服务的整体水平。

（6）社会参与和合作　鼓励社会组织、企业和公众参与公共卫生事务，形成多元合作的公共卫生服务体系。同时，加强国际交流与合作，共同应对全球性公共卫生挑战。

二、健康教育服务规范

（一）健康教育服务内容

基层医疗机构面向辖区内全体居民开展健康教育。服务内容如下。

（1）宣传普及《中国公民健康素养——基本知识与技能（2024年版）》。配合开展公民健康素养促进行动。

（2）对青少年、妇女、老年人、残疾人、0~6岁儿童家长等人群进行健康教育。

（3）开展合理膳食、控制体重、适当运动、心理调节、改善睡眠、限盐、控烟、限酒、科学就医、合理用药、戒毒等健康生活方式和可干预危险因素的健康教育。

（4）开展心脑血管、呼吸系统、内分泌系统、肿瘤、精神疾病等重点慢性非传染性疾病和结核病、肝炎、艾滋病等重点传染性疾病的健康教育。

（5）开展食品卫生、职业卫生、放射卫生、环境卫生、饮水卫生、学校卫生和计划生育等公共卫生问题的健康教育。

（6）开展突发公共卫生事件应急处置、防灾减灾、家庭急救等健康教育。

（7）宣传普及医疗卫生法律法规及相关政策。

（二）健康教育服务形式

1. 提供健康教育资料

（1）发放印刷资料　印刷资料包括健康教育折页、健康教育处方和健康手册等。放置在乡镇卫生院、村卫生室、社区卫生服务中心（站）的候诊区、诊室、咨询台等处。每个机构每年提供不少于12种内容的印刷资料，并及时更新补充，保障使用。

（2）播放音像资料　音像资料为视听传播资料，如VCD、DVD等各种影音视频资料。机构正常应诊的时间内，在乡镇卫生院、社区卫生服务中心门诊候诊区、观察室、健教室等场所或宣传活动现场播放。每个机构每年播放音像资料不少于6种。

2. 设置健康教育宣传栏　乡镇卫生院和社区卫生服务中心宣传栏不少于2个，村卫生室和社区卫生服务站宣传栏不少于1个，每个宣传栏的面积不少于$2m^2$。宣传栏一般设置在机构的户外、健康教育室、候诊室、输液室或收费大厅的明显位置，宣传栏中心位置距地面1.5~1.6m。每个机构每2个月最少更换1次健康教育宣传栏内容。

3. 开展公众健康咨询活动　利用各种健康主题日或针对辖区重点健康问题，开展健康咨询活动并发放宣传资料。每个乡镇卫生院、社区卫生服务中心每年至少开展9次公众健康咨询活动。

4. 举办健康知识讲座　定期举办健康知识讲座，引导居民学习、掌握健康知识及必要的健康技能，促进辖区内居民的身心健康。每个乡镇卫生院和社区卫生服务中心每月至少举办1次健康知识讲座，村卫生室和社区卫生服务站每两个月至少举办1次健康知识讲座。

5. 开展个体化健康教育　乡镇卫生院、村卫生室和社区卫生服务中心（站）的医务人员在提供门诊医疗、上门访视等医疗卫生服务时，要开展有针对性的个体化健康知识和健康技能的教育。

健康教育服务流程如下（图5-1）。

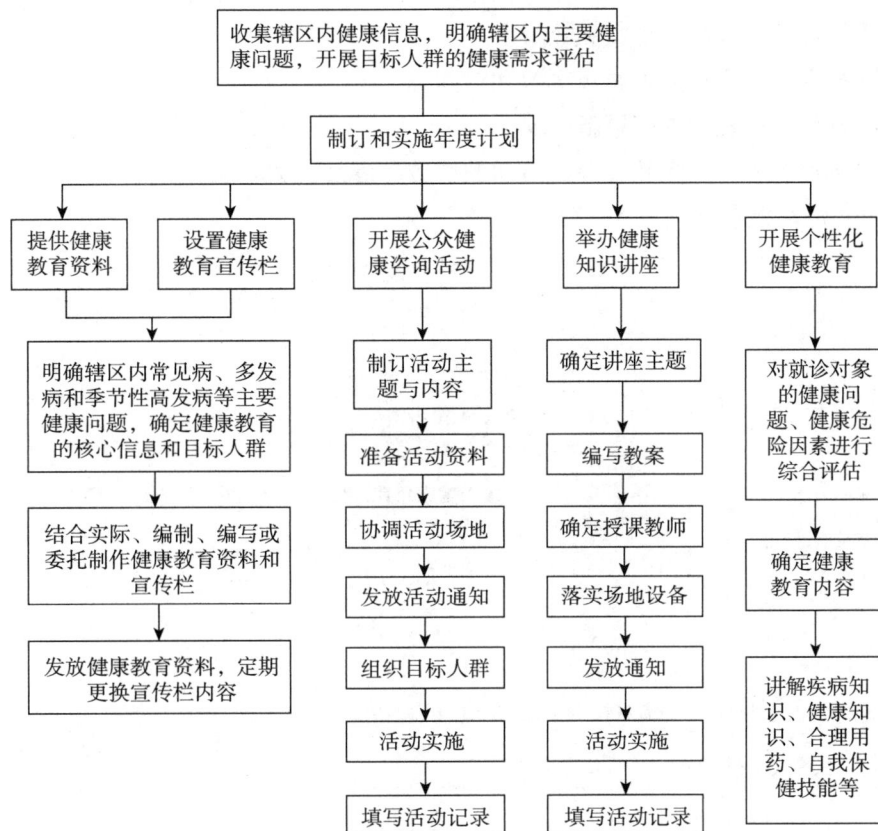

图5-1　健康教育服务流程图

（三）健康教育服务要求

（1）乡镇卫生院和社区卫生服务中心应配备专（兼）职人员开展健康教育工作，每年接受健康教育专业知识和技能培训不少于8学时。树立全员提供健康教育服务的观念，将健康教育与日常提供的医疗卫生服务结合起来。

（2）具备开展健康教育的场地、设施、设备，并保证设施设备完好，正常使用。

（3）制订健康教育年度工作计划，保证其可操作性和可实施性。健康教育内容要通俗易懂，并确保其科学性、时效性。健康教育材料可委托专业机构统一设计、制作，有条件的地区，可利用互联网、手机短信等新媒体开展健康教育。

（4）有完整的健康教育活动记录和资料，包括文字、图片、影音文件等，并存档保存。每年做好年度健康教育工作的总结评价。

（5）加强与乡镇政府、街道办事处、村（居）委会、社会团体等辖区其他单位的沟通和协作，共同做好健康教育工作。

（6）充分发挥健康教育专业机构的作用，接受健康教育专业机构的技术指导和考核评估。

（7）充分利用基层卫生和计划生育工作网络和宣传阵地，开展健康教育工作，普及卫生计生政策和健康知识。

（8）运用中医理论知识，在饮食起居、情志调摄、食疗药膳、运动锻炼等方面，对居民开展养生保健知识宣教等中医健康教育，在健康教育印刷资料、音像资料、宣传栏更新次数以及讲座、咨询活动次数等方面，应有一定比例的中医药内容。

（四）健康教育服务工作指标

（1）发放健康教育印刷资料的种类和数量。

（2）播放健康教育音像资料的种类、次数和时间。

（3）健康教育宣传栏设置和内容更新情况。

（4）举办健康教育讲座和健康教育咨询活动的次数和参加人数。

以下为健康教育活动记录表（表5-2）。

表5-2　健康教育活动记录表

活动时间：	活动地点：
活动形式：	
活动主题：	
组织者：	主讲人：
接受健康教育人员类别：	接受健康教育人数：
健康教育资料发放种类及数量：	
活动内容：	
活动总结评价：	
存档材料请附后： □书面材料　□图片材料　□印刷材料　□影音材料　□签到表　□其他材料	
填表人（签字）：　　负责人（签字）：　　填表时间：	

（五）制订健康教育服务年度计划

根据《国家基本公共卫生服务规范》中"健康教育服务规范"规定的服务内容和要求，在健康教育需求评估的基础上，制订出本辖区健康教育服务年度计划，并撰写出年度计划书。年度计划书应具有操作性和实用性，明确年度工作目标、工作任务、实践安排等，通常包括制订依据、计划开展的工作及重点工作、时间安排、人员安排、经费预算、预期目标、效果评价等部分。

1. 制订依据　阐明制订的背景和意义，主要内容包括社区基本情况（如人口数、人口构成、经济水平、社区文化等）、社区居民主要健康问题及影响因素（如患病前十位的疾病、死亡构成前十位的疾病、不健康行为和生活方式等）。

2. 计划开展的工作及重点工作　针对"健康教育服务规范"规定的五项健康教育服务要求，分别制订年度计划。具体包括开展每项健康教育服务的总次数、每次服务的主题、主要活动、目标人群、预计开展的时间、负责人等。

3. 时间安排　将五项健康教育服务的年度计划进行汇总，以时间进度表的形式，将各项活动按照时间顺序进行排列。

4. 人员安排　每一项工作的落实都要具体到人，明确项目的负责人、主要参与者、组织协调者等。

5. 经费预算　列出每次开展健康教育服务的各项开支，将各项开支汇总即为开展此次健康服务的预算，再把每次服务的预算汇总，即为年度总预算。

6. 预期目标　制订预期目标，从两方面考虑：一是工作目标，二是效果目标。工作目标是指到本年度结束时，健康教育工作的完成情况，即五项健康教育服务分别需要达到的具体要求。效果目标是指期望辖区居民健康相关知识、行为、健康状况需要达到的水平，其中最重要的效果评价指标是健康素养水平、健康状况需要达到的水平。由于行为方式和健康状况的改变需要较长的时间，因此，可以制订中、远期目标,如三年目标、五年目标、十年目标等。检验预期目标是否实现,需要通过专项调查来评价,即健康教育效果评价。

7. 效果评价　对五项健康教育服务分别开展评价。评价内容主要包括过程评价和效果评价。无须对每一次活动都开展评价,但每年应该至少开展 1~2 次分别针对五项健康教育服务的评价。

制订健康教育年度计划书的注意事项包括以下内容。

(1)健康教育服务的内容应尽量覆盖"健康教育服务规范"要求的七项内容,且应该策划针对本辖区内不同人群的重点内容,使健康教育服务更具针对性。

(2)健康教育服务的形式及数量应达到"健康教育服务规范"的要求,且应掌握"形式为内容服务"的原则,根据每次健康教育服务的具体内容、目标人群文化水平和接受能力、健康教育资源等具体情况,确定适宜的一种或几种形式。

(3)做计划时,应注意以下两点:一是时间安排不宜过满,应为临时性任务安排机动时间;二是考虑节假日、农忙、气候等因素,合理安排时间。

(4)根据本地特点,开展有地方特色、群众喜闻乐见的健康教育服务活动。

(六)健康教育服务评价

健康教育服务评价是对健康教育服务的执行情况和完成结果进行测量,将实际结果与预期目标进行比较,判定健康教育服务是否完成预期目标及完成预期目标的程度。通过评价,可全面了解健康教育服务的开展情况,总结经验,发现不足,为今后更好地开展健康教育服务提供依据。

评价的指导思想是以健康教育服务工作内容与要求为依据,针对"健康教育服务规范"实施过程中的关键工作环节和关键技术进行评价。评价是强化健康教育服务的工作保障,突出健康教育服务的专业性,推动健康服务规范、有序开展的重要步骤。

1. 健康教育评价应回答的问题　通过开展健康教育评价,达到对健康教育服务项目的实施过程和实施效果进行全面评价的目的,具体回答以下问题。

(1)是否开展了各项健康教育服务?

(2)各项健康教育服务形式和内容是否符合要求?

(3)各项健康教育服务数量是否达到要求?

(4)各项健康教育服务质量是否合格?

(5)健康教育服务项目的成功经验和影响因素有哪些?

2. 健康教育服务综合评价遵循原则

(1)既要遵循评价理论,又要兼顾客观实际。

(2)既要评价工作现状,又要评价服务保障。

(3)既要评价整体项目,又要评价具体服务。

(4)既要评价完成数量,又要评价完成质量。

3. 健康教育服务评价内容

(1)健康教育服务总体评价　综合评价开展健康教育服务的工作保障、服务数量和服务质量。

(2)健康教育服务保障评价　评价开展健康教育服务的人员配置、能力建设、工作设施、经费投入、工作机制保障情况。

(3)健康教育服务数量评价　评价健康教育资料、健康教育宣传栏、公众健康咨询服务、健康知识讲座、个体化健康教育五种形式的完成数量。

(4)健康教育服务质量评价　评价健康教育资料、健康教育宣传栏、公众健康咨询服务、健康知识讲座、个性化健康教育五种形式的完成质量。

健康教育服务评价对象为乡镇卫生院和村卫生室、社区卫生服务中心和社区卫生服务站。

4. 健康教育服务评价指标

（1）健康教育服务总得分率＝健康教育服务总得分/100×100%

（2）健康教育服务保障得分率＝健康教育服务保障得分/健康教育服务保障考核分值×100%

（3）健康教育服务数量得分率＝健康教育服务数量得分/健康教育服务数量考核分值×100%

（4）健康教育服务质量得分率＝健康教育服务质量得分/健康教育服务质量考核分值×100%

健康教育与健康促进离不开人类活动的各类场所，如学校、工作场所、社区等，其主要目标是通过教育和干预措施，提高场所内人群的健康素养，改变不良健康行为，预防疾病，促进健康。

第二节　社区健康教育与健康促进

社区是居民从事生产和日常生活的基本环境，有着相对独立的社会管理体系和服务设施。加强社区行动，开发社区资源，动员人人参与，是健康教育和健康促进发展的重要策略。健康社区是"以人民健康为中心"和"全方位保障人民健康"的具体体现，是我国卫生保健事业的重要组成部分和实现基本公共卫生服务均等化的重要举措。

一、社区健康教育与健康促进概述

我国倡导"乡村教育"与"乡村建设运动"，曾在河北定县（现河北省定州市）等地开展农村健康教育工作，具有宝贵的历史经验。历史经验证实社区健康教育是预防疾病、促进健康行之有效的策略。纵观各国社区健康教育与健康促进的发展历程，可以看到社区健康教育与健康促进在卫生工作中的重要地位。

（一）基本概念

1. 健康社区　是指通过社区健康促进，使个人、家庭具备良好的生活方式和行为方式，在社区创建良好的自然环境、物理环境、社会心理环境，达到创建具有健康人群、健康环境的健康社区。其内涵囊括了健康政策、健康环境、健康人群和健康管理体系等要素。

2. 社区健康教育　是指以社区为单位，以社区人群为对象，以促进社区健康为目标，有组织、有计划、有评价的健康教育活动和过程。其目的是发动和引导社区居民树立健康意识，关心个人、家庭和社区的健康问题，积极参与健康教育与健康促进规划的制订与实施，养成良好的健康行为和生活方式，提高自我保健能力和群体的健康水平。

3. 社区健康促进　是指通过健康教育和社会支持改变个体和群体行为、生活方式和环境影响，降低社区的发病率和死亡率，提高社区人群的健康水平和生活质量。社区健康促进的构成包括两大要素，健康教育及其他能促使个体行为和社区环境向有益于健康的方向改变的一切支持系统。强调人群行为改变所需要的社会管理机构的各种支持，强调社会参与和多部门合作。这就要求各级政府采取行政措施，从组织、政策、制度、立法、经济等多方面对健康教育提供支持，不断完善社区卫生服务，各有关部门通力合作，为群众创造健康的生活条件、工作条件等生存环境。它的关键策略是激励全社会居民关心自己的健康问题，积极参与本社区健康促进规划的制订与实施。因此，以社区为基础开展健康促进立体框架综合干预，是有效提高社区健康水平的最佳途径。

（二）建设健康社区的基本原则

社区健康教育与健康促进是健康社区以及健康城市建设的重要内容之一，是推动健康家庭的最直接的环境和技术支持。建设健康社区应遵循以下原则。

1. 以人为本　构成社区的最根本的要素是"人"，建设健康社区的根本目的即提高人群的健康水平。因此，在建设过程中应根据群众需求提供健康教育相关服务，引导群众树立积极健康观，改变不健康行为，形成健康的行为与生活方式。强化个人对于健康的责任，促进社区个体参与到个人的健康管理中，积极提升个体健康素养，促进全民健康水平的提高。

2. 融入政策　建设健康社区不仅关注个体健康水平，也关注全人群、全生命周期的健康情况，还关注社区的长远规划与发展，注重健康融入所有政策。实施社区全面的健康管理，有效控制影响人群健康的各种因素，实现人与自然的和谐共处和社会的可持续发展。

3. 多元化发展　社区是居民赖以生存的场所，其地方特色对于居民自身的认同感、归属感至关重要，社区的规划与发展不仅要实现空间和结构的布局合理化，还应充分考虑并积极挖掘公共资源（人、财、物、资金、信息、技术等），形成具有地方特色的健康促进社区，并保证公共资源的可获得性与公益性。

4. 共建共享　健康社区涵盖了健康住房、环境、饮水、体育运动、生活方式等各个领域，需要专家、学者、社会人员的建议，也需要医疗卫生、社会管理、规划建设和环境保护等各级各类部门的协调与配合，还有社区居民的积极参与，是一个协同治理共建共享的过程。

5. 公平公正　健康是一项基本的人权，在建设健康促进社区中应坚持人人平等地享有基本健康权的理念，在积极做好国家基本公共卫生服务的同时，立足本社区，提供优质高效、兼顾公平的医疗卫生服务，使全体居民平等地享有健康服务。

（三）开展社区健康教育与健康促进的目的

1. 宣传社区卫生服务，提高服务利用度　通过健康教育与健康促进能够让居民了解社区卫生服务的有关政策、目的、方式、优越性及对居民的作用等。

2. 转变社区居民的健康观念　使社区居民改变不正确健康观念，增强防病看病意识。

3. 增强自我保健能力　保健知识的缺乏是社区居民患病或发生意外的重要原因，应该通过各种途径普及自我保健知识，使居民了解一些基本的保健知识，提高自我保健能力。

4. 改变不良行为和生活习惯　通过身心激励，使社区居民深刻认识到不良行为和生活习惯的危害，并自觉改变不良行为和生活习惯，在社区内提倡健康的生活方式，促进社区居民的健康。

5. 构建和谐健康社区　在社区内开展丰富多彩的健康教育和健康促进活动，充实社区居民的生活，营造有利于健康的社区环境和社区意识，激发社区居民对卫生服务的需求，鼓励社区居民积极参与健康教育和健康促进活动，构建一个和谐健康的社区。

（四）健康促进社区标准

WHO 提出健康促进社区评价指标体系，包括清洁、安全、高质量的物质环境，稳定、可持续的生态系统，互相支持、没有剥削的社区，公众参与及其对决策的影响，满足基本需求（食物、水、居所、收入、工作），公众健康和疾病照顾服务的最佳条件和较好的健康状况。各国针对各自的国情对健康促进社区的建设标准及要求进行了探索，众多学者也对此进行了深入研究，并在实践中得到具体应用。根据《关于开展健康城市健康村镇建设的指导意见》，健康促进社区应满足以下条件。

1. 健康环境　本社区空气质量、建筑设计符合健康城市要求。生活用水安全、卫生，社区环境清洁，有一定的绿化面积。

2. 健康设施　综合考虑社区规模，结合周边情况及居民实际需要，提供一定的休闲健身活动场地，合理配置医疗、康复、保健、养老等配套设施和相应的社会服务。

3. 健康服务　社区基本公共卫生服务开展较好，各类卫生资源配置合理，利用率高。居民在社区的帮助下，健康素养得到提升，具备一定的自我健康管理能力，能够处理一般的健康问题。

4. 健康人群　社区常见病、多发病得到有效诊治，艾滋病、结核、流感、手足口病等重大传染性疾病及高血压、糖尿病等慢性非传染性疾病得到有效控制，预防新发传染性疾病的发生，对突发公共卫生事件处理得当。

5. 健康文化　社区形成良好的健康氛围，人群养成健康行为生活方式，能够获取科学健身知识并能积极参与各项健康活动，身体素质得到提升，人群健康素养不断提高。

二、社区健康教育与健康促进内容

（一）社区常见疾病防治知识的健康教育

1. 慢性非传染性疾病的社区防治　常见慢性非传染性疾病如高血压、心脑血管病、癌症、糖尿病、骨质疏松的预防和保健知识的宣传教育。《"健康中国2030"规划纲要》的发布为我国健康社区建设指明了重点，即依托社区卫生服务中心和乡镇卫生院，通过健康促进的方式，引导合理膳食、控制行为危险因素；普及慢性非传染性疾病防治知识、提高自我保健能力；增强从医行为，提高对社区卫生服务的利用率等方式，预防和控制慢性非传染性疾病。

2. 提高警惕，防范传染病　主要包括社区常见急慢性传染病如对结核病、病毒性肝炎、艾滋病等的临床表现、传染源、传播途径、易感人群和防治方法的宣传教育。由于国际交往密切、城市人口增多，安全的饮用水需求变化，处理和加工食品的方式变化，人们思想观念和生活方式多元化等诸多因素，造成新出现或发病率有所增加的传染病如艾滋病、性病、乙型肝炎、戊型肝炎、结核病等在人群中流行。这些病对居民健康造成极大威胁，应加强在社区居民中的宣传教育。

3. 加强安全教育，防止意外伤害　意外伤亡如交通事故、劳动损伤、煤气中毒、溺水、自杀等，是当前造成儿童和青少年死亡和伤残的最常见的原因。通过普及安全教育，提高居民在日常生活和工作中的自我防护意识，加强青少年的安全防护措施，自觉使用安全设备，降低和防止意外伤害的发生。

4. 农村常见问题的健康教育　农村地方病防治知识：如碘缺乏病、地方性氟中毒、克山病和大骨节病等的防治知识。农业劳动相关疾病的防治知识：包括常用农药种类、保管方法，急性农药中毒的表现及自救、互救知识、预防农药中毒的措施等，中暑、稻田性皮炎等预防、早期症状及发病后治疗和家庭护理。农村意外事故防治知识：随着农村用电及机械化程度提高，乡镇企业增多、交通事业发展，农村发生意外伤害增多，健康教育应着重于提高农村居民尤其是农村青年的安全防护意识和技能，普及有关农村常见意外伤害的原因、预防及救护方面的知识。

（二）家庭健康教育

1. 家庭生活方式教育　包括膳食的合理搭配、食物的合理烹调、定时定量饮食、炊具食具的简易消毒方法、碘盐的保管与食用、夏季食品的简易冷藏和贮存方法，暴饮暴食、偏食、酗酒对健康的影响，以及常见食物中毒的预防知识等。

2. 家庭急救与护理　包括烧伤、烫伤、触电、跌伤等意外事故的简易急救方法和处理原则；人工呼吸及心肺复苏操作方法；常用药物的保存与使用方法，血压计和体温计的使用方法等。

3. 住宅建设和居室环境卫生知识　包括住宅选址、给水和排水、农村卫生厕所的建设、居室的通风和合理布局、居室装修的卫生问题、居室采光照明的卫生要求及对健康的影响，预防煤气中毒、减少煤烟污染等。

4. 生殖健康教育　包括计划生育、优生优育优教、妇幼保健、性生活知识等。大力宣传《中华人民共和国母婴保健法》，"全面三孩政策"，《健康中国行动（2019—2030年）》中的"妇幼健康促进行动"等，提高农村孕产妇对优生优育服务的利用率，减少遗传疾病、先天性疾病、出生缺陷的发生率。

5. 家庭心理卫生教育　包括独生子女教育；正确处理家庭关系，保持良好的人际关系，消除社会心理紧张刺激等，促进家庭心理健康。

（三）创建卫生城市和健康城市建设

在"创建国家卫生城市"和"健康城市建设"实践中，需要针对市民的主要健康问题开展健康教育，促进市民健康行为形成及健康状况改善。此外，还需要向广大市民宣传健康理念，动员全社会参与、多部门合作，并开展积极的健康政策倡导。

知识链接

健康城市

健康城市是场所健康促进的一种类型，是健康促进理论在城市发展和健康治理领域的应用和发展。WHO 于 1994 年定义"健康城市"为：健康城市应该是一个不断创造、改善自然和社会环境，不断扩大社区资源，使人们在生存和发挥潜能方面能够互相支持的城市。健康城市是 WHO 多年来积极倡导的场所健康促进的重要组成部分，旨在应对快速城市化带来的健康挑战。2016 年，在我国上海召开的第九届全球健康促进大会，发布了《2030 可持续发展中的健康促进上海宣言》，将健康城市建设列为未来全球健康促进的 3 个优先领域之一。健康城市的关键特征就是在城市设计和城市治理中充分考虑健康的社会决定因素，其主要目标包括创造健康支持性环境、实现良好的生活品质、提供基础卫生设施、确保健康服务可及性等。

（四）社会卫生公德与卫生法律法规教育

大力宣传普及《中华人民共和国环境保护法》《中华人民共和国食品卫生法》《公共场所卫生管理条例》，以及地方性卫生管理条例（办法、规定）等，大力提倡良好的卫生道德观念，使社区居民自觉地维护社区形象。另外要根据经济结构、生产特点、居民文化程度、健康知识水平、卫生条件和疾病流行情况等确定主要健康问题，提出健康教育计划并组织实施。

（五）培养社区居民健康行为，提升健康素养

随着医学模式的转变，当前影响健康的最主要因素是行为与生活方式。人类的行为是在维护自身生存过程中，在适应复杂的不断变化的周围环境时所作出的反应。

1. 提升公民健康知识　即合理营养与平衡膳食教育；日常保健常识，如饭前便后洗手、早晚刷牙，按时作息、生活规律等；心理健康教育，主要包括心理与健康、疾病的关系，心理的自我调节与人际关系的处理能力；生殖健康教育，包括优生优育、计划生育、孕产妇保健及性生活知识等。

2. 控制烟草教育　在社区内加强尼古丁成瘾和烟草危害的健康教育并提供戒烟服务。一方面应该以社区为基础，通过社区宣传栏、乡村广播、新媒体等方式，对社区人群进行长期的烟草危害和尼古丁成瘾的健康警示教育；另一方面完善由简短戒烟干预、戒烟门诊和戒烟热线（公众号）等构成的戒烟服务网络，将简短戒烟干预纳入基层卫生服务，促进戒烟热线（公众号）建立和运行，为吸烟者提供戒烟帮助，帮助吸烟者戒除烟瘾，享受健康生活。

3. 远离毒品及控制药物滥用教育　首先是加强有关毒品危害的社区健康教育。以社区为基地，通过普及有关毒品危害、吸毒者表现和鉴别方式、应对措施和治疗途径等，一方面警示普通人群远离毒品，另一方面指导吸毒者家人早期识别吸毒者，鼓励吸毒者戒毒。向社区人群公布当地戒毒药物维持治疗门诊和戒毒所地址、联系方式、服务时间等信息，方便其早日脱离毒品。针对毒品治疗途径及效果的

社区健康教育，对提高吸毒人员、公安执法人员对戒毒药物维持治疗的信心和认可程度有不可估量的作用。让社区居民远离毒品，享受生活。其次是对药物滥用者进行心理辅导，在社区建立心理咨询门诊、设立心理咨询热线，对药物滥用者、心瘾难愈者提供心理辅导。对其家属提供护理指导，帮助吸毒者完成心理康复。

农村地区，要大力普及卫生知识，树立健康观和大卫生观念，消除"没病就是健康"的传统意识，树立自我和群体保健意识，积极参与农村初级卫生保健、参与新型农村合作医疗，坚持有益于健康的文体活动，逐步改变不良卫生习惯和生活习惯，建立文明、健康、科学的生活方式。在那些落后的农村社区，用科学道理来解释"生""老""病""死"的发生，普及卫生科学知识。健康教育应指导农民科学地安排衣、食、住、行，合理摄取营养，形成农村居民基本健康行为。

《"健康中国2030"规划纲要》对提高全民健康素养提出了具体要求和目标，推进全民健康生活方式行动，强化家庭和高危个体健康生活方式指导及干预，开展健康体重、健康口腔、健康骨骼等专项行动，到2030年基本实现以县（市、区）为单位全覆盖。开发推广促进健康生活的适宜技术和用品。建立健康知识和技能核心信息发布制度，健全覆盖全国的健康素养和生活方式监测体系。建立健全健康促进与教育体系，提高健康教育服务能力，从小抓起，普及健康科学知识。加强精神文明建设，发展健康文化，移风易俗，培育良好的生活习惯。各级各类媒体加大健康科学知识宣传力度，积极建设和规范各类广播电视等健康栏目，利用新媒体拓展健康教育。

知识链接

《健康中国行动（2019—2030年）》

2019年7月9日，健康中国行动推进委员会印发《健康中国行动（2019—2030年）》。《健康中国行动（2019—2030年）》提出：到2030年，全民健康素养水平大幅提升，健康生活方式基本普及，居民主要健康影响因素得到有效控制，因重大慢性病导致的过早死亡率明显降低，人均健康预期寿命得到较大提高，健康公平基本实现，实现《"健康中国2030"规划纲要》有关目标。为达到这个目标，《健康中国行动（2019—2030年）》提出了"健康知识普及行动""合理膳食行动""全民健身行动"等15项重大行动。这些行动，不仅需要社会和政府的努力，也需要个人和家庭积极作为。其中健康知识普及行动包括：①正确认识健康；②养成健康文明的生活方式；③关注健康信息；④掌握必备的健康技能；⑤科学就医；⑥合理用药；⑦营造健康家庭环境。

（六）社区特定人群健康教育

1. 老年人健康教育 健康是实现老年人"积极老龄化，即独立、参与、尊重、照料和自我实现"的重要前提和保障。健康教育与健康促进是政府、社会、家庭向老年人提供的基本社会保障和服务内容之一，是实现健康老龄化的重要手段。通过有计划、有步骤地系统健康教育，一方面可以促使老年人提高健康意识，掌握相关知识和技能，自觉采纳有利于健康的行为，从而达到预防疾病、提高健康水平，提高生活质量的目的；另一方面，有利于充分挖掘、发挥老年人在家庭生活、社会发展、行业进步中的优势和积极作用，为实现积极老龄化、健康老龄化助力。

（1）老年人生理、心理、社会问题

1）老年人生理问题 对外部变化的调节和适应能力减退，老年人组织器官功能、神经肌肉调节能力等均有不同程度的下降，导致机体对外部环境、社会和角色等变化的调节和适应能力下降；机体免疫平衡调节能力降低，组织器官功能减弱，免疫功能低，一旦患疾病或者出现外伤，常可引起机体内部器官功能紊乱，导致出现健康问题和生理功能改变；认知和反应能力降低，随着年龄增长，老年人感觉、知觉、视力和听力减退，记忆、想象、思维和学习能力呈现不同程度的下降。较常见的表现为动作迟缓、反应慢、认错人、听错话、健忘、难于同时做几件事情、思路一旦被打断则难以继续。学习能力下降，学习新事物需要更长时间。

2）老年人心理问题　随着生理功能下降、退休、丧偶、子女离开家庭、亲朋好友疾病及亡故等事件，逐渐失去自主行动力和对生活的控制，常出现焦虑、抑郁等负面心理情绪问题，当忧伤或者绝望感持续超过两周且影响日常生活工作和人际关系时，很有可能是患上抑郁症。衰老感也是老年阶段一种特殊的心理体验。心理上的衰老感多由生理功能的减退而引起，如衰老导致的动作迟缓、反应迟钝、记忆力减退等直接影响着老年人与其家人、朋友、同事等的交往和接触，导致心理活动能力降低，容易产生心理上的衰老感。随着心理活动能力的下降，老年人总体心理承受能力降低，对事件承受能力降低，情感变得脆弱，遇到不顺心的事和困难时，情感和情绪易波动，表现为激越易怒、焦躁不安。对家人和朋友的情感依赖性增强、渴望陪伴和倾听，容易显得固执。

3）社会问题　老年人离退休是人生重要转折，离开数十年辛勤工作的岗位，离开热爱的事业，生活节奏由忙碌到赋闲，经历人际关系变迁，社会地位起落，以及子女已经成家立业或远在他乡，老年人内心难免产生不适和失落感，会导致"离退休综合征"，表现为沉默寡言、忧愁消沉，或者是急躁易怒，进一步会影响身体健康，引发疾病。

（2）老年人健康教育的基本内容

1）行为指导　指导老年人选择科学、合理的方式，规律生活起居，养成良好的生活习惯，纠正不良的行为和生活方式。指导老年人戒烟限酒，平衡膳食，以富含蛋白质，低脂、低胆固醇、少盐、少糖、富含维生素和微量元素的食物为主，少吃多餐、定时定量；帮助他们学会选择与使用保健品；娱乐、运动和劳动适度，避免过劳，加强个人防护，避免意外伤害。

2）心理卫生干预　衰老易带来负面心理情绪，老年人除了及时感知、正确认识，学会自我排解和调适也非常重要。可采用的方法有宣泄法，即把闷在心里的忧虑或苦闷及时倾诉出来，使自己得到自我排解；转移法，当心情压抑沉重时，采用变更环境、转移目标的方法，将注意力转移到郊游、听歌、看电影等愉快的事情上。还可进行自我激励式的自我暗示，以及通过幽默风趣的言语和故事在谈笑中轻松化解一些家庭矛盾和争执。必要时积极寻求专业心理医生的帮助。

3）常见病防治知识教育　老年人常见病有心脏病、脑血管疾病、糖尿病、白内障、气管炎、青光眼，腰腿疼、关节炎等。根据老年人的特点，定期开展与常见病相关的健康知识讲座，掌握常见疾病的防治知识及一定的自我护理能力。

4）体育活动　根据老年人自身健康特点和兴趣爱好，选择适宜的体育活动项目，进行适度的运动，如广播操、健身舞、太极拳、武术等项目，也可进行步行或慢跑活动，提高老年人群的健康水平和生活质量。

2. 女性健康教育　女性是社会的重要组成部分。她们的健康状况对社会和家庭有举足轻重的影响。加强女性健康教育有着重要意义。女性健康教育是用健康教育的理论策略和方法促使女性树立健康观念，激发健康行为，以提高女性群体健康水平为目的的教育活动。

（1）女性的生理、心理特点

1）生理特点　女性整个生命过程有许多特殊时期。女性性成熟期（生育期）又称生育期，约从19岁开始，持续30年左右。此期的特征为卵巢功能成熟并分泌性激素，引起周期性排卵和行经。女性具有生育能力，其心理反应也因人而异。应做好月经期、孕期、分娩期、产褥期、哺乳期的健康教育和计划生育的指导工作。女性更年期（围绝经期）包括绝经前后的一段时期。一般始于40岁，历时10～20年，是女性自有生育能力的性成熟期进入老年期的一个过渡时期。主要表现为卵巢功能逐渐减退，月经不规则，直至绝经，生殖器官开始逐步萎缩，丧失生育能力。

2）心理特点　女性感情丰富，极具同情心理，受生理特征及性格的影响，女性比较留意一些带有情感特征的生活事件，可能会出现较为激烈的情绪波动。

（2）女性健康教育的基本内容

1）对不同时期的妇女采取有针对性的健康教育

①月经期健康教育：对青春期少女进行月经初潮知识、月经的生理知识、经前期紧张综合征、月经期的心理情绪变化、经期卫生保健的重要性与常识，心理卫生等健康教育。以便合理地安排经期的饮食起居，调节情志，防止月经病的发生。

保持外阴部的清洁卫生：要经常用温水清洗外阴，清洗时不要坐入盆中。防止污水进入阴道。所用洗盆和毛巾要个人专用，以免互相传染，引起炎症。正确选择使用卫生用品：卫生巾要柔软、清洁、吸水性强，严格消毒，卫生用品打开包装后要注意保持清洁，要勤换卫生巾，每次更换前要洗手，不要碰脏接触外阴处的垫面。注意保暖：月经期间，如遇寒冷的突然刺激，子宫和盆腔里面的血管极度收缩，可使月经过少或突然停止，还容易引起卵巢功能紊乱，导致月经失调。故月经期间，身体抵抗力下降，要注意保暖，避免潮湿和受凉。不要坐凉地、睡凉席、洗凉水澡、用凉水洗脚，不喝冷饮。避免剧烈运动和重体力劳动：月经期间要注意休息，保持充足的睡眠，要避免剧烈的体育运动和重体力劳动。运动量过大会引起经血过多，经期延长，甚至闭经。正常的学习、工作、早操、散步、游戏等活动，可以促进血液循环，有利于行经。注意饮食和情绪：经期注意增加营养丰富且易消化的食物，不吃生冷、酸辣等刺激性强的食物，多喝开水，多吃蔬菜和水果，保持大便通畅。月经期间，情绪较容易激动，这既受内分泌系统和神经系统的影响，也受自我不适感的影响。情绪波动可能会影响月经的经期和经量。因此，女性要保持精神愉快，保持乐观开朗。

②生育期健康教育：生育期健康教育是围绕结婚前后、生育前后，为保障婚配双方及其下一代的健康所进行的教育，包括婚育知识教育及婚育保健指导，可分为围婚期、围生期和哺乳期。

围婚期：本期健康教育不仅有利于男女双方严肃地选定终身伴侣，为在婚前和婚后的身心健康、家庭幸福奠定良好的基础，而且也为优生优育提供科学依据。优生优育关系到民族素质的提高，围婚期健康教育是提高民族素质和生命质量的有效措施之一。围婚期健康教育的重点内容为围婚期基本知识教育与遗传及优生知识。围生期：围生期是指孕满28周至新生儿出生后7天内。围生期保健是指产前、产时、产后对孕产妇进行的预防保健工作。女性在妊娠分娩产褥过程中，身体和心理会出现一系列变化，对这些变化需要正确的认识和指导。由于在孕前和妊娠期，孕妇的健康对胎儿的生长发育有直接影响。因此，围生期保健工作不能仅限于围生期内，而要尽早开始，即从婚前开始，以排除遗传及先天因素对下一代的影响，禁止近亲及婚配双方患有重症智力低下者结婚。围生期的健康教育是在围生期内通过健康教育手段使女性获得围生期卫生知识，转变卫生观念，养成良好习惯，掌握围生期自我监护技能，促进母婴身心健康。哺乳期：提倡母乳喂养。母乳喂养的母亲在激素分泌、生理和心理方面都占优势。母乳喂养可以迅速增加催产素分泌，促使子宫收缩，减少产后出血，有助于子宫复旧。与非母乳喂养的母亲相比，母乳喂养母亲每天多消耗约2092kJ（500kcal）的热量用于产生乳汁，因此，母乳喂养可以帮助母亲更快恢复孕前体重。母乳喂养开始的时间早、持续的时间长，有助于降低母亲罹患乳腺癌、卵巢癌和风湿性关节炎等疾病的风险。同时科学证明，人工喂养婴儿的患病率比母乳喂养婴儿高2倍，出生头2个月发病率更高。对婴儿而言，母乳是婴儿的最佳饮食，可以满足婴儿出生后4~6个月所需要的全部食物和营养：初乳含有大量抗体，成熟乳含抗细菌和抗病毒的特异抗体，具有抗肠道感染和抗病毒活性作用；母乳喂养可建立和促进母子感情，使婴儿获得更多的母爱，有利婴儿早期智力发育。大力提倡母乳喂养，争取全社会的支持是促进婴儿发育和确保健康的重要方式。

③更年期健康教育：更年期是女性卵巢功能减退到功能完全丧失的过渡期。有10%～20%的女性因性激素减退的影响，出现一些心身疾病，表现为心悸、失眠，易于激动烦躁、喜怒无常、出汗等。心理特征主要是敏感多疑、自觉孤独、空虚、焦虑、恐惧等。更年期的心态与环境、家庭、生活健康等因素密切相关。家人、同事应予以谅解、体贴和关心。更年期健康教育主要有以下几点：更年期知识教育；合理地安排生活；注意陶冶情操。

2）女性常见疾病的防治知识　某些常见、多发的妇科病严重影响女性的健康生活和劳动。随着经济的发展、社会的进步和生活的改善，女性对常见病、多发病的防治知识的需求更加迫切，对健康教育工作者提出更高的要求。

常见的妇科疾病包括月经不调、闭经、痛经、功能性子宫出血等；外阴炎、阴道炎、子宫颈炎、输卵管炎等生殖系统炎症；乳腺增生、乳腺肿瘤、子宫颈癌、卵巢肿瘤、子宫肌瘤等生殖系统肿瘤以及淋病、梅毒、尖锐湿疣、软下疳、艾滋病等性传播疾病。将这些妇科疾病的防治知识传授给妇女，有利于女性进行自我防护。如让女性掌握乳腺癌的自我检查方法，有利于早期发现和早期治疗；让女性认识到定期普查对防治妇科疾病及妇科肿瘤的重要意义。要使女性懂得普查的重要意义，加强普查知识的教育，使其自愿接受和参与。

3）合理膳食教育　女性学习营养及食品卫生知识，可根据不同营养需求与健康状况，科学、合理地安排饮食，注意营养，平衡膳食。饮食规律、饥饱适度、注意食品卫生与安全，把好病从口入第一关。

4）科学育儿　女性在家庭育儿中的作用是家庭中任何人都无法替代的。女性应该具备优生优育知识，学习并掌握妊娠前的准备、孕期保健、婴幼儿的营养、体格锻炼、卫生习惯培养，甚至儿童良好习惯的培养等知识。

5）心理健康教育　心理健康是整体健康的重要组成部分，情绪健康在心理健康中又起着核心的作用。学习心理卫生知识，树立正确的人生观和价值观、培养积极乐观的性格，适应多元化社会的能力。关注女性心理健康的同时，还要特别关注留守妇女的心理健康。留守妇女大多为育龄妇女，因生理和心理长期处于压抑状态，比一般女性更易发生心身疾病。当地妇女组织、医疗卫生部门、社会服务机构、志愿者及社会力量，对她们采取适宜、可及、针对性强的情感、教育支持，指导与培训她们学习有关心理健康知识、性健康知识、科学育儿知识，掌握行之有效的情绪转移、疏导及心理调节的方法等。

3. 留守儿童健康教育与健康促进　第七次全国人口普查结果显示，我国流动人口总量大幅扩增，从2010年的22143万人增加至2020年的37582万人，年均增长率高达6.97%。有大量儿童留守农村。

（1）留守儿童健康问题　留守儿童多处于成长发育的关键时期，成长中短期或长期缺少父母陪伴和引导，极易产生认识、价值上的偏离和个性、心理发展的异常。有研究指出，有20%～30%的留守儿童存在心理问题和学习障碍。①身体疾病：因缺乏父母照顾，部分留守儿童营养不良，患有身体疾病。②学习问题：由于缺乏家庭学习教育管理和作业辅导，留守儿童可能出现学习成绩下降，甚至发生厌学、逃学、辍学等问题。③心理问题：儿童由于缺乏父母的情感关怀、缺少倾诉和寻求帮助的对象，一些留守儿童表现出情感脆弱、孤独、胆怯，自闭焦虑、自卑、不善于交往、社交恐怖、胆大放肆，自我中心、行为孤僻等个性特征，表现出不同程度性格缺陷和心理障碍。④道德问题：由于家庭教育的缺失，缺乏道德约束，可能导致一些留守儿童没有养成良好的生活习惯和道德品行，甚至最终走上违法犯罪道路。

（2）留守儿童健康教育　村委会和学校要承担起教育责任。①应积极筹措资金和协调社会资源，成立具有家庭生活功能的"留守儿童中心（之家、乐园）"等组织，承担起陪伴，管理与指导留守儿童日常生活、情感温暖和家庭健康教育等责任；②充分发挥学校的教育功能，利用同学、小组的帮助或互助学习；③注重情感社会大环境的营造，唤起全社会各界的关注。

（3）留守儿童健康促进　农村留守儿童问题已经引起了高度重视，2016年《国家卫生计生委关于做好农村留守儿童健康关爱工作的通知》中明确指出要强化农村留守儿童健康教育工作。根据农村留守儿童的特点和需求，通过有针对性地开展科学喂养、营养膳食指导、卫生习惯与健康行为、青春期性与生殖健康、心理健康、意外伤害预防与自我防护等方面的健康教育与健康促进活动，提升农村留守儿童及其家长的健康意识和水平。

三、社区健康教育与健康促进策略

（一）城市社区健康教育与健康促进策略

1. 利用各种传播渠道普及健康知识　积极争取当地报社、电台、电视台等新闻媒体的支持与配合：充分利用报纸、广播、电视、互联网等开辟健康教育专栏节目和公益广告，普及医学科普知识。建立固定的宣传栏：利用街道、单位的卫生宣传橱窗、黑板报等，结合社区卫生服务中心卫生工作和季节性疾病防治，开办卫生宣传栏，并定期更换宣传内容。组织文化教育部门开展全民健康教育：组织中小学生开展周末街头宣传活动，利用文化娱乐场所放映卫生科普电影或录像片，举行小型卫生科普展览；组织文艺团体编排卫生宣传节目，组织居民积极参加各种文体和健身活动等；利用老年活动室、文化活动站等社区活动场所开展健康教育活动；开展"创建卫生科普一条街"活动。

2. 大力发展社区卫生服务中心的健康教育　社区卫生服务机构是进行城市社区居民健康教育的重要基地，全科医生既是社区卫生服务的提供者，也是社区健康教育最直接的实施者，要充分认识到健康教育的重要性，调动一切积极因素开展健康教育，给居民提供健康信息，增强居民的防病意识，改变不良的习俗和行为，建立健康新观念。使个体对自身健康负责，是促进群体健康、提高整体素质的有效途径。

3. 结合爱国卫生运动和创建国家卫生城市，开展健康教育　开展爱国卫生运动和创建国家卫生城市活动，是我国现代城市管理和城市文明建设的重要内容，以政府行为和行政干预来推动全民健康教育，提高健康教育效果。创建国家卫生城市（县城）活动，为城镇社区健康教育的发展明确了任务，创建了很好的社会环境。城市居民健康知识知晓率、健康行为形成率、自我保健水平和公共卫生道德水平，是衡量城市爱国卫生工作和创建国家卫生城市的重要指标。

4. 结合职业卫生和劳动保护开展企业健康促进　随着城市工业化的不断发展，环境保护、职业卫生和劳动保护方面暴露出来的问题日益增多。职业危害因素可引起接触者不同程度的病损。主要是工伤、职业病及与职业有关的疾病。对职业人群进行健康促进活动，是职业卫生服务的一项重要内容。应通过健康教育，大力普及相关健康知识，积极开展企业健康促进，改变职工不良的行为和生产、生活方式，增强个人自我防范意识，减少职业危害和伤残的发生，保护职工健康。

（二）农村社区健康教育与健康促进策略

1. 利用农村各种传播渠道开展健康教育

（1）利用农村有线广播网或村内喇叭进行社区动员，宣传卫生知识。

（2）利用当地农民喜闻乐见的民谣传播形式如民歌、山歌、地方戏曲等形式传播健康知识，可起到寓教于乐的效果。

（3）利用农民技术学校、文化活动站等设施，开办健康教育学校，在这些场所里设置卫生宣传栏、卫生报刊栏；举办卫生科普讲座；播放卫生科普录像片；设置供人们阅览的卫生读物等，使之"一室多用"，成为农村健康教育的活动中心。

（4）利用农村赶集、庙会、春节花会、少数民族传统节日等地方集贸、文化活动开展健康教育。可采用宣传车、流动展板、现场演讲和咨询、发放健康传播材料、小型文艺演出等多种形式。

2. 继续深入开展"全国亿万农民健康促进行动"（简称"行动"） "行动"是由原卫生部、全国爱卫会、广电部和原农业部于 1994 年 6 月联合发起的全国农村健康促进项目，历经十多年的实施与发展，"行动"已对我国农村健康教育与健康促进带来深远影响。WHO 和联合国儿童基金会（UNCEF）等国际组织指出，"行动"总结出了在大面积人群中开展健康促进活动的成功经验，是发展中国家开展农村健康促进活动的有效方式。

3. 利用文化、科技、卫生三下乡活动开展健康教育 "三下乡"活动，具有广泛的社会影响力。城市医院的医护人员结合送医送药，把卫生保健知识和健康传播材料送到农民手中，结合义诊服务开展健康咨询，针对性强，很受群众欢迎。

4. 改水—环境卫生—健康教育"三位一体"结合进行 20 世纪 90 年代开始我国实施农村供水与环境卫生工程，把饮水卫生、环境卫生和健康教育结合起来，综合实施，改变农民的不良卫生习惯，促使农民家庭积极参与改水、改厕和改善环境卫生工作。迄今，这一工作已取得很大成效。

5. 依靠农村卫生机构开展健康教育 农村卫生机构中健康教育可伴随着医疗保健活动来开展，不断扩展、完善农村卫生机构的职能，为农民提供医疗、预防、保健、康复、健康教育等综合服务。乡村医生应利用应诊、治疗、家庭访谈等机会对患者及其家属进行面对面的健康教育和必要的行为指导，普及卫生保健知识。医院可根据条件在诊室设置固定的标语、宣传栏、宣传窗散发健康教育处方或卫生科普材料，还可以在门诊部、住院部、预防保健中进行健康教育。

第三节　学校健康教育与健康促进

学校健康教育与健康促进是当今公共卫生领域重要研究内容。人类知识传授的专门场所就是学校，学校不仅具有传授知识的职能，还应该具备开展教学活动，营造健康环境，促进学生健康行为养成的职能。随着社会经济、科技水平的发展，儿童早死率不断下降，非传染性疾病、意外伤害、精神疾病正在成为全球儿童健康的主要问题。许多健康行为都是在儿童、青少年时期形成并发展的。健康中国建设的关键环节之一就是学校，学校健康教育与健康促进影响未来国民健康素养和健康水平。健康促进学校也是健康城市建设的工作之一，"中小学健康促进行动"是健康中国行动中非常重要的基础性行动。

一、学校健康教育与健康促进概述

1995 年，我国引入健康促进学校的理念，经过不断建设，我国健康促进学校不断成熟。2014 年，《全民健康素养促进行动规划（2014－2020 年）》发布，其中指出在全国范围内开展健康促进学校工作，建立健康促进学校长效工作机制，提出每年建设 200 个健康促进学校的指标，并在健康促进区县开展健康促进学校创建工作，健康促进学校进入全面发展阶段。

（一）相关概念

1. 学校健康教育 是以学生为对象，针对学习、发育等特点和对健康的需求而进行的有目的、有计划、有组织的健康知识和技能传播，使学生获得必要的卫生知识，树立正确的健康价值观，培养健康行为，采取良好的生活方式，达到预防疾病、增强体质、促进身心健康发育、提高终身生活质量的目的。

2. 学校健康促进 是在学校健康教育的基础上发展起来的，强调通过学校、家庭和学校所属社区内所有成员的共同努力，给师生提供完整的、有益的经验和知识结构，创造安全健康的学习环境，提供合适的健康服务，让家庭和更广泛的社区参与，共同促进学生健康。

3. 健康促进学校　是指通过学校及学校所在社区成员的共同努力，提供能促进学生健康的、全面的、积极的经验和组织机构，包括正式和非正式的健康教育课程、创建安全和健康的学校环境、提供适宜的健康服务。

（二）学校健康教育与健康促进的原则

1. 明确目标　任何健康教育项目和健康促进活动必须有明确的目标，因为它是规划实施和效果评价的依据，如果缺乏明确的目标，整个规划将缺乏依据，学校健康促进目标一般包括教育目标、行为目标和健康目标。

2. 突出重点　健康教育与健康促进项目的投入低而收益高，用于健康教育与健康促进的资源在整个卫生资源中的占比很低，将有限的资源合理分配投入到学生最有需求的地方。体现在健康教育规划设计中就要突出重点，有所侧重。

3. 切合实际　学校健康教育内容的选取要有科学依据。在吸收新知识的同时要注意分析辨别真伪，切忌为了提高师生的警惕性而有意夸大事实。教学方法和教学内容需要与受教育者水平相当。

4. 生动活泼　学校健康教育应该生动活泼，激发兴趣。注意课内与课外结合、健康教育课程与其他课程结合、集体教育与个体辅导结合、理论与实践活动结合，发挥多渠道、多形式的综合作用。

5. 多方参与　学校健康教育必须有家庭和社会各方面的配合才能更好地发挥作用。学校应将有关健康教育培养计划、目的、要求及学生在校存在的不良行为和习惯及时告知家长，以获得更大的效果。

（三）学校健康教育与健康促进的意义

1. 为学生的素质教育搭建了平台　通过对学生系统的健康教育和技能训练，帮助学生从小树立健康的观念，以讲卫生为荣，不讲卫生为耻，自觉维护公共卫生，养成良好的生活习惯和方式，遵守卫生法规和道德规范，同时对学生进行自我教育，使得他们懂得以科学的知识保护自身的健康，不断地完善自我，提高身心健康水平。

2. 有利于促进学生和教职员工的健康水平　通过制定和落实相关的健康政策，营造健康支持环境，匹配相应的设施、设备，执行营养和食品安全计划、创造体育和娱乐机会，保障学生和教师的卫生服务可及性，对学生和教师进行个性化和综合化的干预，提高师生健康水平。

3. 有利于提高全民健康素养　儿童、青少年阶段处于成长发育的关键时期，具有较强的可塑性，他们所接受的健康知识、健康技能等将帮助他们养成良好的生活习惯、卫生习惯，此外参与健康促进学校建设的家庭、社区也会受益，有利于居民健康素养水平的提升。

4. 有利于健康资源的整合　在大教育和大健康观的指导下，学校健康教育与健康促进能够有效地整合学校、家庭、社会和各部门的健康资源，实现学校社区化、社区学校化，有效减少甚至消除不利于健康的各种因素，为师生营造更好的健康环境，提供优质的健康服务。

二、学校健康教育与健康促进内容

我国自 1992 年提出按小学和中学不同年龄段划分健康教育与健康促进的内容并列出具体教学大纲，要求城乡各类学校加强健康行为养成教育，重点做好心理健康、控制吸烟、环境保护、远离毒品、预防艾滋病、意外伤害等健康教育与健康促进工作。2017 年在《普通高等学校健康教育指导纲要》中明确提出高等学校健康教育与健康促进内容包括健康生活方式、疾病预防、心理健康、性和生殖保健、安全应急与避险 5 个方面。

（一）健康生活方式

目标是树立现代健康意识，掌握健康管理和健康决策的基本方法，养成文明健康的生活方式，提高自觉规避、有效应对健康风险的能力。核心内容：现代健康的概念；高校学生面临的主要健康问题和影响因素；健康决策和健康管理的基本原则；饮食行为与健康，中国居民膳食指南及其应用，日常生活常见的食品安全隐患与防范（食品安全五要素）；睡眠与健康，睡眠不足与睡眠障碍的危害，劳逸结合，规律作息，预防网络成瘾；运动与健康，科学锻炼原则及方法、运动负荷的自我监测；烟草危害及戒烟策略，毒品（新型毒品）危害及禁毒，物质滥用（酗酒、滥用镇静催眠药和镇痛剂等成瘾性药物等）的危害及防范；环境卫生与健康。

（二）疾病预防

目标是增强防病意识，掌握常见疾病的预防原则和常规措施，提高防控传染病和慢性非传染性疾病的能力。核心内容：常见传染病（如流感、结核病、病毒性肝炎等）的预防；慢性非传染性疾病（如高血压、糖尿病、肿瘤等）的基本知识、预防原则和常规措施；抗生素滥用对健康的危害，在医生指导下使用抗生素；定期进行健康体检的意义和项目选择；常用的健康指标、正常范围，测定身体健康状况的常用方法（如测量腋温和脉搏、血压等）；正确选择必要、有效的保健与保险服务。

（三）心理健康

目标是树立自觉维护心理健康的意识，掌握正确应对学业、人际关系等方面的不良情绪和心理压力必需的相关技能，提高心理适应能力。核心内容：心理健康的概念；心理健康与身体健康的关系；学生心理发展特点和相关社会因素；抑郁症和焦虑症的表现，自我心理调适与技能，促进积极情绪与缓解不良情绪的基本方法；维护良好人际关系与有效交流的方法；心理咨询与服务利用，常见心理问题或危机的辨识与求助；珍爱生命。

（四）性和生殖健康

目标是树立自我保健意识，掌握维护性与生殖健康的知识和技能，提高维护性与生殖健康的能力。核心内容：性与生殖健康的基本知识；友谊、爱情、婚恋、家庭与伦理道德；优生优育与适宜有效的避孕方法；非意愿怀孕和应对措施；常见生殖健康问题与自我保健方法；无保护性行为对生殖健康的影响；常见性传播疾病和预防；艾滋病的传播、流行与控制，易感染艾滋病的高危行为和预防措施，艾滋病咨询检测和服务，不歧视艾滋病感染者和患者；预防性侵害的方法和技能。

（五）安全应急与避险

目标是树立安全避险意识，掌握常见突发事件和伤害的应急处置方法，提高自救与互救能力。核心内容：突发事件与个人安全防范，意外伤害（触电、溺水、中暑、中毒、运动创伤等）的预防、自救与互救的基本原则和方法；无偿献血基本知识，无偿献血是公民的义务；休克、晕厥、骨折等急症的现场救护原则，心肺复苏、创伤救护（止血、包扎、固定、搬运）等院前急救技能；动物（犬、猫、蛇等）抓伤、咬伤后的应急处置；防范网络安全风险，甄别不科学、不健康信息的技能与方法；实验、实习等场所安全要求与防护技能，注意个人防护，避免职业伤害；旅行卫生保健的基本要求，规避旅行中的健康与安全风险的基本措施和策略。

三、健康促进学校标准

（一）WHO 标准

2012 年，WHO 将健康促进学校的核心要素总结为六点。

（1）健康学校的相关政策及其落实。

（2）学校的物理环境。

（3）学校的社会环境。

（4）社区联系。

（5）个人健康技能。

（6）学校卫生服务和健康促进。

（二）我国标准

2017 年 2 月，《中华人民共和国卫生行业标准健康促进学校规范》实施，主要内容包括以下内容。

1. 范围　适用于全日制普通中小学校。

2. 建设原则　以促进学生发展、因时制宜、学校卫生基本要求与优先项目结合、过程评估与效果评估相结合为建设原则。

3. 健康促进学校的基本框架内容　政策支持、组织保障、环境营造、社区联合、健康技能培养、卫生服务。

4. 政策支持　学校签署承诺书、制定开展建设工作的计划、制定和完善健康促进学校工作制度。

5. 组织保障　建立健康促进学校工作组、工作人员接受培训。

6. 环境营造　提供基础性的健康安全的物质环境、营造有利于健康的社会氛围。

7. 社区联合　与所在社区建立沟通机制和渠道，与社区共享资源，与学生家庭建立沟通机制和渠道，社区和家庭参与学校的管理。

8. 健康技能培养　开设健康教育课、开展健康教育活动、学生和教职员工掌握必要的健康知识和技能。

9. 卫生服务　开展健康监测；开展健康评估，提供预防保健服务；提供必要的医疗服务；提供心理健康教育；开展健康促进优先项目实施计划中的卫生服务；学生和教职员工的健康状况得到改善。

🔗 **知识链接** --

教育部办公厅关于实施全国健康学校建设计划的通知

2022 年，为贯彻落实《中国教育现代化 2035》《国务院关于实施健康中国行动的意见》（国发〔2019〕13 号）精神，根据《教育部等五部门关于全面加强和改进新时代学校卫生与健康教育工作的意见》（教体艺〔2021〕7 号）和健康中国行动中小学健康促进专项行动要求，教育部印发了《教育部办公厅关于实施全国健康学校建设计划的通知》。

健康学校建设是落实健康第一教育理念的重要举措。健康学校建设的出发点和落脚点都在于学生的健康成长，具有鲜明的方向性和引导性。健康学校建设还是推进新时代学校卫生与健康教育工作的重要抓手。健康学校建设更是系统提升学生综合素质、健康素养和健康水平的重要途径。健康学校建设，既有教育理念上的倡导和引领，也有具体工作上的部署和要求，更是包含了一系列的健康监测指标，有助于学生的综合素质特别是身心健康水平的提升。

四、学校健康教育与健康促进评价

学校健康教育与健康促进评价是学校健康教育与健康促进行动计划中的重要组成部分，是衡量健康教育与健康促进工作科学性、实用性和可行性等方面的重要的标准。

（一）评价内容

1. 健康知识的评价　围绕所干预的内容及有关的知识进行书面测验，最常用的方法是问卷法。对低年龄儿童，可采用个别谈话的方式进行测验。群体评价指标以得分的及格率或测验平均得分作比较，个体以自身的前后得分情况进行衡量。

2. 卫生保健信念的评价 学生卫生信念是指他们对卫生知识、卫生保健设施、卫生行为所持有的认识、观点和态度的概括。卫生保健信念有各种表现形式，评价指标涉及较多，例如：健康教育活动的自愿参与率，对某些正确及不正确卫生行为的肯定或否定率等。

3. 健康行为的评价 健康教育与健康促进的核心是行为的改变，因此健康行为变化的评价是学校健康教育与健康促进的重要方面，可在日常学习生活中了解学生健康行为和行为的变化。

4. 生长发育水平及健康状况评价 通过定期的体格检查、身体素质的测验，与当地的生长发育标准、常见病患病水平进行比较，衡量健康教育与健康促进效果。

（二）评价方法

1. 问卷调查 根据事先设计好的表格、问卷、量表等，由被试者自行选择答案的一种方法，是评价学生知识、态度和行为最常用的一种方法。目前，问卷通常采用三种方式：是非、选择、等级排列。

2. 行为观察 用于观察行为的最常用方法。通常采用自然观察法，即在没有人干预的情况下观察他人的行为，并把观察结果按时间顺序系统记录下来，在观察法中，应注意不能就某孤立事件作出评判。

3. 自我评估 指学生自己向教师、保健教师报告个人与健康教育项目有关的认知、兴趣、态度、信念和行为。如报告吸烟、膳食、卫生习惯、锻炼等方面的情况。如有必要和可能时，辅以询问家长来核实自我报告的可靠性。

4. 个别谈话 由教师、调查人员与接受教育的对象面对面交谈，直接了解他人行为及心理状态的方法。

5. 家长访谈 采用召开家长会、与家长进行座谈或家访，了解学生健康知识掌握的情况，并征得家长同意，以便正确做出关于学生健康行为的评估。

（三）评价过程中需要注意的问题

1. 设置对照组 在必须设置对照组的评价中，对照组的设置要合理，与试验组之间具有可比性。如果在未开展健康教育和健康促进项目前两组就存在与评价内容有关的差异，对照组的设置就失去了意义，因此在选择对照组前要谨慎。

2. 评价时间 评价时间如果不当，往往不能准确地给予评价，对效果的评价就容易出现低估或高估，导致不同甚至相反的结论。最好的解决办法就是多次重复评估，消除因评价时间不当带来的影响。

第四节　工作场所健康教育与健康促进

工作场所又称职业场所，是职业人群从事生产活动的场所。工作场所是健康促进的重要阵地，人的一生有大部分时间是在工作场所度过的，职业伤害、职业病等构成了当前社会疾病负担的重要部分。同时工作场聚集了大量的职工，为开展健康促进提供了重要场所。

一、工作场所健康教育与健康促进概述

（一）基本概念

健康工作场所是在"健康中国"战略背景下提出的能够对职业人群身心健康和疾病发生发展产生影响的一切环境的集合。WHO 将其定义为：劳动者和管理人员合作，在充分考虑心理、生理和社会关

系等资源后，采取的持续改善流程，保护与促进职业人群健康、安全和幸福以及工作场所持久经营的环境。

工作场所健康促进是指以教育、组织、法律（政策）和经济学手段，干预对健康有害的行为、生活方式和环境，以促进职业人群健康。通过采取综合性干预措施，包括加强企业管理的政策、法规和组织，职工积极参与健康教育活动以及加强卫生服务等措施，以提高工作场所作业条件、控制健康危险因素、增进职工健康生活方式、降低病伤及缺勤率，从而达到促进职工健康、提高其职业生命质量和推动经济持续发展的目的。

（二）健康工作场所的意义

1. 职业人群创造大量的社会生产力　职业人群是人类社会最富有生命力、创造力和生产力的宝贵社会资源，他们的职业病防护知识、防护技能直接影响人群整体健康水平和生产力的提高，影响社会的进步和经济的发展。

2. 应对职业人群突出的健康问题　工作场所可能出现的安全事故以及在生产中可能出现的有害因素如尘、毒、高温、噪声、振动等，对职工健康构成严重威胁。通过建设健康工作场所，可以有效减少职业病和安全事故的发生，保护职工身心健康，提高生产效率，促进社会和谐稳定。

3. 保障劳动者享有健康的权利　开展职业健康教育与健康促进的总体目标就是创造健康的工作场所，实现"人人享有职业卫生保健"的战略目标，保证每个劳动者能有安全和卫生的工作场所。开展职业健康教育与健康促进的意义，一是可以提高和增强企业对促进职工健康重要性的认识，为职工创造一个有利于健康和安全的工作环境和生活环境，消除和控制各种有害职业因素，预防和降低职业病、传染病、常见病的发生率，提高职工健康水平，提高劳动生产效率，促进经济可持续发展；二是通过开展健康教育，增强广大职工的自我保护意识，帮助职工掌握自我保健知识和技能，改变其不健康的生活习惯和行为方式，促进其健康行为的形成；三是可以使从事服务行业的职业人群具有良好的健康意识，掌握一定的职业相关健康知识，形成良好的健康服务行为，使其能够提供健康的服务，使服务对象的健康得到保障。

二、工作场所健康教育与健康促进内容

1. 职业安全卫生与防护技能教育　职业安全卫生教育不仅包括对各种有害因素的特点和对健康危害知识的教育，还应该包括个人技能的教育、遵守职业安全规章制度和操作规程教育，以及改造环境、改善劳动条件的教育。

开展职业健康防护教育是对职业从业人员自身健康的保护，帮助他们增强自我防护意识，学会个人防护方法，让从业人员免受职业因素危害。健康教育的主要内容：职业健康防护的重要性、不同职业的防护重点、不同职业的有效个人防护方法和场所防护措施，如从事开矿采矿、化工、皮毛加工、油漆喷涂等工作时戴安全帽、戴口罩就是非常重要的个人防护措施，而采取降尘和通风是重要的环境防护措施。在有些噪声较大的锻压、风钻、磨锯等企业中，采取作业间隙和坚持工间操是一种有效的防护措施。宾馆服务员做客房清洁时戴手套可以防止染上传染病。计算机操作员工作时经常变动体位、注意眼睛休息可以防止眼睛疲劳。

2. 职业行为教育　职业行为又称作业方式，一方面是由客观的劳动生产性质和条件所决定，另一方面也和个人的行为习惯有关。不良的职业行为会对从业人员的健康造成明显损害，也会对服务对象的健康造成影响。如：长期站立作业的职工如售货员、理发员、外科医生等，由于重力作用易引起下肢静脉曲张、痔疮、内脏下垂等健康问题；长期从事视屏作业、手动机械作业、强迫体位作业、搬运作业等也可引发相关疾病；宾馆饭店、商业服务场所从业人员作业前或便后不洗手、蓄长发、留长指甲、戴戒

指、不穿戴工作衣帽上岗、吸烟等，可对服务对象和顾客的健康带来隐患。因此，通过健康教育，改变职工不良作业方式，预防与工作相关的疾病十分必要。

3. 职业人群心理健康教育　职业因素可以引起精神紧张，引发神经症状或精神病，也会导致高血压等慢性疾病。职业性紧张（occupational stress）可以是心因性疾病的病因，也可能是诱因或促成因素，长期紧张压力甚至可以导致自杀或者"过劳死"。职业心理卫生教育的对象有：①长期从事简单重复作业的人，如各种流水线作业工人、司机；②长期与家庭、社会隔离的工作人员，如地质工作者、远洋航运、岛上守护、山林护工等；③精神高度集中的工作人员，如高空作业工、监听和监视工等；④经常倒班的火车司机、医护人员等；⑤长时间加班、工作压力大者，如从事信息技术产业、新闻、网络媒体的中青年知识分子；⑥下岗及分流人员，由于行业竞争加剧，任何职业人群都存在职业变化的可能，下岗和富余人员分流都会造成职业人群心理恐慌及思想不稳定等。

开展职业心理健康教育要从多方面入手。第一，应采取先进有效的管理模式，合理地组织劳动生产，处理好管理者与职工之间的关系，加强企业文化建设。第二，有针对性地开展心理卫生健康教育，根据职工的心理特点，开展社会、职业角色教育，正确认识自己的能力、地位和作用，提高心理紧张缓解能力。第三，加强岗位培训教育，提高职工的综合素质，适应工作的需要。如在职工中开展岗位转换教育，提前在职工中灌输如何面对改革、下岗心理调适方法等基本心理卫生知识。第四，开展高危人群的心理教育。对精神或心理有异常表现者，应尽快进行心理咨询、诊断和治疗，把工作做在前面。

4. 职业健康相关道德与法律法规的健康教育

（1）职业公共卫生道德教育　做好职业公共卫生道德教育可以促使职业的健康发展和社会良好氛围的形成，这一点在公共场所职业人群的健康教育中显得尤为重要。公共场所是指人群经常聚集、供公众使用或服务于人民大众的活动场所。这类场所的特点：人口相对集中，相互接触频繁，流动性大；设备物品供公众重复使用，易污染；健康与非健康个体混杂，易造成传染病的传播。其从业人员的健康素质与服务对象的健康水平关系密切。如：不随地吐痰、不乱丢垃圾、不在公共场所吸烟、不在公众面前打喷嚏等一般性公共道德教育。

（2）职业公共卫生法规教育　我国出台了一系列有关职工生产安全与健康的法律法规。1994年7月5日公布的《中华人民共和国劳动法》于2018年12月第二次修正，是我国的基本法之一，其中有25条有关职业卫生和职业病防治条款。2001年10月发布的《中华人民共和国职业病防治法》于2018年12月第四次修正，是现行职业卫生法规中最具有权威性的职业病防治的法律，其中规定了企业负责人应当向从业人员说明有关职业危害，从业人员有权知道职业危害，以保护自身的健康和合法权益。此外，《中华人民共和国公共场所管理条例》等，均对特定职业场所和职业人群的公共卫生管理和行为规范做出明确规定。

三、工作场所健康教育与健康促进策略

（一）WHO健康工作场所运作模式

WHO在2010年发布了健康工作场所运作模式，倡导开展健康工作场所建设。包含四个影响途径、八个过程和两个核心原则。

（1）四个影响途径　WHO健康工作场所模型包括四个相互交叉重叠的途径。①物质工作环境：指工作场所的建筑结构、空气、机器、家具、产品、半成品、化工产品、原辅材料废弃物和生产过程，这些因素会影响职工的身心健康、安全和福祉。②社会心理环境：不仅包括企业文化，还包括影响职工身心健康的态度、价值观、信仰以及日常行为。③个人健康资源：指企业为职工提供的健康服务、信息咨询、资源、机会和灵活性以及相关的有利环境，支持和鼓励职工保持健康的个人生活方式，监护个人身

心健康状况。④企业社区参与：指企业参加所在社区的活动或为社区提供自己的专业指导和资源，为社区健康发展提供支持。企业与所在社区之间相互影响，企业所在社区的自然环境和社会环境很大程度影响职工的健康，尤其应关注影响职工及其家人身心健康、安全和福祉的因素。

（2）八个工作场所健康促进的过程　系统的健康促进项目规划是健康促进项目成功的关键，在项目实施前需要为项目设定其长期目标与短期指标，同时需要系统、全面地开展相关数据资料的收集与管理。为保证项目的可持续性发展，项目实施框架归纳如下：①组织动员，健康促进领导小组与工作组的建立与政策调整；②资源整合，单位内有关健康的资源进行整合，以便更高效地使用；③需求评估，收集健康相关资料，运用定性与定量方法完成需求评估；④优先排序，根据重要性、紧迫性、可改变性和资源状况确定优先解决的问题；⑤制订计划，制订具体详细的分步骤的工作计划；⑥活动实施，严格按计划由专人负责实施，并动员工人参与；⑦项目评估，对实施效果进行评定，分析优势与不足，确定未来需解决的问题；⑧改进完善，修正不足，对成功项目实施逐步规范化、制度化。

（3）两个核心原则　健康工作场所的运作要紧紧围绕着"管理层承诺"和"员工参与"这两个核心原则开展。

（二）工作场所健康教育与健康促进流程及策略

1. 发现工作场所的健康问题

（1）开展职业健康需求评估　要了解该职业的主要健康问题，可以采取多种方法，如查阅单位职业健康工作报告、职工体检分析报告或职工健康档案等，召开单位多部门和有关人员座谈会，询问有代表性的职工，了解该单位基本健康状况和该职业主要影响职工哪方面的健康。还可采用现场流行病学方法，对职业健康相关方面进行调查，从中找出职工最关心、最急需解决的职业卫生问题、威胁职工健康的主要职业性危险因素。做职业健康诊断时可以了解以下几个方面的问题：①单位中主要职业性卫生问题、疾病或卫生状况怎样？特征有哪些？与一般性疾病有什么区别？②职业场所中哪种人群受到影响最大？与个人习惯是否有关？③职业健康问题发生的时间特征是什么？存在的问题是否与社区居住地、卫生设施、卫生服务或职业环境有关？④单位既往采取过什么措施，效果如何？⑤社区信息传播资源情况如何？⑥企业的文化氛围如何，包括制度、规范、同伴影响、价值观、社区环境等。

（2）收集需要的职业健康教育信息　制订职业健康教育干预计划前，要先收集一定的资料，开展基线调查。收集信息资料，要根据工作目的与目标来定，不同的健康教育工作目标所需要的资料不同，如职业人口数、性别、年龄结构、文化程度、职业高危人群特点等人口学资料；职业卫生服务机构、职业卫生服务人员、职业卫生服务覆盖范围、开展的职业健康教育内容和对象、主要职业性疾病患病率、职业卫生习惯、职工接受健康信息传播的方式、单位健康信息传播资源等健康信息资料。

（3）分析确定需要的职业健康信息　对收集到的职业健康信息，通过进一步归纳整理、分析与讨论，可以发现隐含的主要职业健康问题及一些内在规律，如是否集中在某一个工种、一个岗位，与岗位培训、文化程度、个人习惯是否有关。根据一定排序方法，确定危害程度大、最重要的、可以改变的职业健康问题和职业危害因素，同时还应该考虑职业单位关注度、预防和控制的能力、单位是否愿意投入等。

（4）提交职业健康诊断报告　职业健康诊断完成后，需要撰写报告，并反馈发现的职业健康问题，为进一步制订职业健康教育策略和干预措施提供信息。撰写职业健康诊断报告的内容应有针对性，对重点职业卫生问题、职业健康危险因素，以及可利用资源要进行重点分析和报告。

2. 制订工作场所健康教育与健康促进项目计划　开展职业健康教育与健康促进，应结合职业的具体特点和特性、职业卫生的实际需要和现有的客观条件，制订详细、具体的干预项目计划。项目计划制定人员要认真思考干预活动从哪方面下手，针对职业健康政策、职业健康规定或有关条例；针对职业环境，制订职业健康环境改善计划；针对个人，可以增强安全意识和个人保健意识，建立良好的职业健康行为；还可以充分利用社区资源来改善职业健康环境。

概括起来讲，职业健康教育与健康促进项目具有三个层次的影响：即提高认知水平；帮助职业人群改变生活方式；创造支持健康生活方式的环境。

（1）旨在提高认知水平的项目　这类项目的目的是提高员工对健康的认识水平或对项目主题的兴趣。认知项目的方法主要为信息传播，如开展健康大课堂、健康专题讲座、发放卫生传单、公益海报、举办卫生展览、重大卫生日街头宣传与咨询等。这类项目活动往往可以产生近期的健康教育效果，但如果健康促进项目的目标是改善职工的健康，则必须把提高认知的活动作为生活方式改变项目的基础。此外，这类项目经济、可行，人们看得见、摸得着，能激发员工热爱企业，关注健康，并能激发企业管理者进一步扩展新的健康教育与健康促进项目。

（2）旨在改变生活方式的项目　这类项目将改变人们的健康相关行为设定为项目目标，从而实现改善职业人群健康的目的，包括戒烟、规律运动、自我压力管理、合理膳食、通过饮食和运动控制体重等。生活方式改变项目常常联合运用信息传播、行为干预、操作实践、技能训练和反馈机制等方法。成功的行为干预项目还需要参与者有足够的时间来实现和巩固行为的改变，一般至少要有 3 个月到半年的时间。比如，一个吸烟者的戒烟行为至少要持续 6 个月，我们才能说他是一位戒烟者。

（3）旨在创建支持性环境的项目　这是最有效地帮助员工改变生活方式和作业方式的方法。环境支持项目的目标是在工作场所内创造鼓励人们采取健康的行为方式的环境，比如我国的工矿企业健康促进行动。

3. 实施工作场所健康教育与健康促进项目的策略与方法

（1）开展社会动员，争取行业领导支持　社会动员是通过信息的传递和交流实现的，在开发领导层时，经常使用的传播交流方法是倡导。例如借助公共卫生事件、引用实际案例、结合重大社会活动等向领导者陈述项目实施意义，争取支持，争取包括政策、资源配置、经费投入、信息传播等帮助。

（2）建立组织管理体系　成立多级管理体系和多元横向管理体系，即公司—厂（处）—车间纵向管理体系，在公司健康促进委员会下设立专业工作组（工作场所、疾病综合防治、社区健康促进）的横向管理体系，创造支持性环境和保证条件。

（3）培训行业骨干人员，提高健康教育技能　由于职业健康教育涉及的职业非常多，职业卫生内容繁杂、特殊，从事职业健康教育者首先要充分掌握各种职业卫生知识和防护技能，才能准确有效地对从业人员实施健康教育；要利用好行业的骨干人群，提高他们的健康教育技能，通过他们再实施对一线从业人员的健康教育；利用好新上岗或换岗员工岗前培训机会，把健康体检与卫生知识培训相结合。

（4）利用多种途径传播职业健康相关知识　根据不同职业或行业的特点和职业卫生问题，实行分类教育的原则，针对管理层、专业技术人员、一线职工等不同群体，可采用不同形式和不同内容的知识传播方式，切忌灌输式教育。

（5）推广职业健康防护技术，改善职业环境　职业健康水平的提高或职业病发病率的下降，关键在职业健康环境的改善、相适应的健康防护技术和有害作业点的技术改造。因此，在职业健康教育计划的实施过程中需要根据不同职业、不同作业的特点，在健康促进策略的指导下，推广职业健康防护技术，改善职业环境。如有毒化工企业改革生产工艺，改善通风条件，使用无毒或低毒的材料做溶剂，注意设备维修，防止跑、冒、滴、漏，设置有毒物质超标报警器等；噪声很大的企业给工人发放耳塞。开办职工健康食堂、建立员工健身房、创建无烟单位，这是从职业环境角度倡导健康生活方式的好形式。

（6）参与社区健康教育活动，融入社区之中　搞好社区内的各种行业与社区管理部门之间的沟通，积极参与社区开展的健康教育活动，对改善职业健康环境非常有利。因为职工下班回家后就成为社区居民，是社区的一员，工作之外的时间基本上是在社区度过，社区的健康环境对职工的影响很大。很多大型厂矿企业有独立的家属区，社区与单位的联系就更大，职业单位在人力、物力、财力上给予社区支持是应尽的责任，形成了良好的维护健康的氛围，行业的健康问题也随之减少，用于病伤救治的开支就会减少。

第五节　医院健康教育与健康促进 e微课

一、医院健康教育与健康促进概述

（一）基本概念

医院健康教育（hospital health education）泛指医疗保健机构在临床实践过程中伴随医疗保健活动所开展的健康教育。狭义的医院健康教育仅是指医护人员根据患者所患疾病的特点和转归情况，对患者及其家属所开展的疾病预防、治疗和康复知识的传播和教育活动。广义的医院健康教育不但应包括对上述两类人群所开展的健康教育活动，也应包括对社区居民、医院的职工、所属社区机关企事业单位职工、大中小学生等不同人群所开展的健康教育工作，内容从疾病防治知识的传播扩展到健康行为与生活方式，以及心理健康促进知识和技能的普及。

健康促进医院（health promotion hospital）是应用健康教育与健康促进的策略，以医院（包括社区卫生服务中心等其他医疗机构）为场所，促进医院结构及功能实现由疾病为中心向以患者为中心和以健康为中心转变，实施以健康教育和能促进患者或群体的行为和生活方式改变的政策、法规、经济及组织等综合性社会支持环境建立的过程。在1986年，《渥太华宪章》提出健康促进的五大领域之一是"调整卫生服务方向"，为健康促进医院的发展起到了导向作用。1991年，WHO在《布达佩斯宣言》中明确提出健康促进医院的概念，该宣言指出"医院是人类环境和组成人类生活的一部分，因此，在当代社会，医院的作用应该改变"。

（二）开展医院健康教育和健康促进的意义

医院健康教育与健康促进是全民健康教育与健康促进的重要组成部分，是社会发展和医学进步的产物，贯穿于预防、治疗、护理、康复、管理等许多具体环节，具有特殊的意义和作用。

1. 医院健康教育与健康促进是医院工作的重要组成部分　随着卫生观念的转变和保健医学的兴起，医院已从单纯的医疗型向医疗、预防保健相结合型转变，强调治疗和预防相结合，以预防为主的服务模式。作为医疗服务的组成部分，医院健康教育与健康促进贯穿于三级预防的全程，是增强患者和社区群众健康意识和自我保健能力，提高从医行为和提高医疗质量的重要手段。《全国医院工作条例》中明确规定：加强对患者的宣传教育，为患者创建一个整洁、严肃、舒适、安全的医疗环境。医院不仅负有抢救治疗患者的职责，也担负着向广大群众传播健康知识和技能，开展社会预防工作，帮助群众建立自觉自愿的健康生活方式，建设和维护一个有益于身心健康的社会环境、生物环境和医疗环境的职责。

医院进行健康教育与健康促进有着得天独厚的优势，医院是患者的集中地，自然也就成了针对性最强的开展健康教育的特殊场所和最佳场地。同时，医院聚集了大量的医学专家和医学专业人员，他们可依据患者疾病的发生、发展规律，开展有针对性的健康教育活动。由此可见，健康教育作为医院的重要职能在医疗服务模式转变中发挥着越来越重要的作用。

2. 医院健康教育是重要的治疗手段　健康教育指导患者及其家属学习和掌握有关防病、治疗和康复的知识及技能，是提高自我保健能力、促进病情转好、巩固疗效的有效易行的非药物治疗手段，是临床治疗环节中不可缺少的一部分。

3. 健康教育是改善医患关系的重要措施　在影响疾病转归的因素中，心理因素是重要的因素之一。医院环境、医护人员的服务态度、医护人员在患者心目中的形象，将对患者整个病情的转归产生明显的影响。从某种程度上说，疾病的治疗过程并不是从患者住进医院，医护人员对其进行药物和手术治疗时才开始的，治疗过程早在患者进入医院的大门时就开始了。健康教育促进了医患沟通，对于建立平等互惠型的医患关系，改善医护人员的社会形象十分重要。

4. 健康教育与健康促进是改善医院管理，提高社会经济效益的有效途径　医院健康教育与健康促进的社会经济效益目标是减少医疗费用，保护生产力。这一目标主要通过以下四个途径来实现。

（1）通过健康教育与健康促进提高患者和社会人群的卫生知识水平和自我保健能力，改变不良行为和生活方式，降低疾病危险因素，减少疾病的发生率和复发率。

（2）教育患者密切配合治疗和护理，缩短病程，加速床位周转率。

（3）通过健康教育宣传新技术，推广新项目，提高医院与医生的知名度和信誉度。

（4）教育医患双方采纳适宜技术，即纠正人们盲目追求高层次、高技术医疗服务的观点，采用既经济又有效的检查和治疗方法，以控制医疗费用。

二、医院健康教育与健康促进内容

（一）建立覆盖全院的健康教育工作网络

一个完善的院内健康教育工作网络是贯彻实施全院健康教育工作计划，开展健康教育工作的基础和保障。院内健康教育网络包括健康教育科和各科室的健康教育兼职人员。

1. 设立健康教育科　医院健康教育是有计划有组织的健康传播与行为干预活动，需要有一个综合协调部门，设立健康教育科十分必要。健康教育科主要负责全院各科室健康教育工作的组织、协调、管理、监督与评价，制订全院年度健康教育工作计划与长期规划、工作方案和实施策略，根据各科室开展健康教育工作的需要，制作相关健康教育材料，开展对各科室医护人员的健康教育知识和技能培训，整合本院医疗技术力量，开展社区健康教育工作。医院健康教育科应接受当地健康教育专业机构的业务技术指导，落实由当地行政部门制定的健康教育工作规范或标准，定期接受相关知识和技能的培训。

2. 各科室配置健康教育兼职人员　临床各科室均应配置健康教育兼职人员，兼职人员可以是护士，也可以是临床医生。兼职人员参照全院健康教育工作计划或规划，结合本科室的专业特长和业务特点，根据患者及家属的需要，开展有针对性的健康教育活动。健康教育兼职医生或护士应接受健康教育科的组织管理，定期接受相关知识和技能的培训。

（二）医护人员健康教育

医院的医护人员和管理人员是医院健康教育和健康促进的目标人群之一。尽管医护人员掌握着医学知识和疾病治疗的技能，但依然存在着吸烟、心理紧张压力、缺乏体力活动、过咸和高脂膳食习惯等健康危害因素。医院应针对这些问题有组织有计划地实施健康教育干预活动，促使医护人员建立健康的生活方式，保持和促进自身的身心健康，并成为健康行为的楷模。

开展医护人员健康教育工作前，应充分调查了解影响全院职工健康和生活质量的主要卫生问题。对这些问题的调查和了解，既可以采用专题小组讨论的方法，也可以采用问卷调查的方法获得相关信息。

对于院内医护人员的健康教育工作主要由健康教育科负责实施，对于医护人员中普遍存在的健康问题，可以外请专家进行专题讲座，如可邀请所有有吸烟行为的医护人员参加戒烟知识讲座；也可根据医护人员的需要开展相应活动，如组织健身培训班，设立减肥瘦身俱乐部，开展登山、远足、院内运动会等；根据医护人员的需求，购买发放健康教育书籍，订阅健康科普类的报纸杂志等。

（三）患者健康教育

1. 门诊教育　是针对门诊患者逗留时间短、获取疾病防治知识较迫切等特点开展的健康教育活动，可开展候诊教育、医生口头咨询教育、开具健康教育处方等。大多数综合性大型医院，都在门诊大厅设置了咨询台、分诊台，分派专门护士值班，这对于开展简单的疾病咨询教育、患者就医起到良好的作用。

在候诊大厅的显著位置设置医院各科室分布图和简单介绍，也会为患者的就医提供重要的信息。有条件的医院还可在门诊大厅设置电子触摸屏，分类介绍医院的情况，可进行简单的健康教育知识传播。医院门诊的各专业科室应在候诊区设置与本科室涉及疾病相关的防治、康复知识宣传栏，并设置科普读物取阅架，放置有针对性的科普传播材料，如手册、传单、折页、报纸杂志等，方便患者及家属在候诊时阅读学习。有条件的医院，应为各专业科室配备电视录像节目。如在产科门诊候诊区可利用电视录像播放母乳喂养和产褥期健康保健知识；在呼吸科门诊候诊区可播放吸烟危害呼吸系统功能的科普录像。门诊健康教育的实施应由本科室健康教育兼职人员在医院健康教育科的统一协调指导下开展。

各专业门诊科室对患者及家属开展健康教育，针对性强，效果明显，既维护了正常的就医秩序，也提高了患者的依从性，同时也可以改善医患关系，是一项事半功倍的工作。

2. 住院教育　住院教育是指患者在住院治疗期间接受的与其所患疾病的预防、治疗康复等相关的知识和技能的健康教育活动。由于患者住院时间较长，可以采取有计划、有组织的健康教育活动。住院教育包括入院教育和病房教育。病房健康教育是整体化治疗的重要手段，是疾病治疗不可分割的重要组成部分，良好的病房健康教育将有效促进患者的痊愈和康复，特别是对于高血压、糖尿病等慢性病患者，行为与生活方式指导教育将起到药物治疗所不能替代的关键作用。大多数住院患者对本人所患疾病存在着强烈的求知欲，此时对患者开展与其所患疾病治疗、预防和康复相关的健康教育，会收到显著的效果。

专科病区可以利用患者所患疾病相同的特点，开展集中性的健康教育活动，如在糖尿病病区，可定期把患者集中起来，请本科室专家进行糖尿病防治知识讲座，也可由本科室健康教育兼职护士组织患者开展糖尿病防治知识的专题小组讨论，患者之间、患者与护士之间、患者与医生之间都可以进行有效的交流和沟通。病区的医护人员也可以根据患者自身的需要和治疗的需要，发放与患者所患疾病相关的科普材料，如手册、书籍、报纸、杂志等。因患者住院时间较长，可以系统地进行治疗、康复和预防知识的教育。有条件的医院可以在病房配备闭路电视系统，定期播放疾病治疗、预防和康复的节目。

3. 出院教育　出院教育是指在患者出院前，向患者及其家属说明住院治疗的结果、疾病现状和预后，提出合理用药和定期复查等注意事项，进行生活方式和家庭护理指导的健康教育活动。出院教育是在患者出院后进一步巩固治疗效果，防止疾病复发，促进康复的重要手段。

患者出院前，应由病房主管护理人员或医生对患者所患疾病的治疗过程、治疗效果进行系统地回顾，为患者讲解疾病康复的相关知识，特别是要帮助患者掌握康复的基本技能。病房健康教育兼职人员应在医院健康教育科的统一安排下，制作本病区常见疾病的出院康复手册，在开展出院教育时发放给患者。有条件的病区应建立患者出院档案，患者出院后与其建立长期联系。

4. 随访教育　是指在患者出院后对患者的健康状况进行跟踪监测随访，并根据具体情况开展健康教育活动。随访教育是住院教育的延伸和继续，也是医院开展社区卫生服务的一项内容。其主要对象是有复发倾向、需长期接受健康指导的慢性疾病患者。

随访教育包括电话随访和走访。通过电话随访，医护人员首先要了解患者出院后，病情的变化和康复情况，以及影响患者康复的主要因素等。走访一般针对需长期追踪的患者开展，在对患者进行走访前，医护人员首先应与患者打电话联系进行预约。通过走访，全面了解病情的变化情况，患者的实际需求，患者的意见和建议等，走访者应根据患者的需要开展现场指导。

除了电话随访和走访外，医院也可以给患者寄送与患者所患疾病相关的健康教育手册折页或其他宣传品。有条件的医院还可以根据工作需要，邀请出院患者开展专题小组讨论。随访教育是病房健康教育的重要组成部分之一，体现了疾病的全程终身治疗的原则，拉近了医院与患者之间的距离，促进了医患关系的改善，更好地巩固疾病治疗的效果。

三、医院健康教育与健康促进策略

（一）建立医院主管健康教育与健康促进工作的部门及制定制度

1. 建立医院主管健康教育与健康促进工作的部门　组织机构和人力资源队伍是保证健康促进医院工作成功开展的基本条件。成立医院健康促进工作小组或健康促进委员会、建立主管健康教育与健康促进的部门十分重要。这个部门全面承担健康促进医院的创建工作和日常管理工作。健康促进委员会或领导小组应能够代表各方面的意向和利益。

健康教育科在开展健康促进医院的工作中，起着健康教育与健康促进业务技术协调管理和指导中心的作用，是健康促进医院工作的组织实施部门。各科室的健康教育兼职人员是健康促进医院中的工作骨干，各业务科室的其他人员是健康促进医院工作的参与者。各科室健康教育兼职人员和业务技术骨干应经常得到有关健康促进方面的培训，使其熟悉创建健康促进医院的相关内容和要求、开展健康教育和健康促进工作所需要的知识和技能等。

2. 制订医院主管健康教育与健康促进工作的制度　为保证医院健康教育与健康促进工作程序化、规范化，医院应制订一套可行的工作制度或工作规范。这些制度应与全院的各项规章制度相结合，以达到整体科学管理的目的。

（1）将健康教育与健康促进纳入医院目标管理及各科室、各级各类医护人员岗位责任制中。

（2）建立健全患者健康教育档案管理制度，如住院患者护理记录中的患者健康教育记录。

（3）建立健康教育与健康促进活动登记、统计制度，完整记录健康教育与健康促进各项活动的全过程。

（4）建立考核评比和奖励制度。

（二）培训

首先要培训医院的健康教育主管部门的人员和兼职人员，使他们了解健康教育与健康促进的有关知识，成为健康促进医院的工作骨干，这是开展各项工作的基础。培训的内容应包括健康的新概念及其影响因素、医学模式、健康教育与健康促进的概念和策略、健康促进医院的理念和工作内容、工作方法等。

培训可分为健康促进骨干培训和一般性培训，骨干培训主要针对各科室的健康教育兼职人员，培训内容要详细、系统、深入。对其他医护人员可开展一般性培训，内容要简单明了。

（三）了解需求

无论是门诊患者还是住院患者，无论是社区居民还是院内职工，他们对医院的服务需求既有相同点也有区别，了解分析不同人群的健康教育需求是开展工作的第一步，也是制订工作计划方案的重要依据。

了解需求的方法有多种，常用的方法包括：通过查阅资料（如病案）了解来医院就诊的患者的重点问题；通过与门诊患者和住院患者座谈或通过填写问卷的方法了解他们的想法和要求；通过到社区开座谈会和走访有代表性的居民了解社区居民的需求；通过与医院的职工代表座谈了解医院职工对健康促进方面的需求等。

（四）制订健康促进医院工作计划或规划

工作计划应包括背景资料（重点问题和需求）、工作目标、工作内容、实施策略、行动方案、评价指标、经费预算和时间进度等。健康促进医院工作计划可以是年度工作计划，也可以是三年规划。

在制订工作目标时要考虑其可实现性，最好既有长期目标也有短期目标，短期目标容易实现，使健康促进医院工作很快可以见到效果，会对工作的持续性开展产生激励作用。

工作内容、实施策略和行动方案要紧密围绕目标而制订，要强调核心工作内容和策略，突出工作重点和要解决的重点问题的同时，兼顾辅助措施。

确定评价指标时既要考虑过程评价指标也要兼顾效果评价指标，既要考虑指标的敏感性，即是否能反映工作开展的真实情况，也要顾及指标的特异性，即是否能测量健康促进工作的开展情况，而不是其他工作的开展情况。如在考察医护人员健康教育工作的开展情况时，用当月健康教育宣传材料发放数作为评价指标，就不如用当月门诊患者中得到健康教育处方者的百分数作为评价指标敏感性和特异性好。

（五）动员

有了详细可行的工作计划，就要着手筹备召开健康促进医院启动大会，参加人员应包括健康促进医院组织成员、社区负责人代表、居民代表、患者代表、其他社会团体的代表等。会议内容应特别明确创建健康促进医院的目的和意义、主要工作方案和策略以及各部门的责任和义务等，并在会上公布创建健康促进医院工作计划或规划。启动大会是动员的主要方式之一。

健康促进医院工作的动员应包括组织动员、全院职工动员和患者动员三个层面。

动员的第一步是汇报工作计划，取得医院支持。第二步是尽快传达其他医院开展健康促进工作的成功经验。发放其他医院开展健康促进工作情况的宣传材料、播放录像资料等，也可以专门请健康促进医院的代表前来介绍创建经验。介绍其他医院健康促进工作的成功经验，应特别注意其可实现性和可持久性，应重点介绍其他同类或相似规模医院的经验。

医院全员动员是对全体职工的动员活动，可以把健康促进医院有关的背景资料制作成浅显易懂、生动有趣的多媒体投影进行讲解，健康促进医院代表未来医院的发展方向，相信会取得大多数职工的支持。可以事先编辑制作折页、传单等宣传材料，在医院职工中发放，营造创建健康促进医院的氛围。可以邀请社区负责人和居民代表参加动员会，奠定良好的社区关系基础。

外围动员也是必要的，特别是通过向患者宣传开展健康促进医院工作的情况，可以在患者和社区居民中形成无形的督促作用。

（六）实施

计划的实施过程是落实健康促进医院工作内容的重要环节，召开启动大会意味着创建健康促进医院工作的开始。在工作计划的执行过程中需要特别注意以下内容。

（1）要把健康促进医院工作与医院各部门的常规工作有机地结合起来，避免把创建健康促进医院的工作看成额外的负担。

（2）在计划的执行过程中，应该经常举办有关的专题小组讨论、专题性的会议或培训。过程评价是随时调整工作计划、保证工作效率和提高效果的重要手段，所以应贯穿整个计划实施的全过程。

（3）对于健康促进医院工作比较突出的部门或个人应进行定期的表彰，以鼓励工作的不断开展。

（4）应建立院内院外信息沟通和交流机制，使各部门和各单位及时了解整个工作计划的进展情况，达到互相交流相互促进的目的。如可以定期编印发放健康促进医院工作信息简报等。

知识链接

我国健康促进医院的建设标准

20 世纪 90 年代中期，健康促进医院概念进入我国，开始在全国各地开展健康促进医院试点建设，并推出了健康促进医院建设标准。健康促进医院建设必须符合以下条件。

（1）要将健康促进理念融入医院建设和管理全过程，将贯彻落实卫生与健康工作方针，落实《"健康中国 2030"规划纲要》的要求，建立以患者、患者家属、社区居民健康为中心的诊疗体系，把健康促进理念全面融入医院管理、医院建设、诊疗等相关方面。

（2）在相关标准设定过程中，医院要制订和落实健康促进医院的相关规范。

（3）医院环境要整洁、舒适。无论患者、家属还是医护人员、医院管理者，都希望有一个整洁舒适的环境。生活垃圾、医疗废物分类收集依规管理。医院还要加强文化建设，医务人员使用文明礼貌用语，和蔼可亲地对待患者。

（4）医院要全面建设无烟环境，保证医院所有室内场所全面禁止吸烟，要积极开展控烟宣传，在医院内张贴控烟宣传材料，为患者提供戒烟服务和咨询。

（5）医院要开展多方位的健康教育工作。除了做好患者的健康教育，医院还要开展社区层面的健康促进，同时还要考虑职工本身的健康，定期开展员工健康促进与健康教育培训，增强员工健康促进工作意识与技能；每年对全体员工进行体检，建立健康档案，开展健康评估，并根据职工的主要健康问题，开展健康管理与健康促进活动。

✎ 练习题

答案解析

一、A 型题

1. 不是健康教育服务规范内容的是（   ）

A. 开展公共卫生问题的健康教育   B. 宣传普及医疗卫生法律法规

C. 开展公民健康素养促进行动   D. 开展智能手机使用教学

2. 我国基本公共卫生服务项目启动自（   ）

A. 2006 年   B. 2008 年

C. 2009 年   D. 2011 年

3. 2023 年国家基本公共卫生服务项目包含（   ）

A. 10 项   B. 12 项

C. 14 项   D. 18 项

4. 健康教育服务规范中，乡镇卫生院每个宣传栏的面积应不少于（   ）平方米

A. 2   B. 4

C. 6   D. 8

5. 健康教育服务规范中，每个乡镇卫生院和社区卫生服务中心（   ）举办一次健康知识讲座

A. 每季度   B. 每两月

C. 每月   D. 每半月

6. 《普通高等学校健康教育指导纲要》指出高校健康教育内容不包括（   ）

A. 健康行为与生活方式   B. 疾病预防

C. 生长发育和青春期保健　　　　　　　　D. 安全应急与避险

7. 以下不属于学校健康教育与健康促进评价方法的是 （　　）

    A. 问卷调查　　　　　　　　　　　　　　B. 行为观察

    C. 家长访谈　　　　　　　　　　　　　　D. 言语干预

8. 以下属于学校健康教育评价指标的有 （　　）

    A. 卫生报刊的阅读率　　　　　　　　　　B. 行为改变率

    C. 知识获取率　　　　　　　　　　　　　D. 健康促进项目参与率

9. 对健康工作场所定义描述不正确的是 （　　）

    A. 需要充分考虑心理、生理和社会关系等资源

    B. 需要从业人员和管理人员共同合作

    C. 需要对工作场所内的人员、工作环境及社会关系进行分别干预

    D. 是持续保护和促进所有工人健康、安全和福祉的过程

10. WHO 健康工作场所模型的核心原则是 （　　）

    A. 良好的商业伦理和价值观

    B. 基于良好的商业伦理和价值观的管理层承诺和员工参与

    C. 物质环境、社会心理环境、个人健康资源和企业社区参与并重

    D. 延长职业生涯，提高企业竞争力，实现健康中国梦

11. 为飞行员配备耳机属于 （　　）

    A. 改善物质工作环境　　　　　　　　　　B. 改变不良生活方式

    C. 提高个人健康资源　　　　　　　　　　D. 增进企业社区参与

12. 我国健康工作场所建设的干预实施不正确的是 （　　）

    A. 强调顶层设计　　　　　　　　　　　　B. 强调部门协作

    C. 只针对企业管理者教育　　　　　　　　D. 致力形象建设

13. 健康场所的概念起源于是 （　　）

    A. 20 世纪 80 年代 WHO 倡导的"人人享有卫生保健"运动

    B. 20 世纪 80 年代 WHO 倡导的"初级卫生保健"

    C. 20 世纪 80 年代我国倡导的健康宣教

    D. 20 世纪 60 至 70 年代我国"合作医疗"

14. 1986 年《渥太华宪章》提出的健康促进框架的中心是 （　　）

    A. 场所健康　　　　　　　　　　　　　　B. 儿童健康

    C. 慢病健康　　　　　　　　　　　　　　D. 老年健康

15. 医院健康教育的目标人群为 （　　）

    A. 患者及其家属

    B. 患者及社区成员

    C. 患者、家属、医院职工

    D. 患者、家属、医院职工及社区成员

16. 医院健康促进涉及三级预防中的 （　　）

    A. 一级预防　　　　　　　　　　　　　　B. 二级预防

    C. 三级预防　　　　　　　　　　　　　　D. 一级、二级、三级预防

17. 通过开展医院健康教育提高患者的依从性，直接体现出 （　　）

    A. 医院健康教育是一种行之有效的治疗手段

    B. 医院健康教育能改善医患关系，减少医疗纠纷

C. 医院健康教育能降低医疗保健成本

D. 医院健康教育可以促进医院精神文明建设

18. 在医院健康教育中，不属于心理卫生教育内容的是（　　）

    A. 指导家属给患者精神安慰

    B. 患者家属的心理教育

    C. 疾病预防、治疗知识的宣传教育

    D. 临终关怀及死亡教育

19. 医院健康教育与健康促进的实施包括（　　）

    A. 建立医院健康促进组织网络

    B. 创造整洁方便的就诊环境

    C. 在医务人员中开展健康教育培训

    D. 以上均是

20. 不属于缺乏医务照料的职业人群是（　　）

    A. 农业工人　　　　　　　　　B. 临时雇工

    C. 工厂职工　　　　　　　　　D. 乡镇企业工人

21. 患者，男性，50岁，兽医，持续低热，伴多汗、肌肉肿痛、左侧睾丸压痛3个月，确诊为布鲁菌病。其所在的某养殖基地接到职业病防治部门抄送的职业病报告卡后，为所有接触牲畜人员进行了职业健康检查，这一举措旨在（　　）

    A. 改善物质工作环境　　　　　　　　　　B. 优化社会心理环境

    C. 提高个人健康资源　　　　　　　　　　D. 增进企业社区参与

22. 某医院住院部儿科医护人员，经调查发现许多消化道传染病科患儿的发病主要原因，大多是由于没有饭前便后洗手的卫生习惯、不注意饮食卫生所致。为对患儿进行预防消化道传染病的健康教育，病房医护人员可选择的最佳传播方法是（　　）

    A. 在病房宣传栏里介绍消化道传染病的一般知识

    B. 在医护人员指导下，组织一个"如何预防消化道传染病"的患者学习小组

    C. 在医院里广播宣传"如何预防消化道传染病"的知识

    D. 组织小患者排演活报剧"冬冬为什么拉肚子"然后讨论"如何预防病从口入

23. 患者在某医院的心血管内科住院了一段时间，该医院开展了以下医院健康教育活动，属于患者教育的是（　　）

    A. 医护人员向患者及家属说明病情和防治方案

    B. 医生为报纸、电视台开辟心血管保健专题栏目，广泛开展健康宣传活动

    C. 医护人员脱产进修

    D. 结合街道的医疗保健卫生服务，开展健康咨询、保健系列讲座

二、B型题

（1~3题共用备选答案）

    A. 某医院在附近公园设立义诊台

    B. 某社区卫生服务中心到企业分发健康教育手册

    C. 某政府部门在单位内空地添置乒乓球桌

    D. 某温度计生产企业通过建章立制加强原辅材料保管

    E. 某集团在长期发展过程中凝聚了集团精神

1. 通过改善物质工作环境营造健康工作场所（　　）

2. 通过优化社会心理环境营造健康工作场所（　　）

3. 通过增进企业社区参与营造健康工作场所（　　）

（4～6题共用备选答案）

A. 组织举办心理健康讲座 　　　　　B. 规范提供抗抑郁药物

C. 营造轻松愉悦的工作氛围 　　　　D. 早期发现抑郁焦虑的员工

E. 开展员工心理援助项目

4. 对职业紧张进行第一级预防（　　）

5. 对职业紧张进行第二级预防（　　）

6. 对职业紧张进行第三级预防（　　）

（7～9题共用备选答案）

A. 艾滋病、乙肝和丙肝通过血液、性接触和母婴三种途径传播，日常生活和工作接触不会传播

B. 保持正常体重，避免超重肥胖

C. 严禁烟酒，身体健康

D. 寻求紧急医疗救助时拨打120，寻求健康咨询服务时拨打12320

E. 戒烟越早越好，"低焦油卷烟""中草药卷烟"能降低吸烟带来的危害

7. 属于基本健康知识和理念的是（　　）

8. 属于健康生活方式与行为的是（　　）

9. 属于健康基本技能的是（　　）

（10～12题共用备选答案）

A. 发放限盐勺、量油壶 　　　　　　B. 倡导低盐饮食，强化血压监测

C. 保持正常体重，避免超重肥胖 　　D. 规范服药，谨遵医嘱

E. 戒烟限酒，锻炼身体

10. 对社区老人进行高血压防治健康教育重点是（　　）

11. 对社区家庭进行高血压防治的健康教育重点是（　　）

12. 对社区高血压患者进行健康教育重点是（　　）

（13～14题共用备选答案）

A. 候诊教育 　　　　　B. 随诊教育 　　　　　C. 入院教育

D. 病房教育 　　　　　E. 出院教育

13. 在医院健康教育中，健康处方主要用于（　　）

14. 在医院健康教育中，住院教育的重点是（　　）

三、简答题

1. 简述医院健康教育与健康促进的意义。

2. 根据WHO健康工作场所模型，营造健康工作场所的五大要素包括哪些方面？

（王丽萍　江秀娟　刘　毅　黄桂玲）

书网融合……

本章小结　　　　　　　微课　　　　　　　题库

第六章　重点公共卫生问题的健康教育与健康促进

PPT

学习目标

知识目标

1. **掌握**　吸烟、饮酒、高血压、糖尿病、艾滋病、结核病及突发公共卫生事件的健康教育与健康促进。

2. **熟悉**　膳食、运动、交通意外伤害的健康教育与健康促进。

3. **了解**　心理健康、恶性肿瘤、溺水的健康教育与健康促进。

能力目标

具备针对不同的危险因素的目标人群制订健康教育与健康促进项目并实施的能力。

素质目标

培养职业道德，加强对突发公共卫生事件的重视，增强对不同健康状况群体开展健康教育与健康促进的使命感。

情景导入

情景：某省健康教育所在调研中发现艾滋病病毒在大学生这个特殊群体中的感染率每年都呈翻倍增长的速率急速上升。面对如此严峻的问题，该省健康教育所在高校中排练了话剧《红丝带之爱》。该地众多媒体作了相关报道，在社会上引起了强烈的反响。

讨论：

1. 你认为以话剧的形式开展艾滋病防治知识的传播效果如何？

2. 请为你的学校设计艾滋病防治知识的健康教育活动，你有什么建议？

第一节　慢性病健康教育与健康促进 微课

据《2022 中国卫生健康统计年鉴》等相关信息显示，慢性病在疾病负担中占比接近七成。慢性病严重威胁我国居民健康，已成为影响全球和我国经济社会发展的重大公共卫生问题，而且发病年龄日趋年轻化，超重、肥胖、高血压等发病率持续上升。

一、慢性病患者健康教育概述

慢性病的发生和流行与经济、社会、人口、环境等因素密切相关。涉及年龄、性别、种族、遗传、生活方式、社会经济文化环境以及卫生保健服务等多个危险因素，涉及政府、医疗机构、工作场所、学校社区家庭和个人等多个方面。发病通常是多个危险因素相互作用的结果。一种慢性病是多种因素相互产生，不同的慢性病又归咎于一个或者几个相同的危险因素；多种危险因素共同作用导致多种疾病。多种疾病间又相互影响加剧，即"一果多因、一因多果、多因多果、互为因果"。加强危险因素控制，强化慢性病早期筛查和早期发现。医防协同，预防为主、推动由疾病治疗向健康管理转变，是目前全世界公认的防控慢性病的最有效、最经济的措施。

由于危险因素的涉及面广，慢性病防控工作需要全社会共同努力。《中国防治慢性病中长期规划（2017—2025 年）》特别指出，要统筹各层次资源，将健康融入所有政策，健全政府主导、部门协作、动员社会、全民参与的慢性病综合防治机制，营造有利于慢性病防治的社会环境；加强健康教育，提升全民健康素养，倡导"每个人是自己健康第一责任人"的理念，促进群众形成健康的行为和生活方式，构建自我为主、人际互助、社会支持、政府指导的慢性病健康管理模式；坚持中西医并重，为居民提供公平可及、系统连续的预防、治疗、康复、健康促进等一体化的慢性病防治服务。慢性病影响因素的综合性、复杂性，决定了防治任务的长期性和艰巨性。每位医护人员以及健康服务和管理者都有义务积极开展慢性病防治全民教育。建立健全健康教育体系，普及健康科学知识，教育引导群众树立正确健康观。倡导健康文明的生活方式，创新和丰富预防方式。贯彻零级预防理念，协助幼儿园，中小学等全面加强营养均衡、口腔保健、视力保护等健康知识和行为方式教育，实现预防工作的关口前移。协助单位开展工间健身和职工运动会、健步走、健康知识竞赛等活动。农村和街道依托村（居）委会组织志愿者、社会体育指导员、健康生活方式指导员等，科学指导大众开展自我健康管理。发挥中医优势，大力推广传统养生保健法。积极协助推进全民健康生活方式行动，开展"三减三健"（减盐、减油、减糖、健康口腔、健康体重、健康骨骼）等专项行动，开发推广健康适宜技术和支持工具，增强群众维护和促进自身健康的能力。

二、慢性病患者的生理和心理特点

（一）慢性病患者的生理特点

慢性病患者病程长，治疗见效慢，而且病情经常反复。长期患病，对患者的身心造成很大影响，引起一系列继发症状和健康问题。患者尽管所患的慢性病种类可能不同，但是有下列相同的继发症状或者健康问题，这是慢性病患者们的重要生理特点。

1. 肌肉紧张和疼痛　慢性病患者中普遍存在由疾病引起的浑身乏力肌肉紧张和疼痛，以肩胛部、颈、腰、背部多见，如果得不到有效干预，常发展成慢性颈椎病、腰痛、背痛等。

2. 胸闷、气短　肌肉紧张和疼痛，特别是呼吸道肌肉血管紧张，可导致呼吸循环功能下降，出现胸闷、气短，这是慢性病患者的常见生理反应之一。

3. 睡眠不佳　慢性肌肉紧张和疼痛不可避免地影响睡眠质量，睡眠不佳在慢性病患者中非常普遍，严重者还会失眠。

4. 疲劳　疲劳是慢性病患者的常见症状之一。不论原发病如何，仅是长期肌肉紧张、胸闷、气短，加上睡眠质差，就使疲劳成为慢性病的必然结果和常见伴随症状。

5. 多个症状并存，形成恶性循环　上述健康问题，在多数慢性病患者中共同存在，而且互相加重，并进一步导致慢性病病情恶化，反过来再加重上述症状，形成恶性循环，急需有效的干预。因而，对不同慢性病患者一起进行健康教育时，可以从他们共同的健康问题或者症状入手，如有氧呼吸、应对疲劳或者提高睡眠质量的方法等，而不是局限于如何治愈疾病，以此来更好地应对和管理慢性病，提高患者工作和生活质量。

（二）慢性病患者的心理特点

1. 震惊、否认、不知所措　慢性病会影响到患者的心理状态。震惊、否认、不知所措是发病初期常见的患者第一反应。患者表现为对于自己患病的诊断感到震惊和难以置信，不知道怎么办才好。这是个体正常的心理防卫反应，给患者一点时间，配合适当引导，常可顺利平复。但也有的耗时较长，四处求医，到处问诊，迟迟不肯接受患病事实。

2. 悲观失落、心境抑郁　接受患病事实后，患者还可出现悲观失落心境抑郁。主要表现为忧心忡忡、沉默不语、悲观失望、愁眉苦脸、怨天尤人，甚至产生轻生念头。特别是面对家中有入学、就业、婚恋的年轻人时，发现自己患慢性终身性疾病时，易自卑抑郁、郁郁寡欢，认为无药可医、未来无望，对治疗消极敷衍甚至抗拒。

3. 烦躁、紧张和焦虑　在慢性病的治疗和管理过程中，尤其是在病情不稳或者有恶化时，患者容易情绪不稳定，冲动、易怒、紧张、难以控制自己的情绪，以及出现烦躁、失眠、焦虑等。

4. 患者角色两极化　患者角色，指患者为社会所期待的行为方式。个体患慢性病后，原有充当的社会角色就会部分或全部地被"患者"这一角色所取代，相应地部分或全部地减去其原有的家庭或社会责任。在慢性病的治疗和管理过程中，由于某种原因患者可出现"患者角色行为减退"，又重新承担起本应免除的社会角色和责任，放弃患者角色和治疗、不顾病情而从事力所不能及的活动。还有的患者安于已适应的患者角色的现状，自觉病情严重程度超过了实际情况，出现"患者角色强化和依赖"，将专业人员和家人的照顾认为是理所应当的。

三、慢性病患者健康教育的基本内容

（一）知晓慢性病的特点

慢性病，如高血压、糖尿病，起病缓慢（几年或者多年，危险因素长期损害的结果），病因常不明确，公认为是多个危险因素（如遗传、生活方式、社会压力等）相互作用的结果。没有特异性诊断，实验室检查等多为排除其他可能性原因。常难以治愈，需要通过生活方式，心理和药物等多种措施进行长期管理，又称慢性病管理。管理目的是消除危险因素，控制症状，预防或者延缓疾病进展。

（二）明确慢性疾病患者的角色和任务

慢性病管理中患者的角色和任务与急性病不同。慢性病治疗中医护人员根据患者需求提供指导建议，协助制订管理方案；除非病情急性恶化或者发作，多数时间患者在家中实施治疗性保健任务（又称自我管理），医患关系是"合作伙伴型"。

（三）熟悉患者自我管理任务

患者自我管理是终身任务，主要有三个方面：首先，疾病和健康管理。如按时服药、合理膳食、适量运动、戒烟戒酒、定期看医生、做好随访。其次，社会角色管理。如合理安排生活、继续日常家务、工作、社交等活动，减少疾病对日常生活的影响。第三，情绪管理。妥善处理自己的情绪，特别是因患病引起的情绪变化，如愤怒、沮丧、焦虑和抑郁等，保持心理平衡。

（四）学习慢性病自我管理技能

人们多在患病后才真正关注健康，对于"慢性病"和"自我管理"这些名词，更是陌生。慢性病患者要做好上述自我管理任务，需要在专业人员的指导下认真学习。系统学习慢性病相关知识以及自我管理知识和技能，调整身心状态。学习和自身情况结合，学习同时实践，不断发现问题。学会自己解决问题。学会利用外部资源，必要时，积极寻求专业人员的帮助。切实掌握基本的慢性病管理知识、技能和方法，才能管理好身体生活和情绪，最终胜任自我管理。

四、慢性病患者健康教育的注意事项

健康教育者要牢记慢性病健康教育的目的，如果逐步提升患者参与自身疾病管理的主动性，提高患者和家属的疾病知识和自我管理能力，学会适应、解决各种生活事件，胜任自我管理任务。最终达到提高健康状况、提高生活质量、降低医疗费用等目标。如果条件允许，可以邀请患者家属、照顾者和朋友一起接受相关教育，在患者的日常生活中他们能给予强有力的社会支持、帮助和监督。慢性病的治疗和管理是一个长期、终身的任务。因此，健康教育工作要根据患者的需要，长期进行。

1. 明确患者的健康需求 慢性病患者常合并一种甚至多种慢性病，因患病多年，患者除了疾病本身的问题，常合并疼痛、疲劳、焦虑等众多生理和心理问题。容易让患者产生"不知从何说起"的沮丧感，教育者面临"不知从何讲起"的无力感。因此，实施健康教育前，全面评估患者身心状态，和患者一起确定"需要解决的健康问题"，从"首要关注问题""首先需要解决的问题"入手，按照需要层次和问题紧迫性，分层次、步骤循序渐进。

2. 适当确立健康教育内容 全面评估慢性病患者知识、信念、态度和行为情况，确立教育内容和主题。某些患者特别是年轻患者，发现自己患慢性病后，认为未来无望，对医务人员的帮助随意敷衍，对药物治疗采取消极抗拒态度。此时，需要进行疾病相关信念和态度教育，帮助其正确认知和对待疾病，让患者明确慢性病可防可治的，患者的真正医生是自己，要有信心和希望。学会自我调节，以积极的态度去了解疾病，正确认识其发展过程、治疗方法和预后，勇敢面对疾病，与医生合作，积极配合治疗。如糖尿病的管理，从改变生活方式与饮食结构入手，合理饮食、适当运动，接受正规的药物治疗，重视血糖监测。也可以参加糖尿病俱乐部活动，在丰富的集体活动中获取经验，使自己身心放松，解除心理恐慌。心理放松是糖尿病有效的辅助治疗方法。必要时可接受心理专家的心理疏导，以一种持续的、较好的心理状态去应对糖尿病带来的压力。

3. 选取合理有效的教育形式 除了传统的讲座和咨询，慢性病健康教育还有多种其他形式。如同伴教育，是慢性病健康教育常用形式之一。教育形式不是讲座和授课，而是以同伴分享为主，易于理解和接受，易唤起患者的共鸣，共同采纳有益健康的行为。但是，在实施中要注意严把质量关。同伴分享结束后，专业健康教育人员要进行回顾和总结，肯定优点，指出不足，使同伴教育效果不断提升。

4. 定期开展效果评价 患者确诊慢性病初期，实施系统密集，多次课的系列健康教育，帮助患者尽快适应身心变化、掌握基本知识和管理技能，使患者能胜任自我管理，重拾健康。随后，根据患者的情况和需要，每一个月、每三个月、每半年对其进行需求评估，根据评估情况制订计划。进行相应的健康教育。实施教育同时，注意收集资料进行教育效果评价。阶段性的效果评价对于健康教育活动的推广以及获得相关资金和政策支持非常重要。评价项目多样化，包括治疗依从性、体育锻炼、饮食等行为改变情况，还有血糖、血压、肝肾功能等基本生理指标的好转，以及睡眠质量、生活质量提高，焦虑、抑郁等心理学指标改善，特别是健康教育前后病情恶化次数、看急诊或住院次数、年度医疗费用花销等数据对比，这些都是说明健康教育效果强有力的证据。

五、慢性病健康教育与健康促进的效果评价

慢性病健康教育工作的效果评价涉及面广，影响因素多，供选择的指标也比较多，因此在制订规划时应该有明确的规定。

（一）选择评价指标的原则

（1）选择的指标与说明的问题一定要有明确的相关性。

（2）选择的指标一定要具有敏感性。

（3）选择的指标是可以测量的。

（4）选择的指标应该方便测量，并且花费不大。

（二）评价的内容与程序

1. 过程评价　是对慢性病健康教育的效率评价，而不是对效果的评价。主要关注项目是否按计划的数量和质量进行，以便及时进行修正。其主要指标有：活动的执行率、活动的覆盖率、目标人群的满意度、活动费用的使用率等。评估的方法主要是查阅相关的资料，其次是目标人群的现场调查。

2. 效果评价　慢性病健康教育的目的是通过改变人们的生活行为方式，预防和减少慢性病的发生，延迟和减少并发症的发生，减少慢性病所致残疾和早亡。效果评价实际上就是评价人群的认知、态度、观念和行为变化，以及慢性病的发生和病情程度的变化，而这种变化需要较长的时间进行观察，因此效果评价包括早期、中期和远期效果评价。

（1）早期效果评价　慢性病防治领导机构是否成立，并正常运转；慢性病的管理制度是否完善，并严格执行；目标人群对慢性病的知识水平是否有提高；目标人群对慢性病的态度和观念的改善情况；居民的健康档案是否建立等。

（2）中期效果评价　主要是评价目标人群的生活方式和行为的改变。包括饮食结构的变化、适度运动、戒烟限酒、慢性病患者依从性、是否自我监测、定期复查。

（3）远期效果评价　主要评价慢性病的发病率、患病率、死亡率和并发症的发生率，以及与慢性病有关的一些指标如血压、血糖、血脂、肝肾功能等。

六、高血压的健康教育与健康促进

（一）高血压概述

1. 高血压的概念　心脏的收缩、舒张交替进行，推动血液在心脏和血管组成的密闭循环系统内持续流动。血液在血管内流动时对血管壁造成的侧压力，叫血压。高血压是以体循环动脉压增高为主要表现。其病程长，早期仅表现为心排血量增加和全身小动脉张力的增加，持续发展的结果可导致心脑等重要靶器官缺血损伤。同时，长期高血压可促进动脉粥样硬化的形成及发展。如冠状动脉粥样硬化，脑部小动脉硬化、血栓形成，并发脑出血等。因此高血压是引起心脑血管疾病的重要危险因素。《中国居民营养与慢性病状况报告（2020年）》显示，我国18岁及以上居民高血压患病率为27.5%，其中18~44岁、45~59岁和60岁及以上居民高血压患病率分别为13.3%、37.8%和59.2%。我国居民高血压患病率总体呈上升趋势，估计全国有2.45亿的成人患高血压病。

高血压分为原发性和继发性两大类。其中95%以上是原因不明的原发性高血压，另有不足5%的患者，其血压升高是某些疾病的一种症状，这一类被称作继发性高血压。高血压类型的判断标准如下（表6-1）。

表6-1　《中国高血压防治指南》高血压类型的判断标准

分类	收缩压（mmHg）		舒张压（mmHg）
正常血压	<120	和	<80
正常高值	120~139	和（或）	80~89
高血压	≥140	和（或）	≥90
1级高血压	140~159	和（或）	90~99
2级高血压	160~179	和（或）	100~109
3级高血压	≥180	和（或）	≥110

单纯收缩期高血压（收缩压≥140mmHg/舒张压＜90mmHg），患者收缩压与舒张压属不同级别时，应按两者中较高的级别分类。

2. 高血压病危险因素 原发性高血压是在一定遗传背景下，多种危险因素共同作用的结果。这些危险因素如下。

（1）高盐饮食 研究显示，高盐是高血压发病的重要危险因素，人均食盐摄入量越多，高血压的发病危险也越高。高血钠使血压升高的机制可能是通过提高交感神经张力，增加外周血管阻力所致。我国南方人群食盐摄入量平均为8～10g/d，北方人群为12～15g/d，超过5g的标准。我国人群每天钾的摄入量只有1.89g，远低于推荐的4.7g。

（2）超重及肥胖 适当比例的体脂是人体生理活动之必需，过量的体脂会影响人们健康。身体脂肪含量与血压水平呈正相关。体内脂肪含量从轻度到中度增加为超重，重度增加为肥胖。肥胖者血液中过多的游离脂肪酸引起胰岛素抵抗、血三酰甘油水平升高和炎症因子增加等，造成机体损害。肥胖者患高血压和糖尿病的危险，分别是正常体重者的3.0倍和2.5倍。研究表明，超重及肥胖是高血压发病的危险因素，同时也是冠心病和脑卒中发病的独立危险因素。超重人群患高血压的危险要比正常人高3～5倍。目前，国际通用的判断肥胖的简易指标是体质指数、腰围、腰臀比等。我国平均体质指数（BMI）中年男性为21～23，中年女性为21～25，人群体质指数的差别对人群的血压水平和高血压患病率有显著影响。身体脂肪的分布与高血压发生也有关。腹部脂肪聚集越多，血压水平就越高。男性腰围≥85cm、女性≥80cm者患高血压的危险为腰围低于此界限者的3.5倍。

（3）缺少运动 研究表明，缺乏运动的人高血压、冠心病、脑卒中的患病率明显高于经常参加体育锻炼的人，已经患有高血压的人不参加运动会增加并发心脑血管疾病的危险。经常锻炼可以缓解精神紧张，增强体质和提高心肺功能。运动原则应遵循：从小量开始，逐渐增加。循序渐进，持之以恒，坚持不懈。运动降压也已得到肯定，规律运动可使收缩压下降8～10mmHg，舒张压下降7～8mmHg。

（4）过量饮酒 有研究证明，无论是一次醉酒还是长期酗酒都会增加出血性脑卒中的危险。这是因为酒精可使血液中血小板数量增加，脑血流调节不良，进而导致高血压、心律失常与高血脂。如果每天平均饮酒＞3个标准杯（1个标准杯相当于12g酒精），收缩压与舒张压分别平均升高3.5与2.1mmHg，且血压上升幅度随着饮酒量增加而增大。

（5）过度紧张刺激 长期过度的心理反应会明显增加心血管风险。引起心理压力增加的原因主要有抑郁症、焦虑症。人在紧张、愤怒、惊恐、压抑、焦虑、烦躁等状态下，血压就会升高，并增加心血管病风险。急性的情绪变化是心肌梗死和脑出血发作的重要诱发因素。

（6）遗传 生物遗传因素也是导致心脑血管疾病的原因，有高血压家族史的人要特别注意预防。

（二）高血压的健康教育

1. 控制体重 超重与肥胖是高血压的一个重要的独立危险因素。根据中国人体质指数（BMI）的标准，BMI在18.5～23.9范围者为正常体重。

2. 合理膳食 膳食中摄入过量油脂可导致高血压动脉粥样硬化等疾病。过多摄入的钠盐是导致高血压的重要原因。我国每人每日食盐量摄入量不应超过6g。膳食中的钾可以对抗钠的升血压作用。钾的来源是蔬菜水果，高盐而蔬菜水果少的膳食会造成体内高钠低钾，会更加促进高血压的发生。故提倡少摄入盐，多摄入新鲜蔬菜水果。

3. 控制饮酒 长期大量饮酒是高血压的重要危险因素。控制饮酒后，血压水平明显下降。

4. 戒烟 吸烟是心血管病的重要危险因素，吸烟可在短期内使血压急剧升高，吸烟量与高血压发病率存在剂量-反应关系，随着吸烟量的减少，发生高血压的概率下降。

5. 适量锻炼 有规律中等强度的有氧耐力运动是预防高血压风险的良好方法之一。

6. 应对紧张刺激 各种内外紧张刺激因子会引起人体明显的主观紧迫感觉，相应的紧张行为和伴随的生理和心理变化会导致血压升高、心跳加快。如果长期处于此状态下，会导致心血管系统功能性和器质性变化。

7. 提高依从性 患者的依从性可表现为对药物治疗的依从性和对医生提供的多种非药物治疗建议的依从性。单纯的非药物治疗只适于血压略高没有心血管损害的年轻人。如果用非药物性治疗方法在治疗一段时间内没有效果，应合并使用降压药物。但药物不能根治高血压，只能控制血压，因此要求患者终身服用药物，切忌忽停忽用，特别是对中度以上患者，即使症状缓解也不能停止使用药物。

（三）目标人群与健康教育重点内容

1. 高血压患者及家属健康教育 加强随访和管理，使其知道坚持从医行为的重要性；提高个人和家庭自我保健能力，预防和推迟并发症，提高患者生活质量。

2. 高血压高危人群健康教育 改变不利于健康的行为习惯，消除或减少高血压的行为危险因素；定期测量血压，做到早诊断，早治疗；减少可避免的高血压患病风险。

3. 一般健康人群健康教育 使儿童青少年树立全面的健康观念，养成良好的行为习惯，防患于未然；使成年人的知、信、行向有利于全身心健康的方向发展，发现并矫正不良行为习惯。充分利用大众传播媒体，开展每年 10 月 8 日"全国高血压日"宣传教育活动。

知识链接

全国高血压日

为提高广大群众对高血压危害健康严重性的认识，动员全社会都来参与高血压预防和控制工作，普及高血压防治知识，增强全民的自我保健意识，自 1998 年起，将每年的 10 月 8 日定为全国高血压日。每年开展的全国高血压日活动是高血压健康教育工作的重要组成部分。

4. 社区管理和决策者的健康教育 提供必要的信息，让其了解高血压预防的重要性，预防工作的社会效益、经济效益、可行方法，使高血压预防成为全社会的行动，获得政策、组织协调、环境、舆论和经费的支持。

（四）高血压的健康促进

1. 动员政府为控制慢性病出台相关的政策 慢性病属于社会病，需要政府的重视和政策的支持。在预防和控制慢性病的健康教育与健康促进中，首先要社会动员，把慢性病的预防控制纳入政府的工作议程，并制定相关的政策。

2. 动员社区积极参与慢性病健康教育工作 慢性病的发生发展与群众对此类疾病的了解程度关系密切，要动员社区加大对慢性病防治知识的宣传，特别要突出对高血压等心脑血管疾病防治知识的宣传。具体有以下几项。

（1）加大高血压病防控知识普及力度 开展宣传之前先了解群众中存在哪些模糊的或错误的认识，了解群众希望通过什么样的渠道了解相关的知识。目前，国家卫生健康委、中国疾病预防控制中心和中国健康教育中心已发布多种预防慢性病的核心信息，如"防治高血压宣传教育知识要点""健康生活方式核心信息"等，这些知识既科学又简明易懂，可应用小媒介，如传单、小折页以及社区的宣传栏、小广播等广泛宣传这些知识，还可使用新媒体、手机短信、网络等进行宣传。

将平时的普遍宣传与卫生日的突出宣传教育相结合。在常规开展预防心脑血管疾病科普宣传的基础上，结合每年的相关卫生日，如世界高血压病日（5 月 17 日）、中国高血压日（10 月 8 日）等，通过当地的新闻媒体，如报纸、广播、电视以及网络等传统媒介和新媒介一起集中宣传。也可在人群相对集中的场所举办防治知识竞赛、组织街头义诊咨询活动，免费给群众测血压、发放宣传材料，吸引群众关注度。

（2）提供必要的环境支持　社区要提供环境等多方面的支持，促进居民主动改变不健康的行为，教育人员可在社区举办平衡膳食学习班，教会居民如何安排每日食谱。组织群众参加各种适宜的活动，在各社区或单位内设置运动器材，便于居民养成运动习惯。

（3）参与社区卫生服务中心的慢性病健康管理　健康教育人员要积极参与到社区卫生服务中心（站）开展的对高血压病患者的健康管理。通过健康教育改变患者的不良生活方式和习惯，提高患者的依从性，减少并发症。

七、糖尿病的健康教育与健康促进

（一）糖尿病概述

1. 糖尿病概念及症状　糖尿病是一种代谢紊乱的终生性疾病，由于多种原因引起人体内胰岛素分泌绝对或相对不足，导致糖、脂肪和蛋白质代谢障碍，以血糖升高为主要临床特征。随着生活方式的改变，全球糖尿病（主要是 2 型糖尿病）的发病率呈逐年上升趋势。

糖尿病起病缓急、病程长短、病情的轻重以及有无并发症等不尽相同，有患者有典型的"三多一少"症状，即烦渴多饮、多食善饥、小便量多、体重减轻等。糖尿病共有四种类型：即 1 型糖尿病、2 型糖尿病、妊娠糖尿病和特殊类型糖尿病。1 型糖尿病，亦称为"胰岛素依赖型糖尿病"，患者多为小孩或年龄小于 40 岁的人，其发生主要是因为胰岛 B 细胞破坏，胰岛素分泌绝对不足；2 型糖尿病，亦称"非胰岛素依赖型糖尿病"，其血糖升高的原因是胰岛素分泌相对不足，靶器官对胰岛素的敏感性降低，患者大多数为 40 岁以上的人；妊娠糖尿病，占妊娠期妇女的 2%～3%；特殊类型糖尿病发生率很低，与原发疾病有关，其长期危害性不及其他三种类型糖尿病。

糖尿病若控制不好有可能发生多种并发症：如心脑血管疾病，视网膜病变导致失明、白内障、青光眼以及动眼神经麻痹等；糖尿病肾病逐渐发展为肾功能减退甚至肾衰竭；皮肤病变如糖尿病硬肿症、糖尿病坏疽和无汗症等；神经病变，如肢体麻木、刺痛、感觉消失，甚至肌肉萎缩；胃肠道病变，如消化不良、腹泻，严重的可发生伪急腹症；糖尿病患者容易发生皮肤化脓性感染，还容易发生外耳炎、肺炎等。糖尿病患者主要的致死原因是合并心脑血管疾病。

糖尿病是世界范围内的流行性疾病。目前，全球糖尿病总患病人数达 2 亿，预测到 2025 年这一数字将超过 3 亿。我国糖尿病平均患病率已达 3.2%～3.6%，患病人数大于 40 万。随着经济快速发展、生活方式改变和人口老龄化，我国糖尿病患病率迅速增加，呈现高患病率和高死亡率的特点，对患者生命质量造成很大威胁，已经成为疾病负担和经济成本巨大的慢性病之一。

2. 糖尿病危险因素　糖尿病的发生除了与生物遗传因素有关外，还与个人行为与生活习惯密切相关。其中，肥胖、体力活动不足、饮食等都是重要的因素。

（1）肥胖　肥胖是 2 型糖尿病的最重要的易患因素。研究表明，体质指数（BMI）与发生 2 型糖尿病的危险性呈正相关。据调查发现，糖尿病的患病率随体重的增加而上升，超重者患糖尿病的风险为正常人的 2.6 倍，而肥胖者高达 3.43 倍。研究也发现肥胖的类型也与 2 型糖尿病的发病率密切相关，腰臀比大者 2 型糖尿病的发病率高，说明糖尿病的发生与向心性肥胖密切相关。肥胖持续的时间越长，其糖尿病的患病概率也越大。

（2）体力活动不足　许多研究显示体力活动不足能够增加糖尿病发病的危险性，活动最少的人与最爱活动的人相比，2 型糖尿病的患病率相差 2～6 倍。有规律的体育锻炼能增加胰岛素的敏感性和改善糖耐量，因此，加强体育锻炼是预防糖尿病的重要措施。

（3）饮食因素　高能量饮食是比较明确的 2 型糖尿病的危险因素。摄取高脂肪、高蛋白、高碳水化合物和缺乏纤维素的饮食也与 2 型糖尿病的发生有关。

（4）妊娠　研究发现妊娠的次数与 2 型糖尿病的发生有关。妊娠中三个月和末三个月，发现糖耐量异常，分娩后转化为正常称为妊娠糖尿病，这些妊娠糖尿病者患 2 型糖尿病的危险性比其他妇女高得多。妊娠糖尿病与后代患糖尿病的危险也有关。

（5）职业　职业也与糖尿病有关，主要体现在职业的性质和劳动强度，一般来说体力劳动者的患病率低于脑力劳动者。

（二）糖尿病的健康教育

1. 普通人群　普及防治知识：让大众了解糖尿病防治知识，认识糖尿病危害。倡导健康行为生活方式：帮助人们合理膳食、增加运动、控制体重。

2. 高危人群　通过健康教育与管理，纠正和控制糖尿病的危险因素，降低糖尿病的患病率，同时提高糖尿病的检出率，及早发现和及时处理糖尿病。动员高危人群积极参加糖尿病的筛查，以及通过行为生活方式干预甚至药物干预，降低糖尿病的发病风险。

3. 糖尿病患者

（1）积极治疗糖尿病　发现糖尿病应积极治疗，患者应按医嘱服药。让患者了解糖尿病的发生、发展和转归规律，使患者基本掌握糖尿病的自我防治、自我检测、自我护理，从而使患者与医务人员配合密切，控制好糖尿病的病情。同时医生应对患者进行心理疏导，减少焦虑和悲观的思想。同时增强药物治疗的基本知识、掌握药物治疗方法和技巧，从而提高药物治疗的依从性。

（2）指导患者进行饮食控制和适宜的运动，控制体重　比如制订量化合理的饮食治疗方案，包括营养合理，定时定量食物多样化，适当食用低血糖生成指数食品，正确对待"无糖食品"。制订合理的运动治疗方案包括要做到安全、有效运动治疗，因人而异，运动强度必须达到中等强度。饮食控制和运动都需要长期坚持。

（3）指导患者自我管理、预防并发症　糖尿病患者需要随时对自己的病情进行监测，了解和掌握病情的变化。让患者和家属了解糖尿病并发症的相关症状，定期进行血糖和尿糖监测，控制血压和血脂水平，定期检查眼底、眼压。鞋袜要合脚、卫生、透气，防止神经和血管病变，不用热水烫脚。要防止低血糖的发生。

（三）糖尿病的健康促进

1. 加强糖尿病防治组织机构建设　各地应把糖尿病的防治工作，纳入慢性非传染疾病社区综合防治计划，以保证工作正常开展。可成立专家委员会（由多学科人员，如流行病、临床、监测、营养、计算机、统计、卫生管理、健康促进等方面的专家组成）具体指导工作。建立和健全糖尿病的三级防治监测网，逐步建立和健全我国糖尿病登记报告制度，定期汇总，统计分析。逐步建立我国糖尿病资料数据库，在社区综合防治试点内逐步建立糖尿病患者、糖耐量减低者档案制度，通过监测网获得较准确的糖尿病发病率、并发症、致残率、致死率和有关危险因素等资料。

2. 加强糖尿病防治研究专业队伍培训　有计划地采取多种途径，多种方法培养一批糖尿病防治骨干队伍。充分发挥各级医疗卫生机构、预防保健机构的作用，街道、乡镇防保组织是基层预防保健网的枢纽，必须给予足够重视。对防保业务人员进行糖尿病防治专业知识培训。在全国有计划地建立糖尿病防治培训中心，培训糖尿病防治队伍，推广有效的糖尿病防治措施。医学院校应安排一定学时讲授糖尿病防治知识，培养糖尿病教育者和糖尿病专科护士及营养师。

3. 积极开展糖尿病三级预防　开展糖尿病基本知识的普及教育，宣传科学卫生的饮食结构、生活习惯、工作方式、生活节奏、体育锻炼同时劝阻吸烟、酗酒等不良生活习惯。

对高危人群要针对高危因素选择性给予干预；一般人群要从总体上降低危险因子的危害程度。重视对糖耐量减低者的转归，进行随访和观察。尽可能阻止糖耐量减低者进展为糖尿病患者。探索和推广糖尿病早期诊断新技术，规范糖尿病的治疗和护理。做好糖尿病干预治疗的试点工作，预防和延缓糖尿病并发症，如糖尿病酮症酸中毒、截肢、失明、心血管疾病、肾脏病和妊娠并发症等。有条件的医疗机构和国家重点医学院校应积极承担糖尿病预防、治疗及并发症治疗的研究任务。

八、恶性肿瘤的健康教育与健康促进

（一）恶性肿瘤概述

1. 恶性肿瘤概念 简称为癌症，它的特征是细胞变异和增殖失控，扩张性增生形成新生物，肿瘤组织无限制增长，并通过淋巴系统向远端转移，侵袭其他脏器，最终导致机体衰亡。根据《中国恶性肿瘤学科发展报告（2022）》显示，我国每年恶性肿瘤发病约392.9万人，死亡约233.8万人，与历史数据相比，癌症负担呈持续上升态势。

2. 恶性肿瘤的危险因素 许多恶性肿瘤的病因至今仍不够明确，但有许多证据证明，恶性肿瘤的发生是由多个危险因素综合作用并经过多阶段演变的过程。目前认为，与恶性肿瘤发生有关的危险因素如下。

（1）环境因素 环境中的致癌因素主要包括自然环境的物理、化学和生物因素，其中最主要的是化学因素。①化学因素中化学致癌物是指具有诱发肿瘤形成能力的化学物。人类肿瘤的80%~85%是由化学致癌物所致。这些致癌物可来自工业、交通和生活污染，也可以来自烟草、食品、药物、饮用水等，不仅种类和数量多，而且人们接触机会多、时间长，与癌症关系密切。②物理因素中与肿瘤发生有关的最主要因素是电离辐射。电离辐射的来源有宇宙射线、土壤、建筑装修材料、核武器以及医用放射线接触等。电离辐射可引起人类多种癌症，如白血病、恶性淋巴瘤、多发性骨髓瘤等。紫外线的过度照射可引起皮肤癌。慢性机械性刺激和外伤性刺激可致组织慢性炎症和非典型增生而诱发组织癌变，如锐齿、龋齿、错颌牙长期刺激，可发生黏膜白斑、溃疡以至癌变。③恶性肿瘤与病毒、寄生虫等生物因素有关。已证实乙型肝炎病毒和丙型肝炎病毒与肝癌发生有关，人乳头状瘤病毒与子宫颈癌发生有关，EB病毒与鼻咽癌有关，血吸虫与大肠癌有关。细菌致癌的较少，目前确认的主要是幽门螺杆菌与胃癌发生有关。

（2）生活行为方式因素 ①吸烟与肿瘤的关系早已得到确认，吸烟可导致肺癌、口腔癌、舌癌、唇癌、鼻咽癌、喉癌、食管癌、胃癌、膀胱癌、肾癌、子宫颈癌等的发病率增高。吸烟与肺癌关系最为密切，吸烟量、吸烟时间、开始吸烟的年龄和戒烟的年限等与肺癌都有明显的剂量－反应关系。开始吸烟年龄越小，吸烟量越大，发生肺癌的危险性就越大，戒烟后肺癌危险度逐渐下降。②2%~4%的恶性肿瘤死亡与酗酒有关。酒中含有亚硝胺和多环芳烃等致癌物，长期嗜酒与口腔癌、咽癌、喉癌、食管癌、胃癌和直肠癌有关。若饮酒的同时吸烟，彼此间会有很强的协同作用，使致癌危险大大增加。③饮食结构不合理和营养失调是引起恶性肿瘤的主要原因。高脂肪、高热量饮食与乳腺癌发生呈正相关，食物中缺乏膳食纤维可使肠癌患病增加。腌制食品及储存过久的蔬菜水果中含大量亚硝酸盐，在人体胃内可与胺类形成致癌物亚硝胺；食品在煎炸、烟熏、烘烤等烹调过程中会产生大量的多环芳烃化合物，其中含有苯并（α）芘等强致癌物质，都是导致胃癌发生的危险因素。粮油类食物受霉菌污染产生的黄曲霉毒素使肝癌的发病率明显升高。

（3）社会心理因素 社会心理因素与癌症的发生或死亡密切相关，精神刺激和心理紧张因素在恶性肿瘤的发生中起不可忽视的促进作用。人们在遭受负性生活事件打击后，往往会产生不良情绪如焦虑、抑郁、悲观、失望等，导致大脑功能失调，免疫系统功能减低，恶性肿瘤发生的危险性增高。C型性格者较其他性格的人群容易发生肿瘤，他们过分谨慎、忍让、追求完美，不善于疏泄负性情绪，往往在相同的生活环境中更容易遭受负性生活事件的打击，遭受打击后也更容易产生各种不良情绪反应，从而成为恶性肿瘤的高发人群。

（4）遗传因素　遗传因素在恶性肿瘤的发生过程中起着重要的作用。在接触同一危险因素的人群中，只有一部分人会发病，这与机体的遗传易感性有密切的关系，包括机体代谢和转化外源性化学致癌物的能力，修复 DNA 损伤的能力，免疫系统的状况，以及是否存在某种特定的遗传缺陷等。与遗传因素有密切关系的恶性肿瘤主要有肠癌、乳腺癌、视网膜母细胞瘤、子宫颈癌等，因而这些肿瘤都表现出一定的家族聚集倾向。如我国鼻咽癌的遗传倾向比较明显，欧美国家妇女中常见的乳腺癌约 30% 的病例具有遗传倾向。

（二）恶性肿瘤的健康教育

1. 采取健康生活方式　通过多种形式实施健康教育和健康干预，使人们知晓有关防癌知识，尽量减少接触各种致癌物或致癌前体物，自觉形成良好的行为生活方式，如戒烟、限酒；合理膳食，保持营养素摄入均衡，不吃过硬、过烫、发霉的食物，少吃煎炸、烧烤类食物；坚持体育锻炼，增强机体免疫力；保持心理平衡，以积极乐观的心态面对各种生活事件，养成心胸开阔、不斤斤计较、不生闷气的性格；合理使用药物，减少不必要的放射性接触，避免过度日晒和过度劳累等。WHO 提出，通过合理饮食预防癌症的 5 条建议是：①避免动物脂肪。②增加粗纤维。③减少肉食。④增加新鲜水果和蔬菜。⑤避免肥胖。

2. 疫苗接种和化学预防　疫苗接种可防止生物因素引起的致癌效应。乙型肝炎病毒感染与肝癌的发生有十分密切的关系，在人群中广泛开展乙肝疫苗的接种，可以有效预防肝癌的发生。化学预防可降低致癌物的作用剂量和减少作用时间，阻止致癌化合物形成和吸收，从而防止肿瘤的发生。化学预防剂有维生素类的叶酸及维生素 A、C、E 等，矿物质如硒、钼、钙等，天然品如胡萝卜素等。

3. 定期体检、参与筛查　癌症筛查和早期检测是发现癌症和癌前病变的重要途径，有利于癌症的早期发现和及时治疗，应积极参加癌症定期检查。成年女性应定期参加宫颈癌和乳腺癌筛查，还应进行乳腺自我检查。国家为部分地区农村妇女提供免费的宫颈癌、乳腺癌检查。国家在部分农村高发地区和城市地区开展了肺癌、上消化道癌、大肠癌、结肠癌、直肠癌、肝癌、鼻咽癌等癌症筛查和早诊早治工作。

4. 识别肿瘤可疑症状　①不明原因的短期内出现体重减轻；②长期不规律发热，同时伴随着疲乏、无力、食欲减退；③身体出现异常肿块；④不明原因出血，包括便血、尿血、痰中带血等；⑤持续性消化不良和食欲减退；⑥便秘、腹泻交替出现，大便变形；⑦吞咽食物有哽咽感、胸骨后闷胀不适疼痛、食管内异物感。如果出现这些症状，往往发现的时候都不是早期，所以定期体检比通过症状来发现肿瘤要及时、准确。

5. 早诊早治、积极康复　加强肿瘤患者的健康教育和随访，开展心理健康指导、营养指导，提升自我护理和管理的能力。

（三）恶性肿瘤的健康促进

1. 协调宏观调控，创新癌症防治体系　在《健康中国行动（2019—2030 年）》15 个专项行动中设立"癌症防治行动"。2019 年，《健康中国行动——癌症防治实施方案（2019—2022 年）》印发。各地各部门按照实施方案要求，积极落实综合防治措施，在体系建设、肿瘤登记、早诊早治、规范诊疗、科技创新、科普宣教等重点领域稳步推进，癌症防治工作取得长足发展。

2. 聚焦关键环节，提升癌症防治能力　一是控制危险因素，降低癌症患病风险。开展全民健康促进；减少致癌相关风险；加强环境与健康工作；推进职业性肿瘤防治工作。二是完善癌症防治服务体系，加强信息共享。完善高质量癌症防治体系；加强癌症防治机构协作；进一步提升肿瘤登记报告规范化、制度化程度；促进癌症防治信息资源共享。三是推广癌症早诊早治，强化筛查长效机制。完善并推广重点癌症早诊早治指南；深入推进癌症早期筛查和早诊早治；构建分层癌症筛查体系。四是加强癌症诊疗规范化，提升管理服务水平。加强诊疗规范化管理；加强诊疗质量控制；优化诊疗模式。五是促进中西医结合创新，发挥中医药独特作用。加强癌症中医药防治网络建设；提升癌症中医药防治能力；强化癌症中医药预防及早期干预。六是加强救助救治保障，减轻群众就医负担。加强综合医疗保障；提高抗肿瘤药物可及性；巩固拓展癌症防治脱贫攻坚成果。七是加快重大科技攻关，推广创新成果转化。加强癌症相关专业学科建设；集中力量加快科研攻关；加强癌症防治科研成果的推广应用。

3. 加强组织领导，保障方案平稳落地　为保障各项目标的实现，一是加强组织领导，建立健全癌症防治工作领导协调机制，强化部门责任，明确职责和分工，各地按规定落实财政投入。二是加强统筹协调，与各项健康中国专项行动有机结合、整体推进，充分调动全社会参与癌症防治工作的积极性，大力营造有利于癌症防治的社会环境。三是加强督促落实，完善评价机制，加强对癌症防治工作的动态评估，组织开展实地调研和综合评价，确保各项措施落实落地。

第二节　传染病健康教育与健康促进

传染病曾经是严重危害人类健康和生命的主要疾病，天花、鼠疫、霍乱和流感等传染病给人类造成了巨大的灾难。20世纪50年代以来，随着社会经济、科学技术的发展和疾病防治工作的进步，全球大多数国家传染病的发病率和死亡率显著下降，但是，感染性腹泻、流感、病毒性肝炎、艾滋病、结核病等传染病发病率居高不下。此外自20世纪70年代以来，几乎每年均有1种或1种以上新发传染病出现，已经成为全球性重大公共卫生问题。因此，传染病依然是危害人类健康的重要疾病。

一、传染病健康教育与健康促进的主要目标和任务

（一）传染病健康教育与健康促进的主要目标

（1）普及传染病预防控制的基本知识。

（2）掌握传染病预防方法，引导人们采取正确的预防措施。

（3）养成良好个人卫生习惯。

（4）突发传染病疫情时，增强自我防范意识和自我保护能力。

（5）消除公众恐慌心理，关怀和不歧视传染患者。

（二）传染病健康教育与健康促进的主要任务

1. 增强全社会的参与意识　传染病的预防控制需要全社会的参与。深入细致的健康教育工作，增强了群众的自我防护意识，在疫苗的强化接种中，促进了群众的密切配合。

2. 提高人们的卫生防病知识，改变人们的不良行为　健康教育工作的开展可帮助人们掌握基本卫生防病知识，改变不良卫生行为和习惯，减少传染病的发生和流行。

3. 消除恐慌，维护社会秩序　突发传染病防控过程中，良好的健康教育与健康促进工作可以减少甚至避免社会动荡的出现。在刚出现时，健康教育能及时地让公众了解相关信息，起到预警作用，增强人们的防范意识；在发生过程中，健康教育可以使公众对于传染病的发生和发展有进一步的认识，了解正确信息及预防和自我保护的知识，健康促进工作有利于政府和相关部门建立起群防群治的社会机制；

在结束或接近尾声时，健康促进可以帮助受到冲击和影响的人群从疾病、伤害或其他特殊状态下尽快恢复过来，重新回到正常的社会生活中。

二、传染病健康教育与健康促进的策略

1. 政府主导，多部门合作　在日常的传染病健康教育活动中，需要争取当地政府对传染病预防健康教育工作的重视，发挥宣传、教育等部门的作用，动员多部门共同参与和协作。在突发传染病疫情的控制中，要成立专门的宣传组，专职负责健康教育和新闻宣传工作。

2. 需求为导向，确定传染病健康教育需求及传播策略　开展传染病防控的健康教育工作，首先要进行需求调查，包括公众或目标人群对重大传染病预防知识的需求、行为改变障碍、当地的社会、文化特点及可利用的资源等。需求评估的目的是为制订针对性强的健康教育内容，采用适宜的形式和方法，确定有效的策略提供科学依据。

3. 区分不同人群　为提高健康教育效果，应明确区分健康教育活动针对的不同目标人群，如，针对流感防控的健康教育，主要目标人群是儿童、老年人等；艾滋病防控健康教育的重点人群则是青少年、吸毒、卖淫和嫖娼者。

4. 确定健康教育的核心信息　核心信息在传染病健康教育活动中发挥着至关重要的作用，如果没有明确的核心信息，就无法实现预定的健康教育目标。传染病核心信息可以从国家有关部门官方网站获得，但在当地使用时，一定要结合当地目标人群的特点及主要危险因素、高危行为进行改编或本土化开发，以确保其起到预期的教育效果。

5. 明确不同季节的宣传重点　部分传染病有很强的季节性，应针对不同季节易发的传染病，开展有针对性的健康教育。如在冬春季节，要以流感等呼吸道传染病的健康教育为主，而在夏秋季则以肠道传染病健康教育为主，如细菌性腹泻等。

6. 有计划、有步骤地开展针对性的健康教育　根据大众需求与疫情发展随时调整健康教育内容，在开展重大传染病防治健康教育工作时，应该有明确的工作方案，以普及传染病防治知识为基础，在疫情发生发展的不同阶段，及时调整宣传教育策略，制订有针对性的宣传教育计划。

7. 加强效果评估　各级健康教育机构要充分发挥专业技术优势，养成科学评估的意识，及时掌握和了解健康教育活动的效果，及时发现问题，及时进行调整。

三、艾滋病的健康教育与健康促进

（一）艾滋病的概述

艾滋病又称获得性免疫缺陷综合征（AIDS），是由人类免疫缺陷病毒（HIV）感染引起的以 T 细胞免疫功能缺陷为主的一种免疫缺陷病。免疫系统因受损伤而导致免疫系统的防护功能减低直至丧失，由于免疫功能缺陷导致各个系统发生机会性感染、肿瘤等复杂的症候群。

艾滋病是一个重大的全球公共卫生问题，其在全球所有国家持续传播，迄今已夺去约 4040 万人的生命。艾滋病毒感染目前并无治愈方法，但是，艾滋病毒感染具备有效的预防、诊断、治疗和护理措施，借助这些有效措施，艾滋病毒感染者能够过上有质量且长寿的生活。

艾滋病毒属于我国法定报告的乙类传染病，据中国疾病预防控制中心性病艾滋病预防控制中心信息，截至 2020 年底，全国现有 105.3 万报告存活的 HIV 感染者，累计报告死亡病例 35.1 万。我国艾滋病防治"90 - 90 - 90"目标，即 90% 感染者被检测发现、90% 的感染者接受了抗逆转录病毒治疗（ART）、90% 的感染者接受 ART 且病毒成功被抑制，该目标目前的达成度依次分别为 78.7%、92.9%

和 96.1%。

（二）艾滋病的传播途径与高危人群

1. 传播途径

（1）性接触传播　包括同性及异性之间的性接触。

（2）血液及血制品传播　包括输入污染了 HIV 病毒的血液或血液制品；静脉药瘾者共用受 HIV 污染的、未消毒的针头及注射器；共用其他医疗器械或生活用具等也可能经破损处传染。

（3）母婴传播　也称围生期传播，即感染了 HIV 的母亲在产前通过胎盘，分娩过程中通过产道及产后通过哺乳传染给下一代。

2. 高危人群

（1）因病经常输血或输注血制品者。

（2）接触过未检测艾滋病病毒抗体血液及体液的医护人员。

（3）有不安全血液及血液制品接触史的检验人员。

（4）曾用未经严格消毒的公用锐器文身、文眉、文眼线、文唇线、穿耳或剃须刀修面、修脚者。

（5）进行性交易、有多个性伴侣、同性恋或双性恋者，或艾滋病患者的配偶、性伴侣。

（6）共用不洁注射器的吸毒者。

（三）艾滋病的健康教育核心知识

（1）艾滋病离我们的生活并不遥远。艾滋病是一种危害大、死亡率高的严重传染病，目前不可治愈、无疫苗预防。

（2）艾滋病病毒通过性接触、血液和母婴三种途径传播。

（3）性病可增加感染艾滋病病毒的风险，必须及时到正规医疗机构诊治。

（4）避免共用注射器，可有效预防艾滋病病毒经血液传播。

（5）感染了艾滋病病毒的孕产妇应及时采取医学手段阻止艾滋病病毒传给婴儿。

（6）艾滋病目前没有疫苗可以预防，掌握预防知识、拒绝危险行为，做好自身防护才是最有效的预防手段。

（7）坚持每次正确使用避孕套，可有效预防艾滋病经性途径传播。

（8）72 小时内使用暴露后预防用药可减少艾滋病病毒感染的风险。

（9）艾滋病自愿咨询检测是及早发现感染者和患者的重要措施。

（10）感染艾滋病病毒后及早接受抗病毒治疗可提高生活质量，减少艾滋病病毒传播。

（11）艾滋病病毒感染者也是艾滋病的受害者，应该得到理解和关心，但故意传播艾滋病的行为既不道德，也要承担法律责任。

（12）艾滋病威胁着每一个人和每一个家庭，预防艾滋病是全社会的责任。

（四）艾滋病的健康促进

1.“四免一关怀”政策　“四免一关怀”是我国艾滋病防治最有力的公共卫生政策措施之一。“四免”指的是农村居民和城镇未参加基本医疗保险等医疗保障制度的经济困难人员中的艾滋病患者，可到当地卫生部门指定的传染病医院或设有传染病区（科）的综合医院服用免费的抗病毒药物，接受抗病毒治疗；所有自愿接受艾滋病咨询和病毒检测的人员，都可在各级疾病预防控制中心和各级卫生行政部门指定的医疗机构，得到免费咨询和艾滋病病毒抗体初筛检测；对已感染艾滋病病毒的孕妇，由当地承担艾滋病抗病毒治疗任务的医院提供健康咨询、产前指导和分娩服务，及时免费提供母婴阻断药物和婴儿检测试剂；地方各级人民政府要通过多种途径筹集经费，开展艾滋病遗孤的心理康复，为其提供义务教育。"一关怀"指的是国家对艾滋病病毒感染者和患者提供救治关怀，各级政府将经济困难的艾滋病患者及其家属，纳入政府补助范围，按有关社会救济政策的规定给予生活补助；扶助有生产能力的艾滋病病毒感染者和患者从事力所能及的生产活动，增加其收入。

以上内容以《艾滋病防治条例》（2006）第四章第 44~47 条内容的形式被正式固定下来，这一政策的颁布标志着免费抗病毒治疗政策纳入了法治化轨道，对我国艾滋病防治相关工作具有重要意义。

2. 消除歧视　自世界首例艾滋病病例于 1981 年在美国被确认以来，歧视和偏见就一直伴随着这一疾病。自 2004 年起，一些法律法规和办法出台，旨在保护感染者的合法权益。2004 年，在修订《中华人民共和国传染病防治法》时增加了一个条款，即"任何单位和个人不得歧视传染病患者、病原携带者和疑似传染病患者"。2006 年 1 月，出台了《艾滋病防治条例》（以下简称《条例》）。该条例第一章第三条规定："任何单位和个人不得歧视艾滋病病毒感染者、艾滋病患者及其家属。艾滋病病毒感染者、艾滋病患者及其家属享有的婚姻、就业、就医、入学等合法权益受法律保护"；《条例》第三章第三十九条规定："未经本人或者其监护人同意，任何单位或者个人不得公开艾滋病病毒感染者、艾滋病患者及其家属的姓名、住址、工作单位、肖像、病史资料以及其他可能推断出其具体身份的信息"。国内众多从事艾滋病防治工作的政府机构、社区组织和感染者组织都持续关注着艾滋病相关的歧视问题，并在政策倡导、宣传教育等方面做了大量的工作，以降低大众对感染者的歧视，取得了良好的效果

3. 宣传教育　地方各级人民政府和政府有关部门应当组织开展艾滋病防治以及关怀和不歧视艾滋病病毒感染者、艾滋病患者及其家属的宣传教育，提倡健康文明的生活方式，营造良好的艾滋病防治的社会环境。在车站、码头、机场、公园等公共场所以及旅客列车等公共交通工具显著位置，设置固定的艾滋病防治广告牌或者张贴艾滋病防治公益广告，组织发放艾滋病防治宣传材料。

县级以上卫生主管部门应当对有关部门、组织和个人开展艾滋病防治的宣传教育工作提供技术支持。医疗卫生机构应当组织工作人员学习有关艾滋病防治的法律法规、政策和知识；医务人员在开展艾滋病、性病等相关疾病咨询、诊断和治疗过程中，对就诊者进行艾滋病防治的宣传教育。县级以上人民政府教育主管部门应当指导、督促高等院校、中等职业学校和普通中学将艾滋病防治知识纳入有关课程，开展有关课外教育活动。医疗卫生机构应开通艾滋病防治咨询服务电话，向公众提供艾滋病防治咨询服务和指导。

广播、电视、报刊、互联网等新闻媒体应当开展艾滋病防治的公益宣传。各单位应当组织本单位从业人员学习有关艾滋病防治的法律法规、政策和知识，支持本单位从业人员参与艾滋病防治的宣传教育活动。

四、结核病的健康教育与健康促进

（一）结核病的概述

结核病（tuberculosis，TB）是由结核分枝杆菌感染引起的一种慢性呼吸道传染病，是严重危害人民群众健康的传染病，被列为我国重大传染病之一。据统计，2022 年全世界约有 1060 万人感染结核病，其中男性 580 万、女性 350 万和儿童 130 万；共有 130 万人死于结核病，所有国家和所有年龄组均有结核病感染。过去 30 年中，中国的结核病发病率和死亡率显著下降，但结核病仍是中国的公共卫生问题之一。

（二）结核病的危险因素

机体对结核分枝杆菌的抵抗力与遗传因素有关。除遗传因素外，生活贫困、居住拥挤、营养不良等社会因素也影响机体对结核分枝杆菌的自然抵抗力。婴幼儿、老年人、人类免疫缺陷病毒感染者、免疫抑制剂使用者、慢性疾病患者等人群免疫力低下，都是结核病的易感人群。不良生活习惯如吸烟和饮酒

会导致免疫力下降，从而增加结核病的患病率和致死率。不规范的治疗如患者未能遵循医嘱完成整个抗结核药物疗程，可能导致治疗失败，进而加重病情并延长治疗时间。同时，不当使用抗结核药物还可能导致结核分枝杆菌产生耐药性，使疾病变得难以控制。还有些因素会增加感染发展为活动性结核病的风险。例如与活动性结核病患者一起生活；在结核病高发国家、地区生活或旅游。

（三）结核病的健康教育

1. 公众健康教育　公众是结核病健康教育的目标人群，要结合当地实际情况，因地制宜，有重点、有针对性地通过多种方式和途径普及结核病防治基本知识，有效利用大众传媒、重大事件和典型事例进行结核病防治知识宣传，让公众了解结核的危害、可疑症状、治疗管理和国家免费政策等。公众健康教育的核心目标是提升公众对结核病防治的意识和素养，倡导形成科学、文明、卫生的生活习惯，从而降低结核病在人群中的传播和危害。

公众健康教育的关键信息应当包括：①结核病是国家重点控制的慢性呼吸道传染病，主要通过患者咳嗽、打喷嚏或大声说话时向空气排出大量飞沫传播；②咳嗽、咳痰2周以上，或痰中带血丝，应怀疑，需要及时到正规医疗机构接受检查和治疗；③应养成良好的卫生习惯和生活习惯，不随地吐痰、不要正对他人咳嗽或打喷嚏等；环境经常通风；加强锻炼，平衡膳食，保持心情舒畅。

2. 患者健康教育　肺结核患者作为肺结核的主要传染源，是治疗管理和健康教育的重点对象。患者健康教育的重点目标是使患者坚持规范服药治疗、定期复查和接受管理、避免可能传染他人的行为，同时要对因肺结核出现心理疾患的患者开展心理支持治疗，树立患者的自信心，争取早日康复。

针对肺结核患者的健康教育可通过以下途径开展：①在其候诊时可通过口头、电子屏幕、移动电视、黑板报、图片、手册、传单等对其进行健康教育；②肺结核患者确诊以及开始治疗时，医生应开展治疗依从性、生活注意事项及督导服药等相关知识的宣传，患者首次就诊时健康教育应不少于20分钟，同时应提供《肺结核患者健康教育手册》和其他相关宣传资料；③肺结核患者住院治疗期间，应及时告知患者的病情及国家相关政策，这有助于患者在住院期间配合治疗，也有利于患者出院后继续接受结核病防治专业机构的管理；④肺结核患者不住院治疗期间，医务人员要加强与患者及家属的交流；⑤医疗机构及结核病防治机构应根据患者治疗及心理变化情况，举办患者及家属参加的座谈会，或在患者中开展同伴教育，使他们相互交流治疗经验并获得心理支持。

3. 密切接触者健康教育　密切接触者一般是患者的家属、朋友、同学、同事等，被感染和发病的可能性较大。同时，他们又对患者的治疗和管理起着积极的作用。针对密切接触者的健康教育重点目标是提高他们对于结核病易感性和传染性的认知，采取正确的自我防护措施，督促患者完成规范治疗。健康教育的关键信息包括：肺结核的传播方式、个人防护措施。如自身出现咳嗽、咳痰要及时就诊，日常督促患者按时服药和定期复查，坚持完成规范治疗。

（四）结核病的健康促进

1. 全民结核病防治健康促进行动

（1）广泛动员全社会参与　利用世界防治结核病日、世界卫生日、全民健康生活方式行动日等宣传日，大力开展结核病防治宣教活动，提高公众对结核病的认知和关注度，营造全社会参与结核病防控的良好氛围。要培养居民树立"个人是健康第一责任人"的意识，养成不随地吐痰，咳嗽、打喷嚏掩口鼻，出现咳嗽、咳痰2周以上等结核病可疑症状应佩戴口罩、及时就诊等健康生活习惯。

（2）开展形式多样的宣传活动　推进百千万志愿者结核病防治知识传播活动。鼓励各省份启动结核病防治城市亮灯行动，提高公众对结核病的关注度。充分发挥电视广播、报刊、杂志等传统媒体的影响力，利用新媒体的便捷性，及时为群众传播科普知识和答疑解惑。

（3）对不同人群分类指导　对于未成年人，要将结核病防治知识纳入中小学健康教育内容，教育学生要养成健康生活方式，加强营养和体育锻炼，出现疑似症状要及时就诊并规范治疗，不要隐瞒病情；对于居民，要深入社区、乡村、厂矿等场所，以居民健康体检、村民大会、健康扶贫等活动为契机，持续开展宣讲活动，指导居民定期开展健康检查；对于患者，要教育患者坚持全程规范治疗，指导密切接触者注意房间通风和个人防护；对于常住流动人口，要注意环境卫生和通风，一旦发病要及时就诊治疗，需要返乡的应当主动到当地定点医疗机构继续治疗，确保完成全部疗程。

2. 结核病诊疗服务质量提升行动

（1）最大限度发现患者　强化各级各类医疗机构医务人员对肺结核可疑症状者的认知和识别意识，落实首诊医生负责制。对咳嗽、咳痰 2 周以上的患者，必须开展结核病筛查，非定点医疗机构应当将肺结核患者和疑似肺结核患者转诊至结核病定点医疗机构。对发现的患者和疑似患者依法进行登记报告，降低漏报、漏登率。加强结核病检测实验室的质量控制工作，着力提升县级定点医疗机构痰菌检查质量。积极推广方便、快捷的结核病检测技术，提高患者诊断准确性。

（2）强化规范诊治和全程管理　结核病定点医疗机构要按照临床路径、诊疗规范等有关技术指南的要求，对确诊患者进行规范化治疗，建立结核病临床诊疗质控制度，将结核病诊疗和防治核心指标纳入对定点医疗机构绩效考核中。将家庭医生签约服务和国家基本公共卫生服务项目管理相结合，做好肺结核患者健康管理服务，患者全程规范管理率达到90%。

（3）提高诊疗服务可及性　提升市、县医院诊疗服务能力，基本实现普通肺结核患者诊治不出县，耐药肺结核患者不出市。充分利用"互联网＋"技术，支持医疗卫生机构、符合条件的第三方机构搭建互联网信息平台，开展远程结核病医疗、健康咨询、健康管理服务，逐步形成"互联网＋结核病防治"的医疗服务网络。支持开发基于云平台的结核病患者智能化诊断和管理系统，提高疾病诊断水平和患者治疗依从性。有条件的地区探索建设结核病区域检验中心，提高定点医疗机构的诊疗水平。

3. 重点人群结核病防治强化行动

（1）加强重点人群的主动筛查　进一步深入分析疫情特征，找准重点人群，有针对性地开展精准预防，降低发病风险。扩大对病原学阳性患者的密切接触者、65 岁以上老年人、糖尿病患者、艾滋病病毒感染者等重点人群的主动筛查覆盖面。各地的结核病定点医疗机构、疾控机构和基层医疗卫生机构要加强配合，对发现的有症状的密切接触者及时进行结核病检查，以县（区）为单位病原学阳性肺结核患者密切接触者筛查率达到95%。按照基本公共卫生服务项目的要求，在65 岁以上老年人年度体检和糖尿病患者季度随访中，积极落实结核病症状筛查工作。将胸部 X 线检查纳入艾滋病病毒感染者/艾滋病患者的随访工作中，提高重点人群中结核病发现水平。

（2）加强学校结核病防治　提高医务工作者、学校、学生和家长对学校结核病防控工作的认识，落实联防联控工作机制、学校晨午检及因病缺课登记追踪制度，加强对学校传染病防控的监督检查。有条件的地区要将结核病检查列为新生入学体检和教职工入职体检的检查项目，提高入学新生结核病检查比例。开展"遏制结核，健康校园"行动，增强学校发现、协助和处置聚集性疫情的能力，严密防范、有效控制学校结核病突发公共卫生事件。学校要改善校园环境卫生及基础设施建设，加强室内通风消毒，预防结核病疫情的发生。

（3）推动流动人口结核病防治工作　加强部门合作，改善厂矿、工地等流动人口密集场所的工作和居住条件，加强环境卫生整治，开展症状筛查。按照属地管理原则，将发现的流动人口患者纳入辖区内归口管理。各地要切实落实流动人口跨区域管理机制，对跨区域转出和转入的患者，做好治疗管理工作有效衔接；要落实基本医保异地就医结算，确保流动人口患者符合规定的治疗应保尽保。

4. 遏制耐药结核病防治行动

（1）扩大耐药结核病筛查范围　积极推广新诊断技术，对病原学阳性的肺结核患者及时开展耐药筛查，做到应筛尽筛，提高诊疗的规范性和患者就医的便利性。县（区）级结核病定点医疗机构负责耐药筛查，对疑似肺结核患者进行结核分枝杆菌和耐药性的分子生物学检测。地（市）级结核病定点医疗机构负责耐药结核病的诊断，进行二线抗结核药物的分子生物学耐药检测或/和传统药敏试验，为合理制订耐药结核病治疗方案提供参考依据。

（2）推进耐药结核病规范诊治工作　地（市）级及以上结核病定点医疗机构负责耐药结核病的治疗，做到应治尽治。继续建立并完善耐药结核病诊疗专家组，加强会诊，提高诊治质量。要按照结核病防治工作技术规范和技术指南的要求，科学、规范、合理确定治疗方案，提倡推广使用治疗效果良好的短程口服治疗方案。

（3）不断完善保障政策　做好基本医疗保险与公共卫生的衔接，积极探索按病种付费等支付方式改革，推行规范化诊疗，加强临床路径管理，降低群众疾病负担。结核病患者按规定参加基本医疗保险并享受相关待遇。各地可根据医保基金承受能力，因地制宜探索按规定纳入基本医疗保险门诊特殊病种支付范围。动态调整国家基本药物目录和基本医保目录，适时将符合条件的抗结核新药纳入目录。探索加强耐药结核病患者流动管理的政策措施和工作模式。引导抗结核药品生产厂家提升药品质量，完善药品集中采购模式，充分发挥短缺药品供应保障会商联动机制作用，保证药品供应。

5. 结核病科学研究和防治能力提升行动

（1）加大科学研究和科技创新力度　设立结核病诊疗防治项目，加大经费投入，强化基础研究，针对结核病防治中的科技薄弱环节加强攻关。探索拥有自主知识产权的结核病新型诊断技术，支持新型疫苗自主研发，提高疫苗对人群的保护效率。鼓励国产抗结核药创新，提高抗结核药品疗效，优化和评估新型短程化疗方案，缩短诊断和治疗时间。充分发挥中医药作用，组织开展中医药防治结核病研究，探索结核病中西医结合的治疗方案。加快推进现有国家科技重大专项实施，积极利用传染病综合防治示范区，开展优化并验证集诊断、治疗和预防于一体的综合干预措施的试点，总结凝练形成可复制、可推广的防控新模式和新策略，为进一步降低结核病发病率和死亡率提供科技支撑。

（2）加快结核病防治信息化建设　整合结核病防治信息，制订数据交换标准，构建信息实时获取和数据规范安全交换通道。有条件的省份选择1~2个县（区），依托全民健康信息保障工程，探索建立区域信息化平台，优化定点医疗机构医院信息系统、结核病管理信息系统和基本公共卫生服务管理信息系统，逐步实现医疗机构、疾控机构和基层医疗卫生机构间信息的互联互通。

（3）健全结核病防治服务网络　完善各级各类结核病防治机构分工协作的工作机制，疾控机构牵头负责管理辖区内结核病防治工作，对开展结核病防控工作的医院、基层医疗卫生机构进行指导、管理和考核，提高疾控机构、医院、基层医疗卫生机构"防、治、管"三位一体的综合服务能力。县级及以上疾控机构应当指定专门科（室）或专人负责结核病防治工作。加快推动结核病防治机构标准化建设，促进防治服务能力有效提升。制定《结核病定点医疗机构标准化建设规范》，明确地（市）级和有条件的县（区）级应当设置独立的结核病诊疗科室、适当增加专（兼）职防治人员，作为确定定点医疗机构的原则性要求。加强基层防治机构基础设施建设，配备相应的诊疗和检测设备。

五、病毒性肝炎的健康教育与健康促进

（一）病毒性肝炎的概述

病毒性肝炎是由肝炎病毒感染，引起以肝脏损害为主要表现的全身性传染病。目前按病原学明确分类的有甲、乙、丙、丁和戊五型。各型病毒性肝炎临床表现相似，以疲乏、食欲减退、厌油、肝功能异常为主，部分患者出现黄疸。甲型和戊型主要表现为急性感染，经粪－口途径传播；乙型、丙型和丁型多呈慢性感染，发展为肝硬化或肝细胞癌风险高，主要经血液、体液等途径传播。

1. 甲型病毒性肝炎 甲型病毒性肝炎（viral hepatitis A）简称甲肝，是由甲肝病毒感染引起的一种急性传染病。传染源为甲肝患者和隐性感染者，主要经消化道传播，最主要的方式是食用受污染的食物或水，以及人与人之间的密切接触，人群普遍易感。潜伏期一般 14～39 天，平均为 28～30 天。临床症状主要为发热、恶心、呕吐、厌油、腹泻、乏力、食欲下降、尿黄、皮肤黏膜黄染等。临床表现与年龄密切相关，低龄儿童通常为隐性感染，大龄儿童与成人普遍为有症状感染。

2. 乙型病毒性肝炎 乙型病毒性肝炎（viral hepatitis B）简称乙肝，是由乙肝病毒感染引起、以肝脏炎症和坏死病变为主的一种传染病。凡是血液中可检测出乙肝病毒表面抗原（HBsAg）阳性者，都具有传染性。乙肝主要通过母婴、血液和性接触传播，人群普遍易感。新生儿感染后极易转为慢性，部分成人暴露风险较高，如医务人员、经常接触血液的人员、器官移植患者、经常接受输血或血液制品者、HBsAg 阳性者的家庭成员、男性同性性行为者或有多个性伴侣者、静脉内注射毒品者等。急性乙肝潜伏期一般 45～160 天，平均 120 天。急性期主要以食欲减退、全身乏力、恶心、呕吐、腹痛等消化道症状为主，可伴有黄疸。急性乙肝一旦发展为慢性，则病程迁延，易转为慢性肝炎、肝硬化及肝癌；按照感染后的疾病进程，临床诊断可以分为慢性 HBV 携带者、非活动性 HBsAg 携带者、急性乙肝、慢性乙肝以及肝硬化、肝癌等。慢性感染者实施规范抗病毒治疗可有效抑制病毒复制，延缓疾病进程，降低肝硬化、肝癌发病风险。

3. 丙型病毒性肝炎 丙型病毒性肝炎（viral hepatitis C）简称丙肝，是由丙肝病毒感染引起、以肝脏炎性病变为主的一种传染性疾病。主要通过血液、性接触和母婴三种途径传播，血液传播是丙肝最主要的传播途径，人群普遍易感。丙肝病毒可造成急性或慢性感染，病毒持续 6 个月仍未自我清除者将转为慢性丙肝感染，成人感染丙肝病毒后的慢性化率高达 60%～80%。丙肝患者多呈隐匿性感染状态，大部分患者无明显症状和体征，部分患者有乏力、食欲减退、恶心、腹胀和右季肋部不适或疼痛。根据病程进展，导致肝脏长期慢性炎症、肝细胞坏死和纤维化，如不积极治疗，15%～20% 的慢性丙肝患者可进一步发展为肝硬化或肝癌，对健康和生命危害较大。目前，丙肝直接抗病毒药物对于丙肝患者可实现 95% 以上的临床治愈且可纳入医保报销。通过"应检尽检"和"愿检尽检"扩大丙肝患者的发现，对于发现的丙肝抗体阳性者及时进行核酸检测，对于丙肝核酸阳性者及早进行规范的抗病毒治疗实现临床治愈的"三部曲"，可有效避免丙肝患者发展为肝硬化和肝癌，并可消除传染源，减少和避免丙肝病毒"二代传播"。

4. 丁型病毒性肝炎 丁型病毒性肝炎（viral hepatitis D）简称丁肝，丁肝病毒感染只发生在乙肝病毒感染者身上，双重感染会加重病情。

5. 戊型病毒性肝炎 戊型病毒性肝炎（viral hepatitis E）简称戊肝，是由戊肝病毒感染引起的一种急性传染病。传染源主要为患者和隐性感染者，主要经消化道传播，人群普遍易感。潜伏期一般 15～60 天，平均 40 天。主要临床症状包括疲倦、食欲减退、腹部疼痛和压痛、恶心、呕吐、发热及黄疸。慢性肝病患者感染后易发展为重症肝炎，免疫抑制人群或由其他原因引起的严重免疫缺陷患者感染后有转为慢性戊肝的风险。注意饮食、饮水卫生和接种疫苗，可有效预防戊肝。

（二）病毒性肝炎的高危人群

（1）医务人员，尤其是医学检验人员、口腔科、外科和妇产科人员，即频繁接触患者血液和体液的医务人员。

（2）乙肝病毒感染者的配偶、子女和密切接触者。

（3）经常需要输血、接受血液透析和器官移植的患者。

（4）静脉注射毒品的人。

（5）学校、托幼机构等集体单位工作人员。

（6）免疫功能低下人群。

（7）易发生外伤者。

（三）病毒性肝炎的健康教育

针对公众防治病毒性肝炎的基本知识应包括：了解病毒性肝炎的类型、传播途径、症状和体征、治疗方法、消除恐惧和歧视、帮助患者的家属学习和掌握病毒性肝炎患者家庭护理知识，以及预防肝炎病毒感染的措施，如免疫接种、饭前洗手、杜绝共用针头注射药物、不共用牙刷，剃刀，或其他有可能有血液残留的物品、性交时采用保护措施如使用避孕套、减少性伴侣。

（四）病毒性肝炎的健康促进

1. 重点场所策略 医院可以充分利用候诊室、病区宣传画廊等空间通过海报、宣传彩页、电子屏等方式宣传病毒性肝炎的科普知识；加强肝炎患者教育，提高其对治疗的依从性，促进康复。在监狱、戒毒所可以举办健康课堂或播放科教片，宣传有关病毒性肝炎感染的危害、传播途径、防治方法等科普知识。

2. 重点人群策略 对重点人群加强行为习惯的引导，比如对于甲型和戊型肝炎的健康教育重点人群是中、小学生和卫生条件较差的地区人群以及经常在外就餐的成人、老年人及孕妇，对他们的健康教育可以和其他肠道传染病的健康教育联合进行，宣传措施主要依靠媒体或在学校、社区举办健康课堂。对乙型肝炎病毒感染的女性可以进行结婚、生育的指导，讲解乙肝母婴阻断知识。另外，面向其他重点高危人群可以与艾滋病健康教育相结合，以同伴教育等形式进行健康教育，做到队伍、策略、方法以及资源整合。

3. 推广免疫接种 接种乙肝疫苗是预防乙肝最安全、有效的措施。国家实行儿童全程接种乙肝疫苗后，80%～95%的人群可产生免疫能力，保护效果可持续20年以上。接种甲肝疫苗是预防和控制甲肝的有效手段。自2002年起甲肝灭活疫苗用于儿童免疫接种，2007年甲肝疫苗纳入扩大国家免疫规划，在全国范围对适龄儿童进行免费常规接种。我国戊肝疫苗研究已经取得重大成功，已经纳入二类免疫接种程序。可以在医院妇产科、儿科门诊和预防接种点举办健康课堂，宣传疫苗接种知识等；也可以在每年4月的"世界免疫周"或我国"全国儿童预防接种宣传日"开展活动广泛宣传。

4. 加强媒体宣传 媒体宣传受众最广，适用于广泛宣传病毒性肝炎的一般知识、预防策略。媒体宣传要把握好时机，可以利用有影响的重大事件或重大活动开展肝炎防治健康教育，扩大和增强宣传效果。如在全国爱肝日、世界肝炎日等，组织多部门参与、开展多种形式宣传教育活动，组织咨询与义诊，在社区、高校、街道进行主题宣传，发放肝炎治疗和预防知识材料。

第三节 成瘾行为健康教育与健康促进

一、成瘾行为概述

目前对成瘾行为的研究已经是一个跨学科的综合项目。对于"成瘾"的定义，不同的学者有不同的观点，基本观点如下：对于个体不可自制地、强烈地、连续或周期地重复渴求从事某种活动或滥用某种物质所引起的生理、心理和行为症状，或者取得或维持某种特殊的心理愉快感或避免停用的痛苦为目的一种特殊的精神或身体病态状况，称之为成瘾。成瘾者具有一定的心理功能障碍，虽然知道该行为会给自身带来不利后果，但仍然无法控制，甚至用量呈逐渐增加的趋势。这种成瘾者定向性的、反复表现出的一系列内在、外在行为，即可称为"成瘾行为"。如毒品滥用、酒精滥用、过度吸烟引起的生理和心理症状等。

二、吸烟行为

（一）吸烟的危害

《中国吸烟危害健康报告 2020》重点更新了吸烟和二手烟暴露的流行情况及危害健康的证据，特别是与呼吸系统疾病、恶性肿瘤、心脑血管疾病、糖尿病的关系，同时新增了电子烟对健康的危害内容。

1. 吸烟与呼吸系统疾病　吸烟损害肺部结构、肺功能和呼吸道免疫系统功能，引起多种呼吸系统疾病。吸烟可以导致慢性阻塞性肺疾病、呼吸系统感染、肺结核、多种间质性肺疾病，吸烟量越大，吸烟年限越长，疾病的发病风险越高。同时，吸烟可以增加支气管哮喘、小气道功能异常、静脉血栓塞症、睡眠呼吸暂停、尘肺的发病风险。戒烟可明显降低上述疾病的发病风险，并改善疾病预后。

2. 吸烟与恶性肿瘤　烟草烟雾中含有至少 69 种致癌物，当人体暴露于这些致癌物中时，致癌物会引起体内关键基因发生永久性突变并逐渐积累，正常生长调控机制失调，导致恶性肿瘤发生。吸烟可导致肺癌、喉癌、膀胱癌、胃癌、宫颈癌、卵巢癌、胰腺癌、肝癌、食管癌、肾癌等，吸烟量越大，吸烟年限越长，疾病的发病风险越高。同时，吸烟可以增加急性白血病、鼻咽癌、结直肠癌、乳腺癌的发病风险。戒烟可明显降低这些癌症的发病风险，并改善疾病预后。

3. 吸烟与心脑血管疾病　吸烟会损伤血管内皮功能，导致动脉粥样硬化改变，使血管腔变窄，动脉血流受阻，引发多种心脑血管疾病，吸烟还会影响心脑血管疾病的其他危险因素，产生协同作用。吸烟量越大，吸烟年限越长，疾病的发病风险越高。戒烟可明显降低这些疾病的发病风险，并改善疾病预后。

4. 吸烟与糖尿病　吸烟使拮抗胰岛素的激素分泌增加，影响细胞胰岛素信号转导蛋白的合成，抑制胰岛素的生成，长期吸烟还可引起脂肪组织的再分布，上述因素均可增加胰岛素抵抗。有充分证据说明，吸烟可以导致 2 型糖尿病，吸烟量越大，起始吸烟年龄越小，吸烟年限越长，发病风险越高。吸烟可以增加糖尿病大血管和微血管并发症的发生风险。有证据提示，长期戒烟可以降低吸烟者的 2 型糖尿病发病与死亡风险。

（二）吸烟行为的形成过程

1. 诱导阶段　偶尔接触香烟时，会初步尝到甜头，但在终止接触后不会有明显的戒断症状。

2. 形成阶段　在内外环境的共同作用下，吸烟行为不断重复，直到产生依赖。初期吸烟者常有羞耻感、畏惧感和自责心理。多数吸烟者有戒烟愿望，但是难以忍受戒断症状。此时若及时矫治，容易戒烟，但当尼古丁依赖已经建立，矫治难度将增加。不成功的戒烟次数越多，吸烟行为恢复后的超常欣快感越明显，戒烟的难度越大。

3. 巩固阶段　吸烟行为已经巩固，并整合为生命活动的一部分。吸烟者此时对各种促使其戒烟的措施有强烈的心理抵抗。

4. 衰竭阶段　吸烟使躯体受到严重损害，社会功能也发生不同程度的缺失。

（三）吸烟行为的影响因素

吸烟行为的形成受社会、心理和生理因素的多重复杂影响。

1. 社会学因素

（1）同伴影响　很多青少年的吸烟行为是在群体相互交流的社会化过程中发生的。青少年吸烟受"亚文化"社交圈的影响，一个人同吸烟亚文化接触时间越长、关系越密切，亚文化群体行为准则就越可能对青少年行为影响产生主导作用。

（2）烟草可获得性影响　烟草产品种类繁多，价格不等，人们收入水平和烟草价格是影响可获得性的两个重要因素。有研究表明，当人们收入水平不变的情况下，随着烟草价格的提高，烟草可获得性降低，烟草使用量会下降。

（3）亚文化影响　不同的文化现象对于成瘾行为起到了社会润滑作用。例如，香烟可以作为人际关系的黏合剂，用以拉近人与人之间关系。这些吸烟行为是为了满足社会交往的需要。控烟的根本问题之一在于扭转社交亚文化。

（4）家庭影响　吸烟行为有家庭聚集现象，这一现象的产生并不取决于父母对吸烟的态度，学习的早期形式之一是模仿，模仿学习的对象往往是家庭成员。

（5）传播媒介因素。

2. 心理学因素　尼古丁有明显的正性强化、负性强化作用。吸烟行为的形成是操作性条件反射建立的过程。烟草中所含的尼古丁物质是非条件刺激物，入血引起非条件反射效应。条件刺激物是吸烟的操作性动作。吸烟操作过程可解除尼古丁水平下降引起的戒烟综合征，即负性强化，同时也可出现正性强化作用，如兴奋、提神等。吸烟动作这一条件刺激与烟中尼古丁入血的非条件刺激效应结合，即为强化。经多次、长时间操作与强化建立并巩固了吸烟行为，即成为习惯。此外，依赖型人格的人更容易吸烟成瘾，这些人性格内向，不愿与人沟通，意志薄弱，控制不了自己的行为。具有依赖型人格的吸烟者为满足吸烟后提神、镇静、解除疲劳的生理作用，避免戒断症状，更容易产生吸烟渴求，属于易成瘾者。随着社会生活节奏加快，竞争激烈，人们应激增加，促使易成瘾者希望借助吸烟行为获得暂时的内心安宁。有的易成瘾者借助吸烟来调整情绪、镇静、解除疲劳，提高工作效率。有研究表明，吸烟者通常比不吸烟者表现得较为焦虑和敏感。

3. 生物学因素　生物学因素的影响体现为尼古丁的作用机制，与中枢神经系统的尼古丁受体结合，激活中脑多巴胺神经元，释放兴奋性神经递质多巴胺，让人神经、肌肉兴奋性增加，产生愉悦的感觉。人体内多巴胺能神经通路不仅是种族保存相关行为（如饮食行为、性行为）的神经解剖学基础，也是介导奖赏、动机、学习等活动的通路，是与成瘾性行为形成有关的重要神经通路。生理依赖性是指尼古丁对吸烟者的神经系统作用后产生的生理变化，产生对烟草的生理依赖。

知识链接

烟草依赖

吸烟可以成瘾，称为烟草依赖。烟草依赖不是"习惯"，而是一种慢性、高复发性、成瘾性神经精神疾病，其本质是尼古丁依赖。WHO已将烟草依赖作为一种疾病列入国际疾病分类范畴（ICD - 10），编码为F17.2。

烟草依赖常表现为躯体依赖和心理依赖两个方面。躯体依赖表现为停止吸烟或减少吸烟量后，吸烟者将会产生一系列不易忍受的戒断症状，包括焦虑不安、抑郁、唾液腺分泌增加、注意力难以集中、睡眠障碍等，部分戒烟者还会出现体重增加。心理依赖俗称"心瘾"，表现为主观上强烈渴求吸烟。烟草依赖者占吸烟者的30%~90%。虽然不是所有吸烟者都会产生烟草依赖，但吸烟者一旦发展为烟草依赖者则很难戒烟。

（四）吸烟行为的健康教育与健康促进

1. 知识教育

（1）吸烟有害健康　吸烟是严重威胁人类生命的慢性自杀行为。吸烟可致多种慢性疾病，包括恶性肿瘤、慢性阻塞性肺疾病、冠心病等，戒烟则可降低相应疾病的风险。对于不吸烟者，暴露于二手烟同样会增加其吸烟相关疾病的发病风险。女性吸烟会使新生儿出生缺陷风险上升。那些自己不吸烟的孕妇，如果因配偶或同事吸烟而经常处在"二手烟"环境中，胎儿死亡以及出生缺陷的风险会增加。家庭成员吸烟而接触"二手烟"的孩子，出现多动症、学习障碍、品行障碍等行为问题的风险比一般孩子高出50%以上。同时，"二手烟"会增加儿童患呼吸道疾病、猝死等风险。

（2）排除误解　部分人群存在二手烟和电子烟的认知误区，认为二手烟与电子烟相对安全，不会对健康造成危害。然而，二手烟中依然含有大量有害物质与致癌物，二手烟暴露没有所谓的"安全水平"，不吸烟者暴露于任何浓度的二手烟，同样会增加吸烟相关疾病的发病风险。即使是短时间暴露于二手烟之中也会对人体的健康造成危害，排风扇、空调等通风装置也无法完全避免非吸烟者吸入二手烟。室内完全禁止吸烟是避免二手烟危害的唯一有效方法。电子烟也是不安全的，也会对健康产生危害。对于青少年而言，电子烟会对青少年的身心健康和成长造成不良后果，同时会诱导青少年使用卷烟。

2. 信念强化　大量研究表明，戒烟可降低或消除吸烟导致的健康危害。任何人在任何年龄戒烟均可获益，且戒烟越早、持续时间越长、健康获益越大。在开展控烟活动时，应使广大公众及吸烟者深刻认识吸烟与二手烟暴露对健康的危害，促使人们努力创建家庭、单位和公共场所无烟环境，并鼓励吸烟者积极尝试戒烟。科学研究发现，吸烟者在戒烟后其体内器官会发生一系列有益的变化。戒烟20分钟内：血压、脉搏降至正常，手足温度恢复正常。戒烟8小时：血液中一氧化碳水平降至正常，血氧水平恢复正常。戒烟24小时：心脏病发作概率下降。戒烟48小时：神经末梢开始再生，嗅觉和味觉能力增强，行走变得轻松。戒烟72小时：支气管不再痉挛，呼吸大为舒畅，肺活量增加。戒烟2周~1个月：血液循环改善，肺功能增加30%。戒烟1~9个月：咳嗽、鼻充血、疲劳、气喘等症状减轻，呼吸道纤毛再生，清洁肺和降低感染的能力增强。戒烟1年：冠心病的危险性降为吸烟者的一半。戒烟5年：肺癌死亡率比吸烟者下降40%，心肌梗死发病率几乎降低到不吸烟者的水平。戒烟10~15年：肺癌、喉癌、口腔癌、膀胱癌的发病率降至不吸烟者的水平，冠状动脉硬化的危险与不吸烟者相同。戒烟能明显地降低冠心病的急性发作和中风的进一步发展。吸烟者任何时间戒烟都不算晚，而且如果吸烟者能在40岁以前戒烟，死于烟草相关疾病的危险性将下降90%，几乎与不吸烟者相近。

3. 行为干预　常用"5A法"干预愿意戒烟者。

询问（ask）：所有患者在医疗机构就诊时都应被询问并记录吸烟情况。

建议（advise）：用明确的、强烈的以及个体化的方式建议所有吸烟者戒烟。

评估（assess）：评估每位吸烟者的戒烟意愿。

帮助（assist）：提供戒烟药物以及咨询治疗。

安排随访（arrange）：包括门诊随访和电话随访。通常推荐最佳的随访计划应安排在开始戒烟后1周、1个月和3个月，并按照吸烟者的选择确定一个具体的随访时间。通常认为连续戒烟2年以上才能称为戒烟成功，随访阶段可以帮助复吸者回顾戒烟的好处，并鼓励他们重新开始戒烟。

"5R"法用于增强吸烟者的戒烟动机，内容如下。

相关（relevance）：使吸烟者认识到戒烟与其自身和家人的健康密切相关。

危害（risk）：使吸烟者认识到吸烟的严重健康危害。

益处（rewards）：使吸烟者充分认识到戒烟的健康益处。

障碍（roadblocks）：使吸烟者知晓和预估戒烟过程中可能会遇到的问题和障碍。

反复（repetition）：反复对吸烟者进行上述戒烟动机干预。

4. 常用的戒烟药物　不是所有吸烟者都需要使用戒烟药物才能成功戒烟，但医生应向每一位希望获得戒烟帮助的吸烟者提供有效戒烟药物的信息。对于存在药物禁忌或使用戒烟药物后疗效尚不明确的人群（如非燃吸烟草制品使用者、少量吸烟者、孕妇、哺乳期妇女以及未成年人等），目前尚不推荐使用戒烟药物。目前我国正式批准上市的戒烟药物有四种，其中尼古丁片、尼古丁咀嚼胶为非处方药，盐酸安非他酮缓释片和酒石酸伐尼克兰片为处方药。所有戒烟药物均应在专业戒烟医生的指导下使用。戒烟药物可以有效缓解戒断症状，辅助有戒烟意愿的吸烟者提高戒烟的成功率。相关戒烟药物的使用方法可参照《中国临床戒烟指南》（2015 版）。

5. 人群烟草控制策略　《渥太华宪章》提出的健康促进五大行动领域设计控烟的总策略，即包括制定公共卫生政策、建立支持环境、加强健康教育及社区行动、发展个人技能及调整卫生服务方向。针对不同地区、不同人群的具体策略可能有所不同侧重。控烟策略分为立法、教育及信息传播和组织全国范围的控烟项目三大类。

1987 年 11 月 WHO 建议将每年的 4 月 7 日定为"世界无烟日"，并于 1988 年开始执行。自 1989 年起，世界无烟日改为每年的 5 月 31 日。每年的"世界无烟日"都会设立一个主题，并围绕主题开展系列宣传活动。开展无烟日活动旨在提醒人们吸烟有害健康，呼吁全世界吸烟者主动放弃吸烟，号召所有烟草生产者、销售者和整个国际社会一起行动，投身到反吸烟运动中去，为人类创造一个无烟草的环境。1999 年起，WHO 开始推动制定《烟草控制框架公约》（以下简称《公约》），促进烟草控制全球化。《公约》于 2003 年 5 月 21 日在第 56 届世界卫生大会上获得通过。这是 WHO 主持制定的世界上第一个限制烟草的全球性公约，是人类公共卫生领域和控烟史上的一座里程碑，它标志着烟草控制已经由国内立法控制扩大到国际法上的共识。2003 年 11 月中国签署了《公约》，成为第 77 个签约国。2005 年 8 月，全国人大常委会表决批准了该公约，10 月正式向联合国交存了批准书，成为第 89 个生效《公约》的国家。2006 年 1 月 9 日，《公约》在我国生效。该公约规定包括：广泛禁止烟草广告、提高价格和税收、在烟草制品上印制健康警告标签以及除了其他烟草控制战略以外的避免人们接受被动烟草的措施，该公约的各缔约国将受到条约具体规定的制约。

2008 年 2 月，WHO 发布了《2008 年世界卫生组织全球烟草流行报告》，总结了 179 个成员国控烟履约的现状和经验，提出了控制烟草流行的 MPOWER 综合战略。MPOWER 是 monitor，protect，offer，warn，enforce 和 raise 的首字母组合在一起的简称。Monitor：监测烟草使用与预防政策。Protect：保护人们免受烟草烟雾危害。Offer：提供戒烟帮助。Warn：警示烟草危害。Enforce：确保禁止烟草广告、促销和赞助。Raise：提高烟税。

为推进《健康中国行动（2019—2030 年）》控烟行动实施，实现"2030 年 15 岁以上人群吸烟率降低到 20%"的控烟目标，应进一步加强青少年控烟工作，筑牢青少年健康成长的安全屏障，营造青少年远离烟草烟雾的良好环境，具体举措如下。

（1）强化青少年控烟宣传引导　要科学引导青少年树立良好的健康观，牢固树立"自己是健康第一责任人"的观念，倡导青少年"拒绝第一支烟"，成为"不吸烟、我健康、我时尚"的一代新人。要加大宣传力度，充分利用爱国卫生月、世界无烟日等主题活动，用青少年听得懂、易于接受的形式，开展形式多样的控烟宣传，广泛宣传烟草烟雾危害，营造青少年无烟环境。要充分发挥学校教育主渠道作用，将烟草危害和二手烟危害等控烟相关知识纳入中小学生健康教育课程，加快培育青少年无烟文化。要积极动员青少年加入控烟队伍中来，为保护自身健康主动发挥青少年志愿者作用。

（2）严厉查处违法向未成年人销售烟草制品　烟草专卖零售商须在显著位置设置不向未成年人出售烟草制品的标识，不得向未成年人出售烟草制品，对难以判明是否已成年的应当要求其出示身份证件。无烟草专卖零售许可证的实体商家不得销售烟草专卖品，不得销售"茶烟"等个性包装的非法烟草专卖品。任何公民、法人或者其他组织不得通过信息网络零售烟草专卖品，如网络购物平台、外卖平台、社交平台等。切实加强烟草销售市场监管，对违法违规烟草销售行为进行监管及查处，确保商家不向未成年人售烟，未成年人买不到烟。

（3）加大对违法烟草广告的打击力度　青少年容易受烟草广告引诱而尝试吸烟。任何组织和个人不得在大众传播媒介或者公共场所、公共交通工具、户外发布烟草广告，不得利用互联网发布烟草广告，不得向未成年人发送任何形式的烟草广告。

（4）加强影视作品中吸烟镜头的审查　青少年容易产生盲目追星心理，影视作品中明星吸烟镜头极易误导青少年效仿。要加强电影和电视剧播前审查，严格控制影视剧中与剧情无关、与人物形象塑造无关的吸烟镜头，尽量删减在公共场所吸烟的镜头，不得出现未成年人吸烟的镜头。对于有过度展示吸烟镜头的电影、电视剧，不得纳入各种电影、电视剧评优活动。

（5）全面开展电子烟危害宣传和规范管理　电子烟烟液成分及其产生的二手烟（包括气溶胶）均不安全，目前尚无确凿证据表明电子烟可以帮助有效戒烟。主动加强对电子烟危害的宣传教育，不将电子烟作为戒烟方法进行宣传推广，倡导青少年远离电子烟。在地方控烟立法、修法及执法中要积极推动公共场所禁止吸电子烟。要结合中小学校周边综合治理等专项行动，警示各类市场主体不得向未成年人销售电子烟，尤其是通过互联网向未成年人销售电子烟，有效防止青少年误入电子烟迷途。

（6）全力推进无烟中小学校建设　建设无烟学校，还孩子们一个清新的无烟校园环境，这对青少年身心健康成长至关重要。要加强无烟学校建设，任何人不得在校园禁烟区域及其他未成年人集中活动场所吸烟，严肃查处中小学校园内和校园周边违规销售烟草制品行为。学校要加强管理，在校园醒目位置设置禁烟标识和举报电话，加强日常巡查管理。加强吸烟危害健康宣传教育，促进学生养成良好的无烟行为习惯。

三、饮酒行为

单次饮酒过量（酗酒）和长期嗜酒，均危害健康，据 WHO 报告，全球每年由于饮酒导致 225 万人死亡。过度饮酒对健康的危害和饮酒随之而来的社会问题，已经成为全世界最严重的公共卫生问题之一。

（一）酒精的危害

1. 伤害消化系统　酒精从口腔进入体内，经常喝酒会伤害味蕾，导致味觉出现障碍。长期饮酒过度的人，容易出现食欲不振的情况，甚至产生厌食的感觉。除此之外，长期喝酒的人引起口腔癌、咽喉癌的概率也会大大增加。酒精会给胃黏膜造成损伤，导致上腹部出现鼓胀、反酸以及嗳气等一系列症状，长期饮酒增加胃部疾病发生的风险，而本身患有胃病的人症状会持续加重。酒精在进入身体后，绝大部分都需要通过肝脏代谢。长期摄入过多酒精会导致肝脏负担过重，造成肝脏的正常功能受损，可能出现酒精肝。若酒精肝不能及时得到控制，则会发展成肝癌。

2. 影响生殖系统　过量的酒精会让男性的精子畸形率增加，精子的活力会大大降低。男性长期喝酒，会让精子的质量受到很大的影响，影响优生优育。妊娠期妇女酗酒会导致胎儿酒精综合征（包括胎儿畸形、胎死腹中等）。

3. 危害神经系统　酒精除了会影响体内的脏器外，对于大脑组织也会造成很明显的伤害。酒精会让大脑的皮质出现萎缩，导致大脑功能出现异常、意识障碍、反应迟钝等。酒精会抑制延髓的呼吸中枢，造成呼吸停止，大量酗酒引起严重的酒精中毒会导致死亡。

4. 其他危害　司机酗酒会极大影响司机的判断力和反应力，这是造成交通事故的重要因素。

（二）饮酒行为的影响因素

1. 社会环境因素　酒文化源远流长，自古以来关于饮酒的诗歌也是数不胜数。受传统习俗和文化的影响，饮酒成为了一种普遍的行为，渗透到社会生活的各个领域，在社会生活中具有其他物品无法替代的功能。

2. 个体因素 个体的工作和职业因素，以及个体的态度、认知会导致饮酒的量和频次增多，少量饮酒可以兴奋神经系统，因此有的人会喜欢喝酒。

（三）饮酒行为的健康教育与健康促进

1. 政策支持 要减轻饮酒造成的健康、安全和社会经济问题，需要针对酒精消费水平、模式和背景以及更广泛的健康问题社会决定因素采取行动，需要制定、实施、监测和评价减少有害饮酒的公共政策，WHO《减少有害使用酒精全球战略》为决策者提供了以下参考：①监管酒精饮料的销售（特别是向年轻人销售）；②监管和限制酒精的可获得性；③制定适当的酒后驾驶干预政策；④通过征税和价格机制减少酒精需求；⑤提高公众对政策的认识和支持力度；⑥向酒精滥用患者提供易获得和可负担的治疗；⑦针对危险和有害使用酒精开展广泛筛查和简短干预。例如我国出台有关简化接待、不安排宴请、工作餐不得提供香烟和酒水等相关政策，在一定程度上减少了高档白酒的消费。2011年第二次修正的《中华人民共和国道路交通安全法》中增加了对饮酒驾驶的处罚，大大减少了饮酒后驾车的概率，同时也限制了饮酒的量。各国饮酒行为的规范，均以倡导健康饮酒、控制高风险饮酒为主。

2. 健康教育 健康教育的目的就是帮助大众重新认识酒对人体的严重危害、成瘾的原因，激发戒酒愿望，消除复饮因素。大众接受健康教育的态度越积极，酒对机体造成的危害认识越充分，戒酒的愿望就越强烈。酒精依赖者应培养广泛的兴趣，丰富生活内容，鼓励参加文体和学习活动，引导其逐步适应工作及社会生活。

3. 药物治疗 药物治疗可有效地缓解戒断症状，有助于改善酒精依赖的并发症，是对酒精依赖者进行治疗康复的组成部分之一。但迄今为止，对于长期戒酒而言，药物仍为辅助手段。

4. 行为疗法 目的在于建立厌恶性条件反射，使酒精依赖者产生对酒的厌恶感，消除对酒的依赖，其机制为经典性条件反射。

5. 支持疗法及戒断综合征的治疗 酒精依赖者多以酒代食，进食较少，导致营养不良，维生素缺乏。可以补充大剂量B族维生素及维生素C，维持水电平衡，补充营养，对躯体并发症及时恰当治疗。对于躯体、精神症状较重的戒断综合征治疗可使用促大脑代谢药物（如ATP、辅酶A、细胞色素C等）静脉注射，每日1次，并合并安定和神经阻滞剂。

第四节　意外伤害健康教育与健康促进

一、意外伤害的分类与危险因素

（一）交通意外伤害

1. 概述 交通事故又称车祸、交通意外和交通肇事，是在道路交通中，牵涉到车辆在内的一种意外事件，可能造成生命或财产损失。我国法律法规对交通事故做出了具体定义。根据《中华人民共和国道路交通安全法》119条第5项，交通事故是指车辆在道路上因过错或者意外造成的人身伤亡或者财产损失的事件。

交通事故所导致的伤害是全球所有年龄组人群的第九大死亡原因，每年造成大约120万人死亡，5000万人受伤。几乎一半（49%）死于道路交通事故的人是行人、骑自行车的人和骑摩托车的人。道路交通事故是15～29岁年龄组死亡的主要原因。道路交通伤害给个人、家庭以及整个国家带来巨大经济损失。这些损失包括死伤者的治疗费用，也包括死者、因伤残疾者以及需要占用工作或学习时间照顾伤者的家人所丧失的劳动力。道路交通事故造成的损失占大多数国家国内生产总值的3%。

2. 交通意外伤害的主要危险因素

（1）行为因素　造成交通意外伤害的主要行为危险因素是酒后驾车、不戴头盔、不使用安全带或儿童安全约束装置以及驾驶超速。酒后驾驶车辆大大增加了与撞车有关的风险，不使用安全带、头盔和儿童安全束缚装置对撞车后果的严重程度有很大影响；超速驾驶车辆不但增加撞车的风险，也直接影响到撞车后果的严重程度，因为随着车辆平均驾驶速度的增加，撞车的可能性也随之增加，撞车时的撞击力也随之增加。例如，车辆平均行驶速度每提高1km/h，可以导致人员受伤的撞车事故将增加3%，可以导致致命性伤害的撞车事故将增加4%~5%。车辆行驶速度越快，刹车所要求的停车距离就越大，因此道路交通事故的风险必然会增加。

（2）车辆因素　目前，全球机动车保有数量已经超过10亿，到2030年，这一数字可能至少还要增加1倍。中国近10年汽车保有量的增量和增速均稳居世界第一。要减少和控制交通事故导致的伤害，必须确保所有车辆的设计符合公认的安全标准。联合国世界车辆法规协调论坛是负责制定国际机动车安全标准的主要全球机构，其推动的最重要的车辆标准包括以下7项：①安全带；②安全带固定装置；③正面碰撞保护；④侧面碰撞保护；⑤电子稳定控制系统；⑥行人保护；⑦儿童约束装置固定点。

（3）道路基础设施因素　道路基础设施建设传统上通常是以机动车交通运输和经济效益作为重点考虑因素。许多国家存在各种车辆和行人交通混行的情况，意味着行人和骑自行车的人与高速行驶的车辆共用道路，许多道路缺乏基本设施，缺少人行道、自行车道、摩托车车道及重点道路设置安全速度控制点如减速带，这些均是危险因素。

（二）老年人跌倒

1. 概述　在全球范围内，跌倒是一个主要的公共卫生问题。据估计，全球每年有64.6万人因为跌倒而死亡，这是继道路交通伤害之后造成非有意伤害死亡的第二大主要原因。在全球所有地区，60岁以上的老年人跌倒死亡率最高。

2. 老年人跌倒的主要危险因素　就老年人跌倒伤害而言，跌倒是由于众多危险因素互相作用的结果，其主要危险因素反映了直接或间接影响健康和福祉的决定因素，包括生物、行为、环境和社会经济因素4个维度。随着危险因素的增加，跌倒和受伤的风险也越大。

（1）生物因素　包含与人体有关的个体特征，例如，年龄、性别和种族是不可更改的生物因素。这些也与机体逐渐衰老引起的变化有关，如身体、认知和情感能力的下降以及与慢性疾病相关的一些因素。生物因素与行为和环境风险的相互作用增加了跌倒的风险，例如，肌肉力量的丧失导致功能丧失和更高的脆弱程度，这加剧了由于某些环境危险因素而导致跌倒的风险。

（2）行为因素　包括涉及人类行为、情绪或每日的决策和选择的诸多方面。经常参加适度的身体活动是健康和保持健康的必要条件，其有助于降低跌倒和跌倒相关伤害的风险；多吃富含钙的均衡饮食可以减少老年人跌倒和其造成伤害的风险；因不遵守医嘱而导致的不受控制的医疗情况和药物的影响可能引起或导致警觉性、判断力和协调性的改变，导致老年人头晕，改变人的平衡机制以及识别和避开障碍物的能力，使得人变得行动僵硬或虚弱；一些冒险行为会增加老年人跌倒的风险，包括爬梯子、站在不稳定的椅子上或在进行日常生活活动弯腰时不注意周围环境。

（3）环境因素　包括个人身体状况与周围环境的相互作用、居家危险因素和公共环境中的危险因素。这些因素本身可能并不是跌倒的原因，而当其他因素与环境因素相互作用后可能导致跌倒。居家环境危险因素包括狭窄的台阶、光滑的楼梯表面、松散的地毯和不足的照明。公共场所危险因素包括不合理的建筑设计、湿滑的地板、人行道破裂或不平整以及公共场所的照明不足等。

（4）社会经济因素　社会经济因素是与影响个人的社会条件和经济状况以及社区供给能力有关的因素。危险因素包括低收入、低教育程度、住房不足、缺乏社会互相支持和获得健康保健和社会关注的机会有限。

（三）自杀

1. 概述　在全球范围内，每年有超过 80 万人死于自杀，这是 15～29 岁年龄组因伤害导致死亡的第二大原因。2021 年世界卫生组织发布的最新报告显示 38 个国家制定了国家自杀预防战略，要实现到 2030 年将全球自杀率降低三分之一的可持续发展目标，国际社会需要大幅加快降低自杀率。

2. 自杀的主要危险因素　通常，一些危险因素会累积起来，社会因素、心理状况、文化背景和其他因素还可以产生相互作用，从而增加发生自杀行为的风险。

（1）与卫生系统和社会相关的危险因素　主要包括难以获得医疗保健和接受所需要的护理，很容易获得自杀的工具和自杀容易实施。

（2）与社区和人际关系相关的危险因素　主要包括文化适应过程中的压力，歧视，孤立感，虐待，暴力和冲突的关系。

（3）个人层面的危险因素　主要包括以前有自杀未遂的行为，精神障碍，酗酒，经济损失，慢性疼痛和家族自杀史。

（四）溺水

1. 概述　据 WHO 统计，全球每年约有 372000 人死于溺水；我国每年因溺水致死约有 57000 人。溺水事故常见于儿童和青少年，是 14 岁以下儿童首位致死原因。男性溺水约为女性的 2 倍。目前溺水的官方数据分类方法不包括故意溺水死亡（也就是自杀或他杀造成的溺水死亡）和因洪水灾害和水运事件造成的溺水死亡。

2. 溺水的主要危险因素　①人与水域之间缺乏物理隔断；②幼儿缺乏监护或监护不到位；③未加盖或未受保护的供水水源或水域和缺乏安全的水道；④人们缺乏关于溺水的安全意识和对溺水危险行为的认知；⑤在水上旅行，特别是在过度拥挤或维护不善的船只上；⑥洪水灾害，无论是极端降雨、风暴潮、海啸还是飓风都是主要危险因素。

二、意外伤害的健康教育与健康促进

为应对意外伤害给全球各国带来的一系列健康和社会问题，WHO 提出了 5E 干预策略，分别是教育策略、环境策略、工程策略、强化执法策略和评估策略。5E 干预策略在伤害预防领域被认为是伤害干预的重要策略。教育干预策略长期以来是公共卫生实践的中流砥柱。教育被视为培养安全和伤害预防行为的最合理和最有效的方法之一，其作为伤害预防的核心和主导技术已经有相当长的历史。教育方法相对于其他的干预方法而言，所需要的费用相对比较低。近年来，由于应用了行为理论的指导和运用了社区参与的原则，以及教育媒介和教育方法的不断发展与创新，伤害预防与干预教育取得了很大的成功。

伤害预防与干预教育一般被视为是一个过程，教育策略的运用可以达到以下 3 个目的。

1. 给教育对象提供相关和必要的信息　例如，为什么伤害会发生，什么是伤害发生的危险因素，怎样才能避免这些危险因素等。根据受教育对象对危险因素的认知程度，可以考虑采取不同的教育策略。因为有些导致伤害的危险因素可能是显而易见的，如酒后驾车、闯红灯、开车时使用手机，但有些可能还不是普遍接受的常识，如婴幼儿乘坐机动车时需使用儿童约束装置、坐在轿车后排需要使用安全带、使用桌布对幼儿而言可能是一个潜在的危险源等。还有一些被证实是具有保护作用的防护措施，受教育对象可能还没有得到相关的信息，或者还不是很相信这些防护措施的保护作用，例如，骑自行车戴头盔减轻交通事故造成的伤害、安装烟雾报警器预防火灾或给水域安装护栏预防溺水已经被证实可以降低相关伤害的发生，但必须让受众信服然后才能采纳这些保护措施。

2. 帮助受教育者转变其面对不安全行为的消极态度　虽然说知识是行为养成的必要条件，但不是充分条件。对某一行为的态度，由对这一特定行为的积极或消极的评价以及对这一行为结果的信念两个部分构成。有些伤害的发生并不是由于伤者缺乏有关伤害危险因素的知识，而是对某一特定行为的评价出现了偏差，存在侥幸心理，没有改变以前固有的不良态度，因而也就没有相关的安全行为。例如，电动车驾驶与诸多不安全的驾驶行为导致的交通事故与伤害、儿童监护人监护不到位导致儿童受伤、电动车主私拉电线充电导致的火灾事故和人员伤亡等。

3. 避免事故和伤害的发生　教育的终极目标是要接受教育的对象有安全的行为，大多数伤害发生都有行为成分，而且人的行为在许多事故和伤害事件中是伤害发生的直接原因。因此，要预防和减少伤害的发生，教育人们采纳安全的行为非常重要。例如，有幼儿的家庭如果使用桌布，避免把装满热水的杯子或者盛满热汤的碗等热的和烫的食品和物品放在桌布上，因为，如果幼儿扯拉桌布就会导致杯子或者碗滑落，很有可能发生烫伤或者砸伤等伤害事故。所以，家长光是有相关的知识和信息是远远不够的，他们还必须知道其重要性和后果的严重性，并决定采取相应的安全行为。

第五节　突发公共卫生事件健康教育与健康促进

一、突发公共卫生事件概述

（一）定义与分类

突发公共卫生事件是指突然发生，造成或者可能造成社会公众健康严重损害的重大传染病疫情、群体性不明原因疾病、重大食物和职业中毒以及其他严重影响公众健康的事件。目前突发公共卫生事件的分类常采用两种方法。一是按照引发突发公共卫生事件的原因和性质分为生物因素所致疾病，自然灾害、人为事故、不明原因引起的群体性疾病。另一种按照《突发公共卫生事件应急条例》将突发公共卫生事件分为重大传染病疫情、群体不明原因疾病、重大中毒和其他严重影响公众健康的事件四类。

（二）突发公共卫生事件的特征

1. 突发性　发生突然，较难预测，有的甚至不可预测。包含两层意思：①突发事件大多具有不可预测因素，不具备一般事物发生前的征兆；②对突发事件的处置必须十分专业和有效。如自然灾害引起的重大疫情和食物中毒等，常骤然而至并迅速扩散，很难预测其发生的时间和地点。

2. 危害性　突发公共卫生事件往往影响范围大，波及范围广，常导致大量伤亡，影响居民的身心健康。主要表现为患者数多或病死率高，甚至在较长时间内对人们的心理产生影响；还会破坏交通、通信等基础设施，造成巨大的财产损失；甚至还能扰乱社会稳定；有时还伴有后期效应（如放射事故）。

3. 群体性　突发公共卫生事件所危及的对象可能是特定的个人，也可能是不特定的社会群体。突发公共卫生事件发生时，在事件影响范围内的人都有可能受到伤害，尤其是对儿童、老人、妇女和体弱多病者等特殊人群的影响更加突出。

4. 阶段性　突发公共卫生事件不论其大小都具有阶段性。根据其发生、发展的过程，一般分为先兆期、暴发期、消退期和消除期。先兆期即突发公共卫生事件发生的先兆阶段，这一阶段处理得好，突发公共卫生事件往往可以避免发生，否则就会进入下一个阶段；暴发期是指突发公共卫生事件发生的征兆在先兆期未被很好地识别，往往在发现时，已经迅速演变，并暴发；消退期是指突发公共卫生事件逐渐得到控制，但没有得到彻底解决；消除期是指突发公共卫生事件得到彻底解决。

5. 综合性　综合性主要体现在治理的综合性，综合治理需要多个方面的结合。第一，治理的多层面。需要技术层面和价值层面的结合，所以，不仅要有一定的先进技术，还需要有一定的投入。第二，治理的多任务。直接任务与间接任务相结合，它是直接的愿望也是间接的社会任务，所以要结合起来。第三，治理的多机构合作。需要责任部门和其他部门结合起来。第四，治理的多对象。需要国际和国内结合起来。只有通过综合的治理，才能使突发公共卫生事件得到很好的治理。另外，在解决突发公共卫生事件时，还要注意解决一些深层次的问题，比如体制、机制等问题，工作效能问题及人群素质问题，所以要通过综合性的治理来解决突发公共卫生事件。

（三）突发公共卫生事件分级

根据突发公共卫生事件性质、危害程度、涉及范围，国家将突发公共卫生事件划分为四级：特别重大（Ⅰ级）、重大（Ⅱ级）、较大（Ⅲ级）和一般（Ⅳ级）。

1. 特别重大突发公共卫生事件（Ⅰ级）　有下列情形之一的为特别重大突发公共卫生事件（Ⅰ级）。

（1）肺鼠疫、肺炭疽在大、中城市发生并有扩散趋势，疫情波及2个及以上的省份，并有进一步扩散趋势；或人口稀少和交通不便地区1个县（区）域内在一个平均潜伏区内发病10例及以上。

（2）发生传染性非典型肺炎、人感染高致病性禽流感病例，疫情波及2个及以上的省份，并有继续扩散趋势。

（3）涉及多个省份的群体性不明原因疾病，并有扩散趋势，造成重大影响。

（4）发生新发传染病，或我国尚未发现的传染病发生或传人，并有扩散趋势，或发现我国已消灭的传染病重新流行。

（5）发生烈性病菌株、毒株、致病因子等丢失事件。

（6）周边以及与我国通航的国家和地区发生特大传染病疫情，并出现输入性病例，严重危及我国公共卫生安全的事件。

（7）一次放射事故超剂量照射人数200人以上，或轻、中度放射损伤人数50人以上；或重度放射损伤人数10人以上；或极重度放射损伤人数共5人以上。

（8）国务院卫生行政部门认定的其他特别重大突发公共卫生事件。

2. 重大突发公共卫生事件（Ⅱ级）　有下列情形之一的为重大突发公共卫生事件（Ⅱ级）。

（1）边远、地广人稀、交通不便地区发生肺鼠疫、肺炭疽病例，疫情波及2个及以上乡（镇），一个平均潜伏期内发病5例及以上；或其他地区出现肺鼠疫、肺炭疽病例。

（2）发生传染性非典型肺炎续发病例；或疫情波及2个及以上地（市）。

（3）肺鼠疫发生流行，流行范围波及2个及以上县（区），在一个平均潜伏期内多点连续发病20例及以上。

（4）霍乱在一个地（市）范围内流行，1周内发病30例及以上；或疫情波及2个及以上地（市），1周内发病50例及以上。

（5）乙类、丙类传染病疫情波及2个及以上县（区），一周内发病水平超过前5年同期平均发病水平2倍。

（6）发生群体性不明原因疾病，扩散到县（区）以外的地区。

（7）预防接种或学生预防性服药出现人员死亡。

（8）一次食物中毒人数超过100人并出现死亡病例；或已出现10例及以上死亡病例。

（9）一次发生急性职业中毒50人以上，或死亡5人及以上。

（10）一次放射事故超剂量照射人数101～200人，或轻、中度放射损伤人数21～50人；或重度放射损伤人数 3 ~ 10 人；或极重度放射损伤人数 3 ~ 5 人。

（11）鼠疫、炭疽、传染性非典型肺炎、艾滋病、霍乱、脊髓灰质炎等菌种、毒种丢失。

（12）省级以上人民政府卫生主管部门认定的其他严重突发公共卫生事件。

3. 较大突发公共卫生事件（Ⅲ级） 有下列情形之一的为较大突发公共卫生事件（Ⅲ级）。

（1）边远、地广人稀、交通不便的局部地区发生肺鼠疫、肺炭疽病例，流行范围在一个乡（镇）以内，一个平均潜伏期内病例数未超过 5 例。

（2）发生传染性非典型肺炎病例。

（3）霍乱在县（区）域内发生，1 周内发病 10 ~ 30 例；或疫情波及 2 个及以上县；或地级以上城市的市区首次发生。

（4）一周内在一个县（区）域内乙类、丙类传染病发病水平超过前 5 年同期平均发病水平 1 倍。

（5）在一个县（区）域内发现群体性不明原因疾病。

（6）一次食物中毒人数超过 100 人；或出现死亡病例；或食物中毒事件发生在学校、地区性或全国性重要活动期间。

（7）预防接种或学生预防性服药出现群体心因性反应或不良反应。

（8）一次性发生急性职业中毒 10 ~ 50 人，或死亡 5 人以下。

（9）一次性放射事故超剂量照射人数 51 ~ 100 人，或轻、中度放射损伤人数 11 ~ 20 人。

（10）地市级以上人民政府卫生主管部门认定的其他较大的突发公共卫生事件。

4. 一般突发公共卫生事件（Ⅳ级） 有下列情形之一的为一般突发公共卫生事件（Ⅳ级）。

（1）鼠疫在县（区）域内发生，一个平均潜伏期内病例数未超过 20 例。

（2）霍乱在县（区）域内发生，1 周内发病在 10 例以下。

（3）一次食物中毒人数 30 ~ 100 人，且无死亡病例报告。

（4）一次性急性职业中毒 10 人以下，未出现死亡。

（5）一次性放射事故超剂量照射人数 10 ~ 50 人，或轻、中度放射损伤人数 3 ~ 10 人。

（6）县级以上人民政府卫生主管部门认定的其他一般突发公共卫生事件。

二、健康教育在应对突发公共卫生事件中的应用

（一）目的与意义

突发性公共卫生事件具有突发性、意外性、群体性等特征，健康教育与健康促进在预防和控制突发性公共卫生事件方面具有非常重要的作用。突发公共卫生事件健康教育和健康促进可以增加公众对突发性公共卫生事件相关知识的了解；增强公众的危机意识和防范意识；为社会公众、家庭或机构及时提供准确的风险信息，帮助人们克服心理上的恐惧和不安；告知公众突发公共卫生事件带来的潜在风险，帮助公众掌握医疗卫生保健知识。改变人们对风险的态度和行为，鼓励社会公众参与应对；增加公众与医疗卫生机构专家间的交流。

在没有突发公共卫生事件时，健康教育工作的重点是让人们掌握各种突发公共卫生事件的基本常识和应对技能，以便人们在突发公共卫生事件发生时能够做出正确的应对。突发公共卫生事件发生后，健康教育工作是让人们及时了解突发公共卫生事件的发生、发展情况和其他相关信息，提高自身正确的决策能力，配合和参与应对突发公共卫生事件。突发公共卫生事件结束后，通过积极的宣传和沟通，健康教育可以帮助受到突发公共卫生事件影响的人群尽快恢复正常的社会生活。

在人类公共卫生的发展史上，很多重大公共卫生事件的控制都要归功于健康教育与健康促进，如血吸虫病的防治、艾滋病的预防等。我国的突发公共卫生事件应急条例里明确规定：县级以上地方人民政

府卫生行政主管部门应当对突发事件现场等采取控制措施，宣传突发事件防治知识。面对 21 世纪公共卫生领域的诸多挑战，必须加强和推动健康教育与健康促进工作，这不仅是我们迎接挑战的一个基本策略，同时也关系到卫生改革与发展。

（二）突发公共卫生事件健康教育的原则

1. 预防为主，平战结合　预防是应对突发公共卫生事件的首要环节，也是突发公共卫生事件处置的前提。开展当前常见突发事件的健康教育和健康促进工作，坚持预防与应急相结合，常态与非常态相结合，对公众开展预防和应对突发公共卫生事件知识的宣传教育和行为干预，增强公众的忧患意识和对突发公共卫生事件的防范意识，提高公众自救、互救和应对各类突发事件的综合素质。只要做好事前预防，一旦发生各类有可能危及公众生命，造成社会影响的突发公共卫生事件，就能迅速地组织力量，开展有效健康教育工作，最大限度地控制和减少危害。

2. 积极配合，服务主动　突发公共卫生事件的应对需要在各级政府的领导下，由卫生、教育、交通、农业、建设、广电、科技等相关部门共同参与来完成。各级健康教育机构应充分发挥专业技术优势，开展好各自职责范围内的健康教育工作，主动加强对全社会健康教育工作的组织指导，通过有计划、有组织、系统的健康教育活动，最大限度地减少突发公共事件及其造成的人员伤亡和危害，避免或杜绝突发公共卫生事件所造成的次生或衍生的社会问题。

3. 阶段明确，策略得当　在不同性质的突发公共卫生事件的不同阶段，公众的需要是不同的。当突发公共卫生事件发生后，如果事件本身对公众的危害轻，公众可能没有出现害怕、担心、恐惧、恐慌、愤怒情绪，对信息的需求不迫切；如果公众感知到事件对他们的生命和健康存在一定的危害时，对信息的需求就会变得很迫切。因此，在开展突发公共卫生事件健康教育和健康促进工作时，应该以向公众普及防治知识为基础，在事件发生发展的不同阶段，通过对社会公众心理变化及关键信息的分析，及时调整宣传教育策略，制订有针对性的干预措施，及时组织相应的科普宣传内容，通过各种有效的传播途径，利用各种适宜的宣传工具，大力开展宣传教育活动。

4. 信息可及，注重实效　选择的传播渠道必须是当地实际条件允许的、群众可及的。媒体作为卫生相关信息的主要手段，其不同类别意味着不同的传播特点和传播方式。在主动选择媒体进行健康教育和健康促进工作时，需要根据突发公共卫生事件发生的情况和受众的特点来选择恰当的媒体，既保证媒体的传播范围覆盖了所有的目标受众，又保证媒体的信息表达方式能够被目标受众充分理解和接受。

5. 监测到位，评估及时　为保障公众健康和生命财产安全，健康教育机构应不断加强体系建设，构建健康教育社会网络，营造健康的支持性环境。突发公共卫生事件发生后，开展各类影响因素（包括公众知识、态度、行为状况）、健康干预措施及其效果的监测，快速分析评估。确定突发公共卫生事件的核心信息、目标人群和传播策略，充分利用和发挥健康教育促进工作网络的作用，指导社区和乡镇卫生服务机构，以及学校、工矿企业、医院和公共场所等更好地开展健康教育工作。

（三）突发公共卫生事件健康教育的策略

突发公共卫生事件的健康教育与健康促进应体现快速、准确、广泛的特点。突发公共卫生事件健康教育和健康促进工作就是让公众知道，要积极参与、配合卫生部门采取恰当的预防和控制措施，降低或消除突发公共卫生事件的危险因素，保护健康人群免受突发事件的危害，消除社会恐慌心理和不稳定因素，从而维护社会经济正常发展。一般来说，突发公共卫生事件健康教育的策略包括以下几个方面。

1. 根据事件的不同阶段开展健康教育工作　在威胁尚远时，公众仅是希望了解一下事件的基本情况和进展，获取信息一般是被动的，主要渠道是电视新闻、报纸等。当威胁到达身边，并且事件逐渐严重时，公众防护意识逐渐加强，信息的需求（如事件特征、个人防护措施、政府及卫生部门采取的措施、事件进展和信息获取途径）逐渐增多，获取信息变得更主动，主要通过人际渠道寻求信息，如拨打电话（医院、疾控中心、居委会、熟人等），或到当地卫生部门、居委会询问，或邻居、熟人间相互询问等。突发公共卫生事件发生后需要根据不同阶段确定核心信息和主要的传播渠道，清楚什么时候需要将哪些知识和信息放在网上，什么时候提供热线服务，什么时候开展人际沟通。

2. 根据事件中的不同情况开展健康教育工作 在突发公共卫生事件发生后的应对过程中，可能发生这样或那样的情况，需要健康教育工作者制订并实施针对性的健康传播策略。具体可参考知信行理论或健康信念模型。

3. 加强与权威媒体的合作 目前，互联网蓬勃发展，人们获取信息的渠道多种多样，其中难免有鱼目混珠的不良信息，为保证知识传播的可信度及可靠度，地方政府需要与官方媒体密切合作，发挥新闻媒介的权威特质，将准确、合理的信息传播给群众。

4. 扩大突发公共卫生事件健康教育开展渠道 突发公共卫生事件播散范围广，在进行健康教育时，需将宣传范围及宣传渠道进行有效扩展，加快健康教育信息传播速度，使更多公众群体接触和认识健康教育知识，使突发公共卫生事件的发生率得到有效降低。

（四）突发公共卫生事件健康教育的内容

1. 突发公共卫生事件核心信息 突发公共卫生事件信息是指在一定的阶段和范围内，针对特定的目标人群及主要健康问题而制定的健康信息，这是要求目标人群掌握的最重要的、最基本的健康信息。突发公共卫生事件核心信息包括事件的类别、预警级别、起始时间、可能影响范围、警示事项、采取的措施等，同时还要包含以下几个方面的内容：①政府应对突发公共卫生事件的决策、行政措施，适用的法律法规以及各项预防控制措施。②个人、单位、社区、公共场所要采取的主要应对措施以及相应的法律责任和义务。③与突发事件相关的基本知识和技能。④政府应对突发公共卫生事件的主要处置机构、救治机构的名称、地点及其联系电话。⑤免费咨询或救助、心理疏导、心理危机干预的热线电话。⑥各种防控干预措施、取得的效果和科研工作的进展。

2. 各类突发公共卫生事件健康教育重点内容

（1）传染病及生物恐怖事件应对知识 传染病基础知识，例如各种传染病的传染源、传播途径、临床特点、流行病学特征、主要危害及预防控制措施以及计划免疫与预防接种的知识；传染病防治相关法律法规、部门职责及公众责任的相关知识；生物恐怖事件的病原学基础知识、传播特点、危害及防控知识。

（2）救灾防病和自救知识 自然灾害的种类、特点及危害、发生及影响因素、引发的传染病、高热等问题；不同自然灾害时的自救知识。

（3）食物及职业中毒事件应对知识 食物中毒应对知识：食物中毒的分类、发生因素、主要症状及预防控制措施。职业中毒应对知识：职业中毒的分类、发生及影响因素、不同种类职业中毒的主要症状、预防控制措施及相关法律法规。

（4）有毒有害化学物质、核与辐射事件应对知识 有毒有害化学物质应对知识：有毒有害化学物质的种类、对人体危害、主要症状与急救原则。核与辐射事件应对知识：大型核设施泄漏后的个人防护、超剂量核照射后的现场救护。

（5）心理健康指导 发生突发公共卫生事件后，人群普遍容易出现焦虑不安、恐惧、情绪不稳抑郁悲观等情绪心理问题，必须给予必要的心理健康指导。

（五）各类突发公共卫生事件健康教育的方法

突发公共卫生事件发生后常用的健康教育、传播、干预方法内容如下。

（1）核心信息发布，根据《卫生部法定传染病疫情和突发事件信息发布方案》规范突发事件核心信息的发布工作。及时利用广播、电视、报纸和网络等大众媒体，迅速将核心信息覆盖到目标人群。

（2）制作、发放、张贴健康教育传播材料，如墙报、挂图、标语、传单等。

（3）利用讲座、培训对学校学生、单位职工、社区重点人群开展信息传播。

（4）利用热线电话开展免费咨询或救助、心理疏导、心理危机干预等。

（5）利用咨询、个别指导、小组培训等形式开展行为指导。

（6）其他经常可以利用的渠道还有大喇叭、黑板报等。

✐ 练习题

答案解析

一、A 型题

1. "通过健康教育与健康促进，矫正不良的行为习惯，逐渐消除或减少高血压的行为危险因素"，这一高血压社区健康教育对策主要适用于（ ）

  A. 高危人群   B. 高血压患者

  C. 青少年   D. 社区群众

2. 为了减少糖尿病对社区一般人群和高危人群健康的影响，某社区计划开展一项糖尿病的健康教育活动，下列不适于本次活动的教育内容是（ ）

  A. 遵医服药   B. 合理膳食指导

  C. 控制体重   D. 运动指导

3. 下列关于应急性健康教育的理解不正确的是（ ）

  A. 指在发生传染病疫情时为了及早扑灭或遏制疫情而采取的应急性健康教育措施

  B. 具有短期、快速反应、时效性强等特点

  C. 是日常开展传染病预防的健康教育、普及传染病预防知识的活动

  D. 是传染病预防控制工作中不可或缺的一个重要环节

4. 艾滋病病毒暴露后，在（ ）小时内使用预防药物可减少艾滋病病毒感染的风险

  A. 24   B. 48

  C. 72   D. 96

5. 呼吸道传染病防控健康教育的重点是（ ）

  A. 饮食方面的教育

  B. 促使人们养成不随地吐痰、咳嗽打喷嚏时有效遮掩口鼻、及时开窗通风、必要时佩戴口罩、勤洗手、健身运动等良好的行为习惯

  C. 大力推荐使用避孕套、杜绝吸毒和共用注射器等是宣传教育的重点

  D. 做好个人防护，杀虫

6. 关于学校健康传播的技巧描述不正确的是（ ）

  A. 信息必须简单扼要，中心突出

  B. 开门见山，直奔主题

  C. 注意信息发布方法，提供有关具体行动的信息时尽量使用肯定句

  D. 不能重复发送信息

7. 下列不属于结核病防治公众健康教育关键信息的是（ ）

  A. 结核病主要通过患者咳嗽、打喷嚏或大声说话时向空气排出大量飞沫传播

  B. 咳嗽、咳痰 2 周以上，或痰中带血丝，应怀疑肺结核

C. 怀疑得了肺结核，应及时到正规医疗机构接受检查和治疗

D. 应坚持规范服药治疗、定期复查

8. 目前预防艾滋病的最有效方法是（　　）

    A. 疫苗   B. 服用治疗艾滋病的药物

    C. 消灭艾滋病病毒感染者和患者   D. 健康教育与健康促进

    E. 将艾滋病病毒感染者和患者隔离起来

9. 感染 HIV 后到体内出现 HIV 抗体的这段时间称为（　　）

    A. 急性期   B. 慢性期

    C. 窗口期   D. 临床期

10. 不属于 HIV 感染的高危人群的是（　　）

    A. 同性恋者   B. 大、中学生

    C. 静脉吸毒者   D. 医务工作者

11. 下列不属于造成艾滋病病毒传播行为的是（　　）

    A. 共用餐饮具，共同进餐

    B. 同性性行为

    C. 共用被艾滋病病毒污染的注射器

    D. 使用被艾滋病病毒污染的血液制品

12. 对待艾滋病患者和艾滋病感染者不应该（　　）

    A. 同情   B. 关心

    C. 歧视   D. 帮助

13. 高血压社区防治中健康教育的对象是（　　）

    A. 高血压患者   B. 高血压高危人群

    C. 高血压患者及家属   D. 社区全体人群

14. 不属于高血压高危人群的是（　　）

    A. 父母一方或双方有高血压病史者   B. 体重指数小于 25 者

    C. 高紧张度工作者   D. 每日摄盐量大于 10g 者

15. 下列哪项是目前我国高血压防治的现况（　　）

    A. 高知晓率、低发病率、低控制率   B. 高发病率、低死亡率、低治疗率

    C. 高发病率、低治疗率、低控制率   D. 高发病率、低死亡率、低知晓率

16. 为预防高血压病的发生，建议在普通人群的膳食中食盐的摄入量不超过（　　）

    A. 0.5g   B. 1g

    C. 6g   D. 12g

17. 不属于成瘾行为的是（　　）

    A. 致瘾原指导致上瘾的物质

    B. 致瘾原能使易成瘾者产生欣快感和满足感

    C. 致瘾原越强促使其行为改变的过程越困难

    D. 成瘾指一经接触某种物质便养成嗜好的过程

18. 世界无烟日是（　　）

    A. 1 月 3 日   B. 4 月 3 日

    C. 5 月 31 日   D. 9 月 20 日

19. 酗酒主要损害的脏器是（　　）

    A. 肾脏   B. 肝脏

    C. 脾脏   D. 胃

20. 一周内同一学校、社区或建筑工地等集体单位发生 20 例以上感染性腹泻属于（　　）级突发公共卫生事件

    A. Ⅰ级   B. Ⅱ级

    C. Ⅲ级   D. Ⅳ级

21. 突发公共卫生事件核心信息不包括（　　）

    A. 事件的类别   B. 预警级别

    C. 起始时间   D. 伤亡人数

22. 突发公共卫生事件应急处置工作结束后，（　　）人民政府应当立即组织对突发事件造成的损失进行评估

    A. 县级   B. 市级

    C. 省级   D. 履行统一领导职责的

23. 我国应急管理体制的特点为（　　）

    A. 统一领导、综合协调、分类管理、分级负责、属地管理为主

    B. 统一领导、综合协调、分类管理、分级负责、上下协调一致

    C. 统一领导、综合协调、分类管理、部门负责、属地管理为主

    D. 统一领导、综合协调、分类管理、部门负责、上下协调一致

24. 发生突发公共卫生事件后，人群普遍容易出现焦虑不安、恐惧、情绪不稳抑郁悲观等情绪心理问题，说明此时必须给予必要的（　　）指导

    A. 健康教育   B. 疾病管理

    C. 行为与技能   D. 心理健康

25. 突发公共卫生事件预警信息包括可能发生的突发事件的类别、（　　）、起始时间、可能影响范围、警示事项、应采取的措施和发布机关等

    A. 事件经过   B. 救援措施

    C. 预警级别   D. 公共信息

二、B 型题

（1～3 题共用备选答案）

    A. 积极推行使用避孕套   B. 开展科学的性教育

    C. 加强血液管理和检测   D. 艾滋病咨询检测

    E. 控制医源性感染

1. 适用于大中学生的艾滋病健康教育是（　　）

2. 适用于卖淫嫖娼者的艾滋病健康教育是（　　）

3. 适用于医务人员的艾滋病健康教育是（　　）

（4～5 题共用备选答案）

    A. 高血压患者及其家属   B. 高血压高危人群

    C. 一般健康人群   D. 社区医护人员

    E. 社区管理和决策者

4. 定期测量血压，矫正不良行为习惯，这一干预措施适用于（　　）

5. 加强随访和管理，提高个人和家庭自我保健能力，这一干预措施适用于（　　）

（6～7题共用备选答案）

A. 尼古丁　　　　　B. 烟尘　　　　　C. 焦油

D. 一氧化碳　　　　E. 二氧化碳

6. 纸烟烟雾中主要的成瘾性物质是（　　）

7. 纸烟烟雾中能够使人体内红细胞失去携氧能力的是（　　）

三、简答题

1. 简述"四免一关怀"的内容。

2. 简述原发性高血压的危险因素。

（江秀娟　李　姗　程珂娅　范明月　顾　娟）

书网融合……

本章小结　　　　　微课　　　　　题库

第七章　健康教育与健康促进实习案例

案例 1　个体层面健康行为理论的应用

一、实习目标

通过本实习案例的学习与讨论，进一步掌握个体层面常用的健康行为理论（知信行模式、健康信念模式和行为改变阶段模式）；能将个体层面健康行为理论应用于具体的健康教育与健康促进项目中，以提升健康教育工作技能水平；通过实践，进一步增强社会责任感和使命感。

二、案例分析

【案例】

据 WHO 统计，每年烟草流行导致全世界 800 多万人死亡。其中有 700 多万人的死亡是由于直接使用烟草，有大约 130 万人是接触二手烟雾的非吸烟者。2022 年 5 月 31 日，中国疾控中心发布了《2021 中国大学生烟草流行调查》，我国大学生吸烟率为 7.8%，男生吸烟率（15.0%）高于女生（1.1%）。烟草危害是当今世界最严重的公共卫生问题之一，是人类健康所面临的最大的、又是可以预防的危险因素，控烟行动是"健康中国行动"三大板块中第一个板块，全方位干预健康影响因素六项行动中的第四项行动，显示了通过政府主导、全社会参与，全方位开展控制烟草危害的干预行动对维护人民群众健康的重要意义。近年来，我国以无烟环境建设、控烟立法、烟草流行监测、科普宣传等为重点内容，全方位推动控烟工作，取得显著成效。全国各地根据自己实际情况制定相应政策和实施办法，取得了很好的成绩，控烟已融入公众日常的健康生活。

请以控烟为主题，以大学生为对象，讨论如何运用个体层面健康行为理论做好控烟健康教育与健康促进工作。

【问题 1】

运用知信行模式理论，请问如何做好大学生控烟健康教育与健康促进工作？

知信行模式，也称 KABP 或 KAP 模式，知信行是知识、信念和行为的简称。该模式认为知识是基础，科学的知识有助于建立积极、正确的信念与态度，进而改变行为；信念和态度是行为改变的动力；行为改变是目标。只有当人们了解了有关的健康知识，建立起积极、正确的信念与态度，才有可能主动地形成有益于健康的行为，改变危害健康的行为。因此，在大学生控烟健康教育与健康促进工作中，我们需要从知、信、行这三个环节入手，全面增强大学生的控烟意识和能力。

1. 知识层面　加强控烟知识教育。

（1）普及烟草危害知识　通过课堂教学、讲座、宣传栏等多种渠道，向大学生普及烟草的危害性，包括吸烟对身体健康的损害、二手烟对他人的危害等。通过具体的数据和案例，让大学生深刻认识到吸烟的严重后果。

（2）传授控烟知识　向大学生传授控烟知识，包括如何识别烟草广告、拒绝他人递烟、如何正确使用戒烟药物等。同时，还可以邀请医学专家、控烟志愿者等进行现场讲解和答疑，提高大学生对控烟知识的了解和认识。

2. 信念/态度层面 树立控烟信念和态度。

（1）强化控烟意识 通过宣传教育，让大学生深刻认识到控烟的重要性和紧迫性，树立控烟的紧迫感和责任感。同时，还可以邀请控烟成功的同学或专家分享经验，让大学生了解控烟的好处和可能遇到的挑战，从而坚定他们的控烟信念。

（2）培养社会责任感 强调吸烟不仅危害个人健康，还会对他人造成二手烟的危害。培养大学生的社会责任感，激发他们主动控烟的动力。同时，还可以组织大学生参与控烟宣传活动，如制作控烟海报、拍摄控烟视频等，提高他们对控烟工作的认同感和参与度。

3. 行为层面 促进控烟行为养成。

（1）制订控烟计划 帮助大学生制订个性化的控烟计划，包括设定明确的戒烟目标、制订可行的戒烟策略等。同时，还可以提供戒烟药物辅助治疗和心理支持服务，帮助大学生克服戒烟过程中的困难和挑战。

（2）加强监管 大学校园内应设立禁烟区域和禁烟标志，并加强监管。对于违反禁烟规定的行为，应及时进行制止和处罚，以维护校园环境的整洁和卫生。

（3）建立控烟支持网络 建立大学生控烟支持网络，如控烟小组、控烟志愿者等，为大学生提供互相支持、互相鼓励的平台。同时，还可以邀请医生、心理咨询师等专业人士为大学生提供咨询和支持服务，帮助他们更好地应对控烟过程中的问题和挑战。

4. 其他方面

（1）整合教育资源 充分利用大学校园内的各种教育资源，如医学、心理学、社会学等专业的师资力量和教学资源，为大学生提供全面、系统的控烟健康教育与健康促进服务。

（2）创新教育方法 采用多种教学方法和手段，如案例教学、小组讨论、角色扮演等，提高大学生对控烟知识的兴趣和参与度。同时，还可以利用互联网和新媒体等现代技术手段，为大学生提供更加便捷、高效的控烟健康教育与健康促进服务。

（3）加强合作与交流 加强大学校园内各部门之间的合作与交流，形成合力推进大学生控烟健康教育与健康促进工作的良好氛围。同时，还可以与社区、医院等外部机构建立合作关系，共同开展控烟宣传和健康促进活动。

【问题2】

运用健康信念模式理论，应如何做好大学生控烟健康教育与健康促进工作？

健康信念模式（HBM）是一个用于解释和预测个体健康行为的理论模型。该模式认为，个体的健康行为选择受到其对健康问题的认知、态度以及行为结果的预期的影响。具体而言，它包括的主要维度有：感知到易感性、感知到严重性、感知到益处、感知到障碍、自我效能以及提示因素等。在大学生控烟工作中，健康信念模式可以为其提供具体的实践指导。

1. 感知到易感性 大学生作为一个相对年轻且活力四射的群体，往往对自身的健康状况持有乐观的态度，容易忽视吸烟对健康的潜在危害。因此，在大学生控烟工作中，我们需要通过教育宣传，让大学生意识到吸烟对健康的潜在危害，并理解他们作为年轻群体，更容易受到吸烟带来的长期健康风险的影响。例如，可以通过举办讲座、发放宣传册、播放宣传片等方式，向大学生普及吸烟对呼吸系统、心血管系统等的影响，以及吸烟与各种慢性疾病之间的关系。

2. 感知到严重性 除了让大学生意识到吸烟的易感性外，我们还需要让他们深刻认识到吸烟的严重性。通过提供具体、科学的研究数据，说明吸烟与各种健康问题的关联，如肺癌、心血管疾病等，可以让大学生更加直观地了解吸烟的危害。此外，我们还可以邀请医生、专家等权威人士进行演讲，通过他们的专业知识和临床经验，进一步加深大学生对吸烟危害的认识。

3. 感知到益处　在大学生控烟工作中，我们不仅要强调吸烟的危害，还要让大学生明白戒烟的益处。通过强调戒烟可以提高呼吸系统健康、提升生活质量、减少医疗费用支出等实质性的好处，可以激发大学生的戒烟意愿。

4. 感知到障碍　在戒烟过程中，大学生可能会遇到各种障碍，如尼古丁依赖、心理压力等。为了帮助他们克服这些障碍，我们需要提供相应的应对策略和支持。例如，可以开设戒烟咨询热线或线上咨询平台，为大学生提供专业的戒烟指导和心理支持；还可以提供戒烟药物或辅助工具的信息，帮助他们更好地应对尼古丁依赖等问题。

5. 自我效能　自我效能是指个体对自己能否成功执行某一行为的信心。在大学生控烟工作中，我们需要通过各种方式增强大学生的自我效能。例如，可以分享一些成功案例或经验故事，让大学生看到戒烟的可行性和希望；还可以提供心理支持或辅导服务，帮助大学生应对戒烟过程中的负面情绪和压力；此外，我们还可以设立奖励机制或证书认证等方式，对成功戒烟的大学生给予肯定和鼓励。

6. 提示因素　在大学生控烟健康教育的健康信念模式中，提示因素是指那些能够激发大学生关注吸烟问题并产生改变吸烟行为意愿的外部刺激或内部动机。针对大学生的控烟健康教育提示因素有①健康风险教育：通过讲座、海报、社交媒体等多种渠道向大学生普及吸烟对健康的危害，包括肺癌、心血管疾病等长期风险，以及吸烟对社交形象、学习表现等方面的负面影响。这些健康风险的信息可以作为提示因素，促使大学生意识到吸烟的严重性并考虑戒烟。②禁烟政策宣传：向大学生宣传学校或社区的禁烟政策，包括公共场所禁止吸烟的规定等。这些政策能够作为一种提示因素，提醒大学生注意自己的行为是否符合社会规范，并减少他们吸烟的机会。③社交支持：鼓励大学生之间的社交支持，通过朋友、同学之间的交流和帮助，促进彼此之间的戒烟行动。这种社交支持可以作为一种提示因素，帮助大学生在戒烟过程中获得支持和鼓励。④榜样力量：邀请成功戒烟的校友分享他们的戒烟经验和感受，向大学生展示戒烟的可行性和益处。这些榜样可以作为提示因素，激发大学生的戒烟意愿，并为他们提供行动上的参考。⑤情感因素：利用大学生对家人、朋友的关心和责任感，提醒他们吸烟对身边人的健康影响。这种情感因素可以作为一种提示因素，促使大学生为了家人和朋友的健康而考虑戒烟。⑥奖励机制：建立奖励机制，对成功戒烟或积极参与控烟活动的大学生给予奖励和认可。这种奖励机制可以作为一种提示因素，激励大学生积极参与控烟行动并坚持下去。

【问题3】

运用行为改变阶段模式，应如何做好大学生控烟健康教育与健康促进工作？

行为改变阶段模式是一种心理学理论，它描述了人们从意识到问题存在到最终改变行为的整个过程。该模式包括五个阶段：无改变打算阶段、打算改变阶段、改变准备阶段、改变行为阶段和行为维持阶段。每个阶段都有其特定的心理特点和行为特征，为我们提供了针对不同阶段进行干预的依据。控烟干预策略和措施要与参与者的改变阶段相匹配（表7-1）。

表7-1　针对不同阶段采取的干预策略

行为变化阶段	干预策略
无改变打算阶段	（1）普及吸烟对健康危害的知识 （2）提高参与者对吸烟危害的严重性的认识 （3）帮助参与者意识到在所处环境中，吸烟已是不受欢迎的行为
打算改变阶段	（1）帮助参与者尽快行动 （2）对情绪沮丧和有自卫心理的吸烟者不一定最开始就让他们戒烟；对处于"打算戒烟"阶段的吸烟者可以慢慢来。例如建议他将抽早上第一支烟的时间延迟30分钟。"慢慢来"通常可以增加参与者的信心，帮助他们有更好的准备开始戒烟
改变准备阶段	（1）要求处于此期的参与者作出开始改变行为的承诺 （2）营造有利参与者戒烟的环境

续表

行为变化阶段	干预策略
改变行为阶段	（1）了解参与者的困难和阻碍，建议其如何克服 （2）给予肯定和鼓励
行为维持阶段	（1）帮助参与者建立支持其不吸烟的社会网络 （2）对参与者进行鼓励

以大学生控烟为例，分析行为改变阶段模式如下。

1. 无改变打算阶段　在这个阶段，大学生可能尚未意识到吸烟的危害，或者认为自己没有能力改变吸烟行为。他们可能缺乏关于吸烟危害的准确信息，或者对戒烟的困难和挑战没有足够的认识。因此，我们需要通过宣传教育、课堂讲解等方式，提高大学生对吸烟危害的认识，激发他们的控烟意识。

2. 打算改变阶段　在这个阶段，大学生开始意识到吸烟的危害，并考虑是否应该改变吸烟行为。他们可能会权衡戒烟的利弊得失，思考如何开始戒烟。此时，我们需要提供个性化的指导和支持，帮助他们制订戒烟计划，了解戒烟的方法和技巧。同时，我们也可以邀请成功戒烟者分享经验，为他们提供信心和动力。

3. 改变准备阶段　在这个阶段，大学生已经决定戒烟，并开始为戒烟作准备。他们可能会购买戒烟药物、调整生活方式、寻求社会支持等。此时，我们需要为他们提供持续的关注和支持，帮助他们克服戒烟过程中的困难和挑战。同时，我们也可以组织一些活动，如戒烟挑战、控烟讲座等，增强他们的戒烟决心和信心。

4. 改变行为阶段　在这个阶段，大学生已经开始采取行动改变吸烟行为。他们可能会逐渐减少吸烟量、避免吸烟环境、使用戒烟药物等。此时，我们需要继续为他们提供支持和鼓励，帮助他们应对戒烟过程中的各种挑战。同时，我们也需要关注他们的身体和心理健康状况，确保他们顺利度过戒烟期。

5. 行为维持阶段　在这个阶段，大学生已经成功戒烟，并维持了一段时间的无烟生活。他们可能会面临一些复吸的风险，因此需要继续加强控烟意识，避免再次陷入吸烟的陷阱。此时，我们可以通过定期随访、提供心理支持等方式，帮助他们巩固戒烟成果，预防复吸的发生。

这些工作提示健康教育干预应该：①从笼统考虑对象的行为过渡到考虑其所处行为变化的阶段；②从一般性的健康信息传播过渡到根据参与者的实际情况使项目符合参与者的需要，运用个性化的、相互作用的有力干预措施；③在参与者知道自己处于哪个行为转变阶段并在有进步时，应得到强化、鼓励。

三、课堂讨论

不管是在全球还是在我国，高血压及其所导致的脑卒中、缺血性心脏病等心血管疾病，导致较高的疾病负担和健康损失，是全球负担最重的疾病，也是我国面临的重要的公共卫生问题之一。请以高血压病为例，试以健康信念模式分析人们如何感知高血压病的威胁？

案例 2　健康教育主题活动策划与实施 微课

一、实习目标

组织开展健康教育主题活动是健康教育干预的手段之一，通过本实习案例的学习与讨论，掌握健康教育活动策划的关键环节，熟悉健康教育活动实施的基本流程，并能够根据活动主题制订健康教育活动方案。

二、案例分析

【案例】

烟草严重危害人民健康。根据 WHO 报告，每 3 个吸烟者中就有 1 个死于吸烟相关疾病，吸烟者的平均寿命比非吸烟者缩短 10 年。《"健康中国 2030"规划纲要》，将"深入开展控烟宣传教育"纳入其中。

每年的 5 月 31 日，是世界无烟日。各级医疗卫生机构以此为契机，在 5 月 31 日前后组织开展形式多样的控烟宣传活动。我国 2023 年"世界无烟日"的宣传主题是"无烟为成长护航"。各级健康教育机构、医疗卫生机构、基层卫生单位，根据各自职能，结合活动主题，开展控烟宣传咨询活动、控烟知识讲座、控烟知识竞赛等系列活动。同时利用广播、电视、报纸等媒体宣传烟草的危害，营造浓厚的控烟宣传氛围。以某市组织开展控烟宣传活动为案例，探讨健康教育主题活动的策划与实施，活动周期为一个月。

【问题1】

在策划此次健康教育主题活动之前，需要了解哪些相关内容？

开展健康教育主题活动，通常包括以下几个阶段，分别是策划阶段、发动阶段、实施阶段、评价阶段。

1. 策划阶段 要了解本市以往开展该类健康教育主题活动的基本情况，明确此次主题活动的目标和主要受众，制订内容多样、专业性高、形式新颖、执行性强的干预活动计划及具体实施方案。

2. 发动阶段 可利用健康教育网络及各类媒体，营造活动氛围，尽可能发动更多的机构和受众参与进来。

3. 实施阶段 不同组织和机构对照活动方案，确保每个环节落实到位，保证活动的顺利实施并高效推进。

4. 评价阶段 通过对健康教育主题活动开展形成评价、过程评价、效应评价，综合评估该活动的方案设计、影响情况、取得效果等。总结活动中的特色和亮点，发现存在问题和不足。

5. 具体步骤 本案例中，在策划健康教育主题活动之前，首先需要了解工作背景情况。可通过查阅文献等方式，了解该主题健康教育活动在当地开展情况、是否有基线调查数据、上级部门工作要求等。其次要了解对于本次健康教育活动可利用的资源情况。比如可以联合的部门、可利用的媒体资源、上级部门及本级部门可提供的支持等。第三要确定此次健康教育活动的经费预算，根据预算制订活动内容的范围及形式。

本案例中通过分析工作背景、可利用资源、经费预算等情况如下。

（1）**工作背景** 该市每年都开展针对不同人群、不同形式的控烟宣传活动，在活动的组织、实施等方面积累了一定的经验。通过查阅文献发现，该市曾于 2020 年开展过全市青少年烟草流行监测工作，通过监测发现，该市青少年核心知识知晓率为 76.26%；尝试吸烟率为 9.93%，现在吸烟率为 3.66%。尝试吸烟的青少年按照年级划分，其中职业学校学生的尝试吸烟率（19.91%）显著高于普通高中（12.31%）和初中学生（3.73%）（$P < 0.0001$）。

（2）**可利用资源** 2023 年该市卫生健康部门联合教育部门下发《关于做好 2023 年控烟工作的通知》，为进入校园开展宣传活动、现场调查等提供了政策支持；该地区卫生健康部门与当地广播电视台有合办栏目，为宣传活动提供了媒体支持；该地区健康教育机构人员配备充足、综合实力较强，为宣传活动方案制订、宣传材料开发等方面提供技术支持。

（3）**经费预算** 此次控烟主题宣传活动，年初纳入预算经费 4 万元。可用于视频制作、宣传材料开发、现场宣传、纪念品购买等。

【问题2】

如何结合宣传主题确立宣传活动计划的目标？

健康教育主题活动的策划需要以正确的目标为指向，做到目标明确、重点突出，活动紧紧围绕目标开展，使有限的资源集中使用，保证活动目标的实现。目标分为总体目标和具体目标。总体目标指在执行某项计划后预期达到的计划理想的最终结果，具有宏观性、远期性，给计划提供一个总体上的努力方向。总体目标可以分解为各方面、各阶段、各层次的具体目标。具体目标是为实现总体目标设计的、具体的、量化的具体结果指标，是总体目标的具体体现。

本案例是结合"世界无烟日"开展系列控烟宣传活动，具有短期性、集中性等特点，因此需要围绕宣传活动主题，制订具体的、短期可测量的目标。制订具体目标时，需回答"4个W、2个H"。

Who——对谁？

What——实现什么变化？

When——在多长时间内实现这种变化？

Where——在什么范围内实现这种变化？

How much——变化程度多大？

How to measure it——如何测量这种变化？

本案例制订具体目标如下：①该市青少年控烟核心信息知识知晓率提高十个百分点；②在该市中小学及职业学校营造浓厚的控烟宣传氛围。

【问题3】

结合宣传主题，如何确定宣传主题活动的目标人群？

目标人群是指健康活动的对象或特定群体，根据与目标行为的关系可分为：一级目标人群，即希望其实施所建议行为的人群；二级目标人群，即对一级目标人群有重要影响的人群；三级目标人群，即行政决策者、经济资助者和其他对计划成功有重要影响的人。

本案例主题为"无烟为成长护航"，具体目标为在中小学及职业学校营造浓厚的控烟宣传氛围；提高该市青少年控烟核心信息知识知晓率。因此，此次控烟宣传活动的场所应选在中小学校或职业学校，受众为校内所有人员，一级目标人群为中小学生、职业学校学生人群，二级目标人群为中小学及职业学校教师、校内其他工作人员，三级目标人群为中小学及职业学校管理人员。

【问题4】

如何确定健康教育活动中具体干预活动？

本案例中开展控烟健康教育活动的本质上是针对目标人群制订健康教育干预活动，达到实现具体目标的目的。在为期一个月的健康教育活动中，不能只开展一项干预活动，而是通过一系列具体的干预活动的有机组合，达到实现具体目标的目的。确定健康教育活动中的干预活动和方法是整个干预过程的中心，策划合理、可行的干预活动从根本上保障了预期结果的实现，否则，即使各项干预活动的实施质量再高，也难以达到活动目标，只能造成资源的浪费。

制订健康教育活动具体干预方法和活动时，可从教育策略、社会策略、环境策略、资源策略四个方面建立干预框架。

1. 教育策略 通常教育策略又可分为：信息交流类，即利用大众传播和人际传播策略手段；技能培训类；组织方法类等。

2. 社会策略 即政策、法规、制度、规定、标准及其执行方法等。

3. 环境策略 即改善有关社会文化环境和物理环境的各种策略手段。

4. 资源策略 即动员、筹集、分配、利用社区中各种有形、无形资源的途径、方法。

5. 具体步骤　本案例目标人群为中小学生及职业学生，因此确定干预场所为学校。重点从教育策略、社会策略和资源策略等方面确立干预活动，主要干预活动如下。①教育策略：组织开展全市中小学生及职业学生控烟知识微信答题活动；进校园开展控烟知识讲座活动；利用"国旗下讲话""主题班会"等校园活动，传播控烟知识。②环境策略：营造浓厚的控烟宣传氛围。举办世界无烟日宣传活动启动仪式；利用广播、报纸、微信等媒体传播控烟知识；校园通过张贴宣传海报、电子显示屏播放控烟标语或内容、智慧班牌管理系统、发放宣传资料等多种形式营造控烟宣传氛围。③资源策略：本案例中，可协调的资源包括教育主管部门、卫生主管部门及技术指导部门。行政主管部门负责各项控烟活动的组织、协调、发动。如发动辖区学校参与控烟知识答题活动。技术指导部门负责活动的具体策划、实施、总结，并提供相应技术支持。如本案例中，市疾控中心可作为技术指导部门，设计制作"控烟宣传工具包"供宣传使用。"控烟宣传工具包"包含控烟宣传折页、控烟海报、控烟视频、控烟标准化课件、致学生的一封信等内容，在保证科学性的同时使控烟科普宣传内容上相对统一。

根据干预框架确定系列干预活动后，需要将健康教育干预活动的各个要素具体化，综合归纳成为一个可操作的活动方案。

【问题 5】

如何制订健康教育活动方案？

健康教育活动的实施 SCOPE 模式将实施工作总结为 5 个环节：即制订实施时间表、控制实施质量、建立实施组织结构、配备和培训实施工作人员、配备和购置所需设备物件。该模式是对健康教育活动的概括，也是健康教育工作者做好健康教育干预活动的关键和要点。

本案例中，控烟宣传活动时间为 1 个月，因此在制订实施时间表时，需综合考虑各项活动具体时间安排、组织结构、责任部门等，在实施过程中可以对每一项具体的干预活动制订单项活动方案。如干预活动之一开展"无烟日宣传活动启动仪式"活动时，需制订具体的健康教育活动方案，便于工作的具体实施。具体的活动方案需包括以下要素：主题、目标、时间、地点、参加人员、活动议程、现场布置、责任分工等。其中，主题即"无烟为成长护航"。目标为①该市青少年控烟核心信息知识知晓率提高十个百分点；②在该市中小学及职业学校营造浓厚的控烟宣传氛围。启动仪式的时间定于世界无烟日当天，即 5 月 31 日下午，地点在某小学报告厅。主办单位为当地卫生健康委员会、教育局，承办单位为所在区社会事业局，技术支持单位为市、区疾控中心。主办单位、承办单位相关领导出席活动启动仪式。为便于统筹，可根据活动议程提前预演，以便发现各环节中可能出现的问题，同时预计每个环节的时间，从而总体把控活动总体时间。

三、课堂讨论

每年的 11 月 14 日是世界糖尿病日。2023 年 11 月 14 日是第 17 个世界糖尿病日，主题是"了解风险，了解应对"。

1. 围绕主题讨论开展世界糖尿病日宣传的目标人群。
2. 制订活动方案。

案例 3　健康传播材料的设计与评价

一、实习目标

健康传播材料是健康传播活动的基础，通过本实习案例的学习，了解健康传播材料制作的原则，以及新媒体健康传播材料制作的基本步骤，以提升学生在今后工作中的实践技能。

二、案例分析

狂犬病是由狂犬病病毒感染引起的一种尚无特效治疗方法的动物源性传染病，病死率几乎为100%。WHO宣布计划在2030年全世界范围内消除人间狂犬病，我国每年有超过100万暴露后就诊者，已经成为社区居民意外伤害的常见类别。本案例为预防狂犬病健康传播材料的制作与使用。

【问题1】

健康传播材料的制作原则是什么？

1. 科学性原则 健康信息应满足科学完整、遵循循证原则、符合医学进展与共识的要求。应尽量引用权威的专业机构发布的行业标准、指南和报告等。

本案例的健康教育主题为预防狂犬病，通过搜索了解到国家卫生健康委和国家疾控局发布了《狂犬病暴露预防处置工作规范（2023年版）》，这是截至目前我国有关狂犬病暴露处置最新、效力最高的文件，符合科学性原则。因此，在制作设计健康传播材料的过程中，以《狂犬病暴露预防处置工作规范（2023年版）》为健康信息筛选与编制的基础，并且通过搜索权威文献补充、完善信息内容。

2. 适用性原则 健康传播材料制作时，首先要明确受众范围，根据受众的特点进行适用性的内容与形式设定。

本案例中的受众为社区的居民，随着养宠物猫、犬的家庭数量不断增多，社区居民被猫、犬抓咬伤的情况也屡见不鲜，其对于狂犬病的预防知识有较大的需求。本案例为系列狂犬病预防健康科普媒体宣传材料的一部分。为了满足不同年龄段、不同特点的社区居民的要求，扩大覆盖面，除发布科普文章外，还包括折页、海报及实物材料，不同的材料侧重于不同的细分人群。其中海报张贴于某个社区的宣传栏或居民活动广场等人流相对密集场所，折页和实物传播材料在社区居委会协同下发放给辖区居民，同时举办健康咨询活动，以老年人为主要受众；本案例讨论的新媒体健康传播材料，则侧重于青年、中年群体。

【问题2】

健康传播材料制作的步骤有哪些？本案例中的预防狂犬病科普文章的标题可以如何设计？可以通过什么样的通俗化方式来提高趣味性？

健康传播材料的制作过程基本包括需求评估、信息生成、确定内容与形式、设计制作、预试验、发放与使用、评价等，不同形式的健康传播材料制作流程有一定差别，本案例中基于新媒体的健康传播材料，即新媒体科普文章的制作过程如下。

1. 需求评估 需求评估的方法包括访谈、现场调查、文献查阅等方式。本案例遵循信息饱和原则对12名社区居民进行一对一访谈、15名社区居民分为2组进行小组访谈，访谈要点包括公众对狂犬病病因、传播途径、治疗方法、预防方法的了解情况及存在的主要知识误区和盲点，及其希望获得狂犬病预防知识和技能的途径及具体表现形式等。访谈结果显示社区居民对狂犬病普遍有一定认知，对猫、犬均能传播狂犬病的认知较好，对狂犬病的危害程度认识不足。访谈中全部社区居民对狂犬病的潜伏期认知有误区（均认为超过10年），对什么情况下应该接种狂犬疫苗，尤其是被猫致伤或无出血的抓咬伤也应该接种狂犬疫苗认知较差，对被动免疫制剂几乎不知晓。访谈中访谈对象希望获取的主要狂犬病知识是具体预防措施，包括与家养宠物犬接触时如何避免感染狂犬病、什么情况下人需要接种狂犬病疫苗、被哪些动物致伤需要接种狂犬病疫苗等。访谈对象希望通过智能手机、数字电视等新媒体传播方式获取狂犬病预防知识，对新媒体推送的途径接受程度高。

2. 信息生成 通过头脑风暴、受众访谈、专家咨询等方式，生成狂犬病预防的科普信息。主要依据为《狂犬病暴露预防处置工作规范（2023年版）》，保证了科学性、权威性和时效性。最终确定的科普信息主要包括以下4个方面。

（1）特征　狂犬病是由狂犬病病毒感染引起的一种动物源性传染病。狂犬病病毒主要通过破损的皮肤或黏膜侵入人体。近年来，狂犬病报告死亡数一直位居我国法定报告传染病前列。

（2）传染要素　传染源、传播途径和易感人群是狂犬病病毒传播的三个要素，是本次科普宣传的重点之一，尤其是传播途径中的狂犬病暴露等级判定，直接决定了是否需要注射狂犬疫苗以及被动免疫制剂。

（3）临床特点　狂犬病病死率几乎100%；狂犬病潜伏期并不是大众普遍认为的10～20年甚至更长，而是通常为1～3个月，最短可至5天。临床大多表现为特异性恐风、恐水、咽肌痉挛、进行性瘫痪等。

（4）预防措施　暴露前预防部分：家养犬、猫必须注射兽用狂犬病疫苗；平时注意与猫犬不过分亲密接触，不激惹动物。暴露后预防：一级暴露确认接触方式可靠则无须处置；二级暴露尽早处理伤口并接种人用狂犬病疫苗；三级暴露尽早处理伤口，注射狂犬病被动免疫制剂并接种人用狂犬病疫苗。

3. 确定内容与形式　目前，新媒体的健康传播材料形式包括科普文章、长图、一图读懂、科普漫画等，还可以加入音频、视频等。本案例的健康传播材料形式结合受众访谈、文献检索等确定为推送科普文章，因此将确定内容及形式与设计制作的流程合并，在此步骤中，基于生成的科普信息进行通俗化、趣味化的转化，并完成艺术化的设计。科普文章的要素一般包括标题、正文与图片、排版等。

（1）标题　标题通常浓缩文章的精华，一个好的标题能够恰如其分地概括文章主要思想，把最具吸引力、最重要、最有价值的内容第一时间展示出来。在编写标题时要注意内容要充满吸引力、准确反映内容、传递实用价值、触动受众情感、语言清新自然。标题有常见的平铺直叙式，还有新媒体传播常用的设置悬念，构建矛盾式，与读者构成认知冲突，让读者形成一种"跟我所知道的不一样"的感觉；还有设置场景式，让读者代入进去，以为跟自己有关。写得越逼真，读者就越能将自己代入，同时还要站在读者的角度，表明读者的关心点。设置场景细节，多用"你，我"等人群标签；还有植入热词式，紧跟当下的热点，植入一些热门的话题，或者运用一些网络流行语言，能够快速吸引受众的注意力；最后还可以借助数字、标点提高兴趣，可以增加文章的识别度。当然，在标题的设计时，可以将以上形式合理地混合搭配使用，以取得更好的效果。

（2）正文与图片　正文与图片的设计制作要结合科普信息，充分体现出通俗易懂、好看好记、重点突出、行为建议明确等特点，制作要求与其他健康传播材料类似。在新媒体的科普文章中也可以使用动图、表情包等元素，来增加文章的活泼性、趣味性。

（3）排版　良好的排版能够使科普文章呈现更好的视觉效果，这是设计制作环节中不可或缺的步骤。常见的排版格式包括中规中矩型排版、警惕型排版及音视频结合排版等。中规中矩型排版就是按照逻辑顺序，以文字、小标题、插图和分界点等对文章进行排版；警惕型排版一般使用警示性较强的图片以及文字对话的方式，来加深印象，引起受众的情感共鸣；音视频结合排版时，要注意其与图文的融合度，以及主次程度，如果以音视频为主，建议把音视频放在文字前。如果以图文内容为主，一般把音频放在开头、视频类放在结尾，以最大程度保证受众阅读、视听的完整性。

4. 设计制作　本案例中的健康传播材料设计过程中，将文章题目设计为"必死无疑狂犬病之我还能再挽救一下"，利用构建矛盾的方法，以"必死无疑"与"再挽救一下"引起对狂犬病的警示性情感和矛盾悬念，吸引读者的阅读兴趣。内容包括5个模块11个知识点，通俗化形式共涉及7种（表7-2）。网络流行语应用于正文的多处表达中，幽默诙谐的口语化网络流行语使内容更具亲和力。有调查发现语言风格幽默轻松类的科普文章阅读量较高。多色分级表格是根据狂犬病暴露的级别设定，一级暴露无须特殊处置，相对安全，在传播途径知识点中的小标题采用绿色背景；二级暴露程度轻，采用橙黄色背景；三级暴露程度严重，采用紫红色背景。预防措施中通过表格的形式将不同暴露级别的院前处置方法（我该怎么做）和院内预防措施（医生帮我做）列出，表格中采用文字加图片的形式表达，此部分暴露级别的颜色与传播途径知识点中一致（表7-3），利用不同颜色的表格产生联想记忆，紫红色、黄色与绿色的严重程度也符合一般大众对颜色的理解和认知，同时给出明确的行为建议，使阅读者能够看得懂、记得住、用得上。个性化字体应用于需要强调或有警示作用的语句，文章中应用多种个性化字体。打油诗利用趣味押韵的体裁，用4句诗分别总结传染源（狂犬病毒唾液藏）、传播途径（抓咬舔伤使人狂）、临床特点及危害性（发病期短必死亡）和预防措施（及时处理疫苗防）。模型类比法利用狂犬病病毒显微镜下呈子弹状设计"手枪模型"对狂犬病传播的过程进行类比，将狂犬病病毒类比为"子弹"，携带病毒的动物类比为"装满子弹的手枪"，将狂犬病二级、三级暴露过程类比为"扣动扳机，子弹发射"过程，将易感人群类比为"靶子"，并依此模型创作原创插画。狂犬病暴露分级以原创插画展示。

表7-2　文章知识点

模块	知识点
特征	1. 狂犬病是一种传染病 2. 狂犬病报告死亡数一直位居我国法定报告传染病前列
传播要素	1. 传染源：狂犬病的传染源为携带狂犬病毒的犬及其他动物 2. 传播途径：狂犬病暴露分为三级，其中二级、三级暴露均有感染狂犬病病毒可能 3. 易感人群：所有人群易感
临床特点	1. 潜伏期一般为1~3个月 2. 其突出表现为极度恐惧、恐水、怕风等 3. 狂犬病的整个自然病程一般不超过5天。病死率近100%
预防措施	1. 暴露前预防：①控制传染源，定期给宠物猫犬注射兽用狂犬病疫苗，带宠物外出要拴狗链等；②切断传播途径，不激惹猫犬，不过分密切接触宠物猫犬，远离流浪猫犬等；③保护易感人群，频繁暴露于狂犬病病毒危险环境下的个体推荐暴露前疫苗接种，普通人群适量运动以提高免疫力等 2. 暴露后预防：一级暴露确认接触方式可靠则无须处置；二级暴露尽早处理伤口并接种人用狂犬病疫苗；三级暴露尽早处理伤口，注射狂犬病被动免疫制剂并接种人用狂犬病疫苗
总结	狂犬病是由狂犬病病毒感染引起的一种传染病，存在于感染动物唾液中。狂犬病二级、三级暴露均有感染狂犬病病毒可能。潜伏期1~3个月，发病后自然病程短，病死率极高。目前按规定接种人用狂犬病疫苗及被动免疫制剂是狂犬病暴露后唯一有效的预防手段。

表7-3　通俗化形式举例

通俗化形式	举例
网络流行语	1. 么么哒，嘴对嘴喂食也可能感染哦 2. "子弹"不能穿透没破的皮肤，无伤口时完全可以享受溜溜抱抱举高高的日常
多色分级表格	

续表

通俗化形式	举例
个性化字体	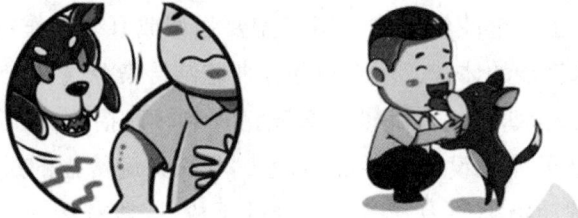
原创插画	
打油诗	狂犬病毒唾液藏，抓咬舔伤使人狂，发病期短必死亡，及时处理疫苗防
模型类比	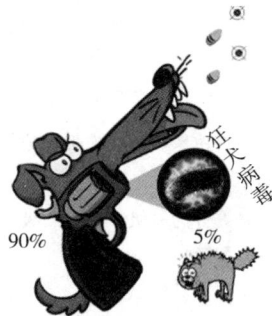 携带病毒动物=装满子弹的枪

5. 预试验 在信息生成、设计制作的过程中，通过研发制作团队的头脑风暴进行数次的审定、修改；通过方便抽样，对数位不同年龄层、不同职业的受众进行了试验性的推送，访谈其满意程度、是否能够理解科普信息、有何建议意见等，根据受众的反馈进行修改，并再次预试验，直到达到较好效果。本案例共进行 3 次预试验，并在此基础上进行修改。

6. 发放与使用 基于新媒体的健康传播材料与传统健康传播材料发放的渠道不同，推送时间建议选择曝光量较大的时段。据调查，上午最高曝光量一般在 8：00，这个时间段是通勤高峰期，用户在乘坐公共交通工具时会利用空闲时间阅读新媒体推送的文章；第二个时间段为中午 12：00，用户在午餐及休息时间进行阅读；第三个时间段是晚上 21：00～22：00，大多数的用户会在睡前浏览新媒体推送的文章，其中 22：00 是全天曝光量的最高点。因此，选择合适的推送时间非常重要。

本案例中，文章发布后一周内总阅读量 5701 次，总阅读人数 4196 人，共计被转发 574 次。分享的阅读量为 3477 次，转发阅读量为 2105 次，其余为其他渠道。

7. 评价 新媒体的健康传播材料评价与传统的健康传播材料评价指标并不相同。从新媒体的角度来说，目前常见的是以传播影响力进行评价，包括阅读数、点赞数、在看等客观指标，通过一定的数学模型计算而得到影响力指数，这一结果不仅与传播材料本身的质量有关，还与新媒体的运营、推广等因素有关。从健康教育的角度来说，受众的满意度、受众知识水平的变化、态度意愿或行为的改变这些指标，在新媒体平台上并不容易实现。本案例中，在文章结尾处另附问卷调查链接，自愿参与问卷调查1215 人，占总阅读人数的 28.96%（1215/4196）。对文章的科学性和趣味性评价结果：文章科学性得分为 4.76 ± 0.57（满分 5 分），趣味性得分为 4.69 ± 0.65（满分 5 分）。超过 90% 的阅读者评分 ≥ 4 分。

本案例中基于新媒体发布的科普文章既提供了专业知识，又能够吸引读者，采用"文字 + 图片"的形式结合个性化字体、网络流行语、打油诗等多种形式，能够吸引读者的兴趣并加深理解和记忆，取得较好的效果。

三、课堂讨论

针对大学生常见的不良生活方式，例如熬夜、不健康饮食、缺乏体力活动等，选择一个健康主题，制作针对大学生的新媒体健康传播材料。

1. 结合健康主题进行资料查阅和检索，确定健康传播的主要内容。
2. 分小组自行设计制作基于公众号的健康传播材料。

案例 4　健康教育与健康促进项目的设计

一、实习目标

通过本实习案例的学习，了解健康促进项目健康教育诊断方法，能够根据优选项目制订干预目标及干预框架，为实施健康教育与健康促进项目作好准备。

二、案例分析

【案例】

阿坝州地处青藏高原东南缘，横断山脉北端与川西北高山峡谷的结合部，地貌以高原和高山峡谷为主。气温自东南向西北并随海拔由低到高而相应降低。西北部的丘状高原属大陆高原性气候，四季气温无明显差别，冬季严寒漫长，夏季凉寒湿润，年平均气温 0.8 ~ 4.3℃。随着海拔高度变化，气候从亚热带到温带、寒温带、寒带，呈明显的垂直性差异，海拔 2500 米以下的河谷地带降水集中，蒸发快，成为干旱、半干旱地带，海拔 2500 ~ 4100 米的坡谷地带是寒温带，年平均气温 1 ~ 5℃，海拔 4100 米以上为寒带，终年积雪，长冬无夏。

茸木达乡隶属于阿坝藏族羌族自治州壤塘县，境内最高点海拔 4563 米；最低点海拔 3170 米。居民大部分为牧民，逐水草而居的牧游生活，长期生活在潮湿环境卫生条件差的野外，冬季才回定居点。其收入为家庭养殖业收入、挖贝母、大骨节防治等补贴。大部分牧民居住在了新帐篷，在缓解潮湿方面有了一定的改进。在外游牧居民会居住泥巴或者牛粪垒成的"干打垒"房，或者传统帐篷，冬天会发生冻伤现象。阿坝州还有 3.2% 的居民由于就医问题或者各种原因选择在家进行分娩，妇女孕期检查知识比较匮乏。由于饮用水源问题，常发生肠道疾病。家庭主要劳动力受教育程度普遍偏低，小学及以下学历占 86.4%，其中不识字占 28.2%，小学占 58.4%。由于在户外生活，很多游民经常有擦伤、奔跑骑马中摔伤等情况。

茸木达乡是大骨节病重灾乡之一，大骨节病主要表现为以侵害儿童生长期关节软骨为主，多发于 5 ~ 15 岁之间，随着病情的发展，导致软骨坏死，最终骨端膨大、变形。大骨节病的病因还没有明确，研究表明其原因可能是饮用水、粮食和居住环境导致的。加强粮食保管和处理，或疫区的粮食改由外区运入，可明显减少疾病。

阿坝州扶贫开发和综合防治大骨节病试点工作实施了九大举措，即易地育人、易地搬迁、更换粮食、饮水安全、社会保障、移民安置、调整结构、卫生防治、科技攻关。经过五年努力，试点工作的所有规划目标圆满实现。2018 年，阿坝 58 个监测点全部达到控制标准，其中 86.2% 的村达到消除水平，4.12 万名患者得到有效治疗，儿童新发病例降为零。

自阿坝州开展牧民定居行动计划以来，大部分居民住在政府发放的新帐篷，防潮防雨，大部分居民住宿条件改善。但是可以固定居住的大部分居民为老年人和儿童，主要劳动力固定居住率不高。在外牧民们无法利用这些场所，还存在就医困难、子女就业难等问题。

【问题 1】

你认为该地居民存在什么主要的健康问题？从哪几方面进行的诊断？

健康教育与健康促进项目的目的在于干预目标人群的主要健康问题及造成问题的影响因素，最终促进目标人群的健康水平。所以针对本案例，我们首先就要通过健康需求评估来了解目标人群的所有影响健康的问题，对阿坝州地区居民生活情况及健康问题进行健康教育诊断。

1. 社会诊断　社会诊断是通过科学研究方法获取居民各种健康信息，通过诊断行为增进人民对自身生活质量和共同利益的认知和关注。社会诊断内容包括三个方面：评估目标社区或人群的生活质量，确定影响生活质量的主要健康问题；了解目标社区或人群的社会、经济、文化环境，与健康问题相关的政策及资源。找到社区重要问题之后还需要评估该社区解决问题的能力及居民对解决这些问题的态度。

（1）评估目标社区或人群的生活质量，确定影响生活质量的主要健康问题　可以采用观察法及问卷调查法调查本社区居民的生活质量和主要健康问题。从案例描述中我们可以得知，居民大部分时间在外牧游，基本生活条件差，存在就医困难、子女就业难等问题。常见的健康问题有以下几种：一是因为长期生活在潮湿环境中，常见疾病为骨关节疾病；二是由于卫生条件差导致的肠道疾病。三是由于就医不便捷导致居民在家分娩情况存在，从而出现母婴疾病及死亡率增加。

（2）了解目标社区或人群的社会、经济、文化环境，与健康问题相关的政策及资源　阿坝地区茸木达乡居民居住于 3170～4563 米海拔，四季气温无明显差别，气温寒冷。经济水平不高，受教育程度普遍偏低。固定居所有学校和医院，大部分是留守儿童和老年人。与健康问题有关的政策及资源包括阿坝州扶贫开发和综合防治大骨节病试点工作。采取了九大措施。还有通过改善居住条件，发放新帐篷、建设固定住所等政策，降低各种疾病发病率。

（3）找到目标社区重要问题后，评估该社区解决问题的能力及居民对解决这些问题的态度　在本案例中没有描述到这类问题，但是我们应该通过中心问题讨论法等定性调查，调查居民对健康问题改善的态度，对现有制度的满意程度。采用个人访谈法对社区委员会或者社区医院调查该社区对干预目标人群问题的态度。具体包括社区是否支持此工作，有哪些社区资源可以利用，以及该社区健康促进工作的能力。

2. 流行病学诊断　流行病学诊断就是进一步明确健康问题的严重性与危害，从而明确社区的主要健康问题及其主要危险因素，并最终确定优先干预的健康问题。其诊断内容主要包括：主要疾病或健康问题的时空分布情况及特点；对社区人群的生活质量构成最大威胁的疾病或健康问题；累及的人群，受影响最大人群的人口学特征；影响该疾病或健康问题发生发展的因素。

从资料描述中得知，主要健康问题有大骨节病、肠道疾病、冻伤、意外伤害等。其中大骨节病对社区人群生活质量构成了很大威胁，累及人群主要是 5～15 岁之间的儿童、青少年，大骨节病的病因还没有明确，研究表明其原因可能是饮用水、粮食和居住环境导致的。加强粮食保管和处理，或粮食改由外区运入，可明显减少疾病。

3. 行为与环境诊断　行为与环境诊断分为行为诊断和环境诊断。行为诊断就是确定导致目标人群疾病或健康问题发生的行为危险因素以及行为干预措施。环境诊断就是要找到非个体所能控制的且导致问题发生的社会环境和物质环境。

此案例中常见健康问题有几类，在进行诊断时应对不同类型健康问题分别进行行为与环境诊断（表7-4）。

表7-4 案例行为与环境诊断内容

居民健康问题	行为诊断	环境诊断
大骨节病	—	粮食、水源、居住条件
肠道传染病	饮用不洁水	牧民没有固定厕所
冻伤	牧游居住野外	海拔高、气温低
母婴疾病	在家分娩、保健知识少	就医不便捷

4. 教育与组织诊断 教育与组织诊断是诊断影响目标人群健康行为的因素，找出引发行为改变的动机，以及使新行为得以持续的因素，这是健康教育与健康促进计划制订的重要基础，分为倾向因素、促成因素和强化因素三种。

本案例中居民常见健康问题中，影响目标人群的健康的行为因素有饮用不洁水、在家分娩、保健知识少等因素。分别对这些行为进行分析。

（1）倾向因素 指个人从事某项行为之前，已经存在的影响因素或前置因素，即发生某种行为的理由。包括个人的知识、态度、信念、价值观念，以及年龄、性别、种族、婚姻状态、家庭收入、职业等人口学特征。显然在这些行为中，保健知识少是倾向因素。

（2）促成因素 指有助于实现行为改变的因素，即促使个人某种行为得以实现的因素。在此案例中饮用不洁水、牧游居住野外就是促成因素。

（3）强化因素 指影响行为持续或重复的因素，包括对良好行为形成后的奖励、奖金，家庭支持、重要的个人行为示范以及其他的社会益处。如在大骨节病预防中，加强粮食保管和处理，就能降低疾病患病率。所以居民在这种因素下坚持吃区外的粮食，疾病患病率的降低可以理解为强化因素。

5. 管理与政策诊断 管理与政策诊断是指计划设计者可以根据前面几个阶段确立的"影响因素"，分别找出合适的策略，并考虑执行和持续计划时所需的资源、设备和政策，以及可能遇到的阻碍。

在本案例中没有描述社区的情况，但是可以看到当地正在执行的政策和制度。考虑到其地域和当地经济水平，可以初步推断出该片区能使用的资源不多。这些还需要通过进一步的调查才能得知。我们在具体操作的时候可以通过中心人物访谈法进行调查。

【问题2】

你确定的优先项目有哪些？

确立优先项目的原则一般包括重要性、可行性、有效性和成本效益原则，基于以上考虑，一般采用优选四表格进行确定。从常见健康问题中发现，大骨节病、肠道疾病、母婴疾病、保健知识少、医疗条件、居住条件等问题对当地居民的影响是非常重要的。其中大骨节病、肠道疾病、母婴疾病、保健知识少是可以改变的，而医疗条件和居住条件是不容易改变的。冻伤和环境潮湿对于居民的健康来讲，比起其他因素属于不重要的因素，其中冻伤是可以改变的，环境潮湿是由寒冷导致的是不容易改变的。所以我们确定的优先项目要从第Ⅰ格找，分析第Ⅰ格里面的项目，从四个健康问题中找到最影响居民健康的问题（表7-5）。由于案例中显示阿坝州58个监测点大骨节病发病率全部达到控制标准，其中86.2%的村达到消除水平，4.12万名患者得到有效治疗，儿童新发病例降为零。所以我们可以选择大骨节病。

表 7 – 5　案例优选项目四格表

项目	重要		不重要
可变	Ⅰ		Ⅲ
	大骨节病　肠道疾病		冻伤
	母婴疾病　保健知识少		
不可变	Ⅱ		Ⅳ
	医疗条件		环境潮湿
	居住条件		

【问题 3】

你确定的项目目标是什么？

项目目标包括项目的总目标和具体目标。总目标是指项目理想的最终结果，在计划完成后预期可获得的总体效果，具有宏观性和远期性。具体目标是为实现总体目标设计所要达到的具体结果，即为了实现总体目标而需要取得的各阶段、各方面、各层次的结果。

在本案例中，我们选择大骨节病作为优选项目。那么总目标可以是降低茸木达乡居民大骨节病患病率，提升大骨节病患者健康水平。

围绕总目标制订的具体目标可以是，实现连续 3 年茸木达乡婴幼儿新发率为 0；3 年后 90% 居民了解大骨节病预防措施及方法；3 年后患有Ⅲ度大骨节病患者降低 50%。

【问题 4】

你打算制订什么样的干预框架？

制订干预框架包括确定目标人群、制订干预策略、确定干预场所、制订项目进展计划、制订项目预算、设计评价方法和评价指标 6 个方面。本案例中的干预框架分析如下。

1. 确定目标人群　健康干预的目标人群根据产生的不同作用可分为三级。目标人群要紧紧围绕优先干预项目进行，如在前面的总目标为降低茸木达乡居民大骨节病患病率，提升大骨节病患者健康水平。那么本案例中干预的目标主要是针对茸木达乡的所有居民。这个目标人群比较广，包含了不同层次的目标人群。

2. 制订干预策略　一般将干预策略按教育策略、社会策略、环境策略及资源策略等方法分类。在本案例中采取易地搬迁、更换粮食、饮水安全、社会保障、移民安置是属于环境策略。干预策略会因为不同的干预目标采取不同的方法，总之健康教育和健康促进项目的干预策略要实用、有效可操作。

3. 确定干预场所　干预场所是指开展健康教育干预活动的主要场所。本案例中的人群主要分为固定住所居民和游牧群体。对于固定居民来讲，可以在社区活动场所或者乡村广场进行。也可以对固定场所居民进行家庭随访，对上学儿童在学校进行干预。对于游牧群体来讲，可以在水草肥沃的地方贴挂不污染水源的标语；也可以利用手机定期给游牧群体发送服务信息，并帮助其更换帐篷，改善居住条件。

4. 制订项目进展计划　如健康教育项目从 2025 年开始，持续 3 年，就要将 3 年的干预计划进行设计。一般情况下以半年为一个周期（表 7 – 6）。

表 7 – 6　本案例实施进度计划

时间	内容
2025. 01 ~ 2025. 06	项目实施总体设计、成立项目实施小组和相关部门进行沟通、健康教育诊断
2025. 07 ~ 2025. 12	完成居民健康基线调查、干预资源制作
2026. 01 ~ 2026. 06	选择场所进行干预
2026. 07 ~ 2026. 12	进行中期评估，继续干预
2027. 01 ~ 2027. 06	居民健康指标收集
2027. 07 ~ 2027. 12	项目评价、撰写报告

5. 设计评价方法和评价指标　在健康教育项目设计中评价指标要提前设计好，这样在项目实施的时候才能及时收集数据。在本案例中可以采用过程性评价和效果评价。过程性评价可以统计每次参与活动的人数，计算活动的参与率，评价是否达到预期目标。效果评价可以采用问卷调查和健康体检方法来评价干预后居民的新发病率，有没有达到预期目标。

三、课堂讨论

针对此案例，如果干预总目标为提高母婴健康水平。

1. 针对这样的总目标，你还可以制订哪些具体目标？
2. 针对的目标人群分别有哪些？
3. 你打算采取哪些干预策略和方法？

（刘　利　王丽萍　谢立璟　郭宏霞）

书网融合……

微课

参考文献

[1] 李长宁，李杰．新媒体健康传播［M］．北京：中国协和医科大学出版社，2019．

[2] 李浴峰，马海燕．健康教育与健康促进［M］．北京：人民卫生出版社，2020．

[3] 顾沈兵．健康促进项目——从理论到实践［M］．上海：第二军医大学出版社，2015．

[4] 凯瑟琳·雅各布森．健康研究方法导论［M］．2版．马露，译．北京：人民出版社，2020．

[5] 郑振佺，王宏．健康教育学（案例版）［M］．北京：科学出版社，2020

[6] 武鸣，李小宁，姜仑．社区健康教育指导手册［M］．苏州：苏州大学出版社，2016．

[7] 毛群安，李长宁，等．健康教育与健康促进基本理论与实践［M］．北京：人民卫生出版社，2016．

[8] 田本淳．健康教育与健康促进实用方法［M］．2版．北京：北京大学医学出版社，2014．

[9] 龙鑫，孔邻润，朱芳，等．基于微信公众平台的狂犬病健康教育材料设计［J］．医学信息，2020，33（20）：4-6．

[10] 龙鑫，孔邻润，谢立璟，等．预防狂犬病系列健康传播材料的研制与效果分析［J］．医学动物防制，2022，38（04）：311-315+409-410．

[11] 尤莉莉，赵金红，陈新月，等．国家基本公共卫生服务项目实施十年的进展与成效［J］．中国全科医学，2022，25（26）：3209-3219．

[12] 周鹃，田克仁，万凯化，等．我国药物滥用与成瘾的流行现状及趋势研究新进展［J］．中国药物依赖性杂志，2015（24）．

[13] 王辰，肖丹，池慧．《中国吸烟危害健康报告2020》概要［J］．中国循环杂志，2021，36（10）：937-952．

[14] 张晓琴．社区活动策划［M］．南京：南京大学出版社，2021．